Labormedizin pocket

D1671458

Autor:
Dr. med. Matthias Imöhl
Facharzt für Laboratoriumsmedizin
Institut für Klinische Chemie, Transfusions- und Laboratoriumsmedizin
BG-Kliniken Bergmannsheil, Universitätsklinik Bochum
matthias@imoehl.de

Redaktion: Carla Maute, Dr. Deborah Lorenz-Struve, Christiane Knopp
Titelbild: © Corbis
Herstellung: Dipl.-Ing. Verlagsherst. (FH) J. Kühne-Hellmessen

Wichtiger Hinweis:
Der Stand der medizinischen Wissenschaft ist durch Forschung und klinische
Erfahrung ständig im Wandel. Autor und Verlag haben größte Mühe darauf
verwandt, dass die Angaben in diesem Werk korrekt sind und dem derzeitigen
Wissensstand entsprechen. Für die Angaben kann von Autor und Verlag jedoch keine
Gewähr übernommen werden. Jeder Benutzer ist dazu aufgefordert, Angaben dieses
Werkes gegebenenfalls zu überprüfen und in eigener Verantwortung am Patienten zu
handeln.

Die Deutsche Bibliothek verzeichnet diese Publikation in der Deutschen
Nationalbibliografie; detaillierte bibliografische Daten sind im Internet
über <http://dnb.ddb.de> abrufbar.

© **2005 Börm Bruckmeier Verlag GmbH**
Nördliche Münchner Str. 28, 82031 Grünwald, www.media4u.com

2. Auflage, Juni 2005
ISBN 3-89862-254-1
Printed in China

Vorwort zur 1. Auflage

Die vorliegende Darstellung der Klinischen Chemie und Laboratoriumsmedizin ist entstanden aus meiner Vorlesungsmitschrift und Ausarbeitung des Stoffes. Um eine zeitsparende und effiziente Prüfungsvorbereitung zu ermöglichen, wurde das Skript so angelegt, dass neben einem abgestuften Lernen und vertiefenden Nachlesen eine rasche Wiederholung des Stoffes möglich ist. Während meiner internistischen und noch andauernden laboratoriumsmedizinischen Weiterbildungszeit habe ich das Skript unter Beibehaltung der einheitlichen, systematischen Gliederung kontinuierlich ergänzt und erweitert, damit es auch dem praktisch tätigen Assistenzarzt als Nachschlagewerk dienen kann. Hierbei wurde insbesondere darauf geachtet, dass es ohne Vorkenntnisse zügig durchgearbeitet und als Repetitorium innerhalb kürzester Zeit rekapituliert werden kann.

Wenn das Buch neben der Vermittlung des notwendigen Fachwissens auch noch ein wenig Interesse für die Laboratoriumsmedizin beim Leser zu wecken vermag, wäre mein Ziel erreicht.

Bochum, im Januar 2003   **Matthias Imöhl**

Vorwort zur 2. Auflage

Die erste Auflage von "Klinische Chemie pocket" hat eine erfreulich positive Resonanz gefunden. Bei der notwendig gewordenen Neuauflage wurde der Titel des Buches in "Labormedizin pocket" geändert und der eigentlichen Bezeichnung des Fachgebietes, das wesentlich mehr umfasst als nur die Klinische Chemie, angepasst.
Zugleich bot sich die Möglichkeit, einige Neuerungen zu berücksichtigen. So wurden die aufgrund der Umstellung der Messtemperatur bei Enzymaktivitätsmessungen geänderten Referenzintervalle berücksichtigt und neue Parameter aufgenommen.
Dabei sind die Grundkonzeption sowie die übersichtliche und prägnante Darstellung beibehalten worden. Auch einzelne Verbesserungsvorschläge, die mich erreicht haben und für die ich mich herzlich bedanke, wurden aufgegriffen.

Ich würde mich sehr freuen, wenn diese Auflage ebenso viel Zuspruch finden würde wie die erste.

Bochum, im Mai 2005   **Matthias Imöhl**

Geleitwort

Die Laboratoriumsmedizin und mithin die Klinische Chemie ist inhaltlich ein klinisch-theoretisches Fach, das nahezu alle übrigen Fächer der praktizierenden Medizin interdisziplinär tangiert. Eine Krankenversorgung ohne laboratoriumsmedizinisches Know-how erscheint undenkbar. Schon die Studierenden der Medizin im fünften Semester schätzen dieses Fach, wie Jahr für Jahr die Evaluation der Lehre an der Ruhr-Universität Bochum belegt. So wurde im Wintersemester 2004/05 bei den Studierenden die Vorlesung in Klinischer Chemie/Laboratoriumsdiagnostik hinsichtlich ihrer Bedeutung für das Medizinstudium auf einer Skalierung von 1 (hoch) bis 6 (gering) mit durchschnittlich 1,52 bewertet. Auch der über das ganze Semester anhaltende sehr gute Besuch unserer Vorlesung ist Beleg für die offensichtliche Bedeutung der Laboratoriumsmedizin, wenn man ihre Inhalte klinikah vermittelt.

Letztlich bestätigt auch der Autor des vorliegenden Werks, welche Anziehungskraft von der Laboratoriumsmedizin ausgeht, war er Mitte der neunziger Jahre doch selbst noch Medizinstudent in Bochum. Dessen damalige Aufzeichnungen der Vorlesung in Klinischer Chemie dienten mit als Grundlage für das nunmehr bereits in zweiter Auflage erscheinende Kompendium. Die diagnostische Vielschichtigkeit der Laboratoriumsmedizin wird durch dieses Taschenbuch in beeindruckender Weise unterstrichen. Angesichts der Datenfülle wird nachvollziehbar, dass im klinischen Alltag die Laboratoriumsdiagnostik an mehr als jeder zweiten Diagnose und Verlaufskontrolle maßgeblich beteiligt ist.

Auch im Zeichen weltweit verfügbarer Daten via Internet werden griffige Kompendien für die schnelle Lösung eines laboratoriumsmedizinischen Problems immer wieder gefragt sein. Der Inhalt solcher Kompendien bedarf hierbei primär der Fokussierung auf die Präanalytik sowie auf die Postanalytik, das heißt die Befundinterpretation. Eine Schwachstellenanalyse hat diesbezüglich offen gelegt, dass von 100 Fehlern, die auf dem Weg von der Probennahme bis zur Befundinterpretation gemacht werden, 46 der Prä- beziehungsweise 47 der Postanalytik zuzuordnen sind. Das Kompendium mag somit nicht nur den Studierenden der Medizin dienen, sich einen relativ raschen Gesamtüberblick über die heutigen labordiagnostischen Möglichkeiten zu verschaffen. Vielmehr mag der Inhalt des Taschenbuches auch den praktizierenden Ärzten in ihrem klinischen Alltag helfen, prä- und postanalytische Besonderheiten zu berücksichtigen, ganz im Sinne einer Verbesserung der Ergebnisqualität unseres medizinischen Handelns.

Bochum, im Mai 2005　　　　　　　　**Univ.-Prof. Dr. med. Michael Krieg**

Börm Bruckmeier Verlag im Internet:
www.media4u.com

Inhalt

8. Hämatologie 127

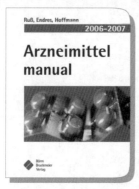

ISBN 3-89862-248-7; EUR 29,80 / sFr 58,80

Das Arzneimittel manual – die Sammelausgabe der Arzneimittel-Familie im **neuen** großen pocket-Format!

Das Arzneimittel pocket, das Arzneimittel Therapie pocket und das Arzneimittel Wirkungen pocket erscheinen jetzt erstmalig zusammen in einem Buch.

- Über 1100 Wirkstoffe und ca. 3000 Handelspräparate
- Therapieschemata zu mehr als 350 Krankheitsbildern
- Detaillierte Angaben zu Gegenanzeigen und Anwendungsbeschränkungen, Wirkmechanismen und Wirkungen sowie Daten zur Pharmakokinetik

Zusätzlich: Intelligente Querverweisvernetzung zwischen allen drei Komponenten

Börm
Bruckmeier
Verlag

1. Allgemeines

1.1 Rationelle Labordiagnostik

Voraussetzungen einer rationellen Diagnostik ist der gezielte Einsatz diagnostischer Methoden. Die klinisch-chemischen Untersuchungen sollten nicht im Sinne einer 'Schrotschusstaktik' eingesetzt werden, sondern sich mit Anamnese, klinischer und apparativer Diagnostik zu einem sinnvollen Mosaik ergänzen. Nur wenn eine Verdachtsdiagnose und/oder Differenzialdiagnosen im Sinne einer 'Arbeitshypothese' bestehen, ist eine sinnvolle Auswahl der Untersuchungen möglich.

Stufendiagnostik
Schrittweise Abklärung differenzialdiagnostisch möglicher Erkrankungen.
- **Basisuntersuchungen:** Auswahl unter dem Gesichtspunkt der Wahrscheinlichkeit der Differenzialdiagnosen und der Kosten
- **Weiterführende Untersuchungen:** Zum Zwecke von Bestätigung, Ausschluss oder weiterer Differenzierung möglicher Erkrankungen. Meist mit höherem Aufwand und höheren Kosten verbunden

Vorteile liegen in der Kosteneinsparung durch den gezielteren Einsatz teurer Untersuchungsverfahren, nachteilig wirkt sich die verzögerte Diagnosestellung aus. Auf eine Stufendiagnostik sollte verzichtet werden bei akut gefährlichen, behandelbaren Erkrankungen (z.B. DD des akuten Abdomens) sowie bei hoher Diagnosewahrscheinlichkeit.

1.2 Präanalytische Phase

1.2.1 Hautdesinfektion

- Geringes Infektionsrisiko bei venösen Blutentnahmen: Hautdesinfektionsmittel 30 sek einwirken lassen
- Mittleres Infektionsrisiko bei intravenösen Verweilkanülen oder Kathetern sowie auch bei der Abnahme von Blutkulturen zu Verhinderung einer Kontamination: Hautdesinfektionsmittel 30 sek einwirken lassen, dann Vorgang nochmals wiederholen
- Hohes Infektionsrisiko bei Gelenkpunktionen und Punktionen anderer Körperhöhlen: Haut reinigen, ggf. enthaaren und entfetten, dann Desinfektionsmittel 2,5 min einwirken lassen und den Vorgang nochmals wiederholen (Gesamtwirkzeit 5 min), sterile Handschuhe, Mundschutz

1.2.2 Probenarten und Probenentnahme/-gewinnung

Def:
- **Spezimen:** Probe, Untersuchungsgut
- **Analyt:** zu identifizierende oder zu bestimmende Komponente des Untersuchungsgutes (Parameter, Bestandteil)

Verfahren:
- **Qualitative** Verfahren ermöglichen eine Aussage, ob eine bestimmte Substanz im Untersuchungsgut vorliegt oder nicht, können aber nicht die genaue Menge ermitteln.
- **Semiquantitative** Verfahren können die Menge, Konzentration oder Aktivität des Stoffes nur in einem ungenauen Näherungsbereich angeben.
- **Quantitative** Verfahren können die konkrete Menge, Konzentration oder Aktivität des gesuchten Stoffes als relativen oder absoluten Zahlenwert angeben.

Blut:
- **Vollblut:** venös, arteriell, kapillar
  - Zur **Plasma**gewinnung (Blut ohne korpuskuläre Bestandteile: 92-94% Plasmawasser, 6-8% Plasmaproteine) finden **gerinnungshemmende** Zusätze wie z.B. EDTA, Citrat, Na- / NH_4 / Li-Heparin und NaF Verwendung: Nativblut wird mit einem Antikoagulans versetzt und nach 10 minütigem Stehenlassen für 10 min bei 2000 g zentrifugiert. Der Überstand entspricht dem Plasma.
  Vorteile des Plasmas: Gerinnung muss nicht abgewartet werden (Zeitgewinn ca. 30 min), 10-20% höhere Materialausbeute, Vermeidung gerinnungsbedingter Veränderungen, keine postzentrifugale Nachgerinnung.
  Nachteile: Kontamination mit Kationen, Komplexierung von Metallen durch EDTA und Citrat (Hemmung der AP- und Amylase-Aktivität), Serumeiweißelektrophorese nur nach Vorbehandlung.
  - Zur **Serum**gewinnung (Plasma ohne die bei der Gerinnung verbrauchten Substanzen, insbesondere ohne Fibrinogen) finden meist **gerinnungsfördernde** Zusätze wie gerinnungsaktivierende Kügelchen Verwendung: Nativblut wird bis zum Ablauf der Spontangerinnung etwa 30 min stehengelassen. Anschließend folgt eine 10 minütige Zentrifugation bei 2000 g. Der Überstand entspricht dem Serum.

- **Kapillarblut:** frisch, heparinisiert, enteiweißt, hämolysiert
  Gewinnung: Fingerbeere am Ringfinger außen seitlich punktieren (sensible Nervenfasern!), einen stecknadelkopfgroßen Blutstropfen austreten lassen und damit je nach Untersuchungsziel entweder eine Kapillare füllen oder den Tropfen auf einen Testträger bringen, ohne diesen mit dem Finger direkt zu berühren. Unterstützt werden kann dies durch ein leichtes Ausstreichen des Fingers von der Wurzel zu Spitze, wobei ein Drücken und Quetschen, das zum Austritt von Gewebsflüssigkeit führen würde, unbedingt vermieden werden muss. Entnahme auch aus dem Ohrläppchen, bei Neugeborenen aus der Ferse.

Antikoagulantien zur Plasmagewinnung und ihre Einsatzgebiete

- **EDTA** (Ethylendiamintetraacetat)
  Gerinnungshemmung durch Komplexbildung mit Calcium. EDTA findet als Di-Kalium, Tri-Kalium und Di-Natriumsalz Verwendung. Neben Calcium werden auch andere zweiwertige Ionen wie Magnesium und Kupfer komplexiert. Die Aktivität einiger Metalloenzyme, deren Wirksamkeit an zweiwertige Ionen gekoppelt ist, wie z.B. AP und α-Amylase, sind in ihrer Aktivität gemindert. Ferner werden einige Gerinnungsfaktoren (V, VIII) inaktiviert und die Fibrinpolymerisation gestört, weshalb EDTA für Gerinnungsanalysen nicht geeignet ist. Verwendung in der **Hämatologie** und **Lipoproteinanalytik**. Der Verdünnungseffekt liegt bei <1%.

- **Citrat**
  Tri-Natriumcitrat bindet Ca^{2+}-Ionen. Es dient als Antikoagulans für die Durchführung aller **gerinnungsphysiologischen Untersuchungen**. Das Mischungsverhältnis von 1:10 (1 Teil Citrat: 9 Teile Blut) muss exakt eingehalten werden, um verwertbare Ergebnisse zu erzielen. Bereits kleine Abweichungen führen zu deutlich fehlerhaften Werten. Die Untersuchungen sollten innerhalb von 2 h durchgeführt werden. Verwendung auch für die Bestimmung der **Blutsenkungsgeschwindigkeit**, wobei das Mischungsverhältnis 1:5 (1 Teil Citrat: 4 Teile Blut) beträgt. Die BSG sollte innerhalb von 4 h bestimmt werden.

- **Heparin**
  Heparin **hemmt** die **Aktivierung des Prothrombins zu Thrombin**, die
  Spaltung von Fibrinogen zu Fibrin und **stabilisiert** die
  Thrombozyten, wodurch der Gerinnungsvorgang gehemmt wird.
  Fast alle klinisch-chemischen **Parameter** können aus Heparinplasma
  bestimmt werden. Ausnahmen sind die Bestimmung von Ammoniak
  und saurer Phosphatase aus Ammonium-Heparinat sowie Lithium und
  saurer Phosphatase aus Lithium-Heparinat. In der Routine werden
  meist Elektrolyte, Substrate, Enzyme sowie die Blutgasanalyse aus
  Heparinplasma bestimmt.

- **Fluorid**
  Na-Fluorid wird als **Glykolysehemmer** in Verbindung mit einem
  Antikoagulans (EDTA / Oxalat) für die Durchführung von **Glucose-**
  oder **Laktat**-Untersuchungen eingesetzt. Fluorid hemmt die Enolase.
  Durch Entzug der Mg^{2+}-Ionen werden Enzyme der Glykolyse gehemmt,
  insbesondere die Enolase. Bei Raumtemperatur ist eine Stabilität des
  Glucosespiegels über 24 h gewährleistet.

Besonderes
- **Gerinnungsröhrchen:** Müssen exakt bis zur Markierung gefüllt
  werden, um die Verdünnung der Probe durch das bereits im Röhrchen
  befindliche Antikoagulans bei der Angabe der Messergebnisse zu
  berücksichtigen
- **Fibrin-/Fibrinogenspaltprodukte (FSP):** Zur Vermeidung in-vitro
  entstehender Spaltprodukte ist eine rasche und vollständige Gerinnung
  notwendig.
- **Transport > 1 h** oder längere **Lagerung:** Notwendigkeit der Trennung
  von Serum/Plasma und Blutkuchen
- **Blutgruppenbestimmung:** Venen-Vollblut (Erys + Serum sind
  notwendig) ohne Antikoagulation verwenden (Antikoagulantien
  können die Ag-AK-Reaktion stören)
- **Proteinelektrophorese:** Bestimmung aus Serum obligatorisch, da das
  im Plasma enthaltene Fibrinogen ein monoklonales Paraprotein
  vortäuschen würde
- **Lipoproteinelektrophorese:** Nicht aus Heparinplasma möglich, da die
  Lipoproteine durch Heparin gefällt werden

Entnahmereihenfolge bei der Venenblutentnahme
1. Blutkulturen
2. Nativblut (Serum)
3. Citratblut
4. EDTA-Blut
5. Fluoridblut

Insbesondere sollte das Gerinnungsröhrchen aufgrund der Freisetzung von Gewebefaktoren durch die Punktion nie am Anfang stehen. Das Nativröhrchen ist zur Vermeidung einer Kontamination immer vor dem Röhrchen mit Additiven zu benutzen. Sofortige Durchmischung des Citratröhrchen-Inhaltes durch mindestens 3 malige Überkopfmischung ohne Schütteln.

Urin:
- **Spontanurin:** Spontanmiktionsurin, meist für den Routine-Urinstatus
- **Mittelstrahlurin:** Zur orientierenden bakteriologischen Untersuchung. Geeignet ist insbesondere Morgenurin. Die letzte Miktion sollte mindestens 3 h zurückliegen.
  Durchführung: Patient wäscht sich die Hände, das Genitale wird mit in Wasser getauchten sterilen Tupfern gereinigt. Die erste Urinportion von etwa 50 ml wird in die Toilette entleert. Ohne Unterbrechung des Harnstrahls wird dann eine Portion von etwa 50 ml mit einem vorher bereitgestelltem Transportgefäß aufgefangen und per Eiltransport ins Labor gebracht.
- **Katheterurin:** Urin wird mittels eines Katheters entnommen. Aufgrund der Gefahr einer Keimverschleppung sollte diese Art der Material-gewinnung aber nur in einem begrenzten Umfang eingesetzt werden. Eine Indikation besteht insbesondere bei bakteriologischen Untersuchungen. Besonders bei Frauen ist durch die vaginale und rektale Flora der Spontanurin häufig bakteriell durchsetzt.
- **Sammelurin:** Für quantitative Untersuchungen wird der Urin über 24 h gesammelt, meist von 8 Uhr bis 8 Uhr des Folgetages. Vor Beginn wird die Blase entleert und der Urin verworfen. Dann beginnt die Urinsammlung; am Ende der Sammelzeit wird die Blase nochmals in das Sammelgefäß entleert. Das Sammelvolumen ist zu notieren, dann wird der gesammelte Urin gut durchmischt und die zur Untersuchung erforderliche Menge ins Labor geschickt. Für einige Messungen sind ggf. Spezialgefäße oder Zusätze erforderlich. Während der Sammelphase ist der Urin kühl und dunkel aufzubewahren.

Liquor: Gewinnung im Normalfall durch Lumbalpunktion. Die ersten 5 Tropfen werden verworfen, dann 5-10 ml gesammelt (bei Kindern 3-5 ml). Der Liquor sollte innerhalb einer Stunde nach Gewinnung untersucht werden, da die Liquorzellen in vitro bei längerer Verwahrung (> 2h) zur Zytolyse neigen und die Leukozyten nicht mehr differenziert werden können.

Weitere: Weitere wichtige Untersuchungsmaterialien sind:
Speichel, Magensaft, Duodenalsaft, Galle, Stuhl, Sputum, Knochenmark, Exsudat, Transsudat, Sperma, Synovialflüssigkeit

1.2.3 Probentransport

Proben menschlicher Ausscheidungen und Körperflüssigkeiten müssen als potentiell infektiös angesehen werden und erfordern einen Transport in stabilen, fest verschlossenen Gefäßen. Für längere Transportzeiten, wie z.B. den Postversand sollten bruchsichere, lichtundurchsichtige Versandgefäße oder Schutzverpackungen genutzt und saugfähige Materialien zugepackt werden. In manchen Fällen ist ein temperierter Versand (warm, kühl oder tiefgekühlt) erforderlich.

1.2.4 Fehlermöglichkeiten

- **Einflussgrößen:** Zu den **kurzfristig veränderlichen Einflussgrößen** und vermeidbaren Fehlerquellen zählen z.B. Fehler bei der Patientenvorbereitung vor Blutentnahme, bei der Probenentnahme selbst sowie bei Lagerung und Transport. Eine mangelnde Beachtung der Tagesrhythmik einiger Parameter (z.B. Kortisol), der richtige Zeitpunkt der Blutentnahme (z.B. steigen die Herzenzyme erst einige Stunden nach einem Infarktereignis auf pathologische Werte an), eine artifizielle Hämolyse, ungenügendes Mischen des Probenmaterials, zu spätes Abseren, Kontamination oder versehentliche Verdünnung des Materials. Ferner haben Ernährung und Nahrungskarenz, körperliche Aktivität und Immobilisierung, Stress, Medikamente, Krankheiten sowie diagnostische Maßnahmen Einfluss auf die Laborwerte.
- **Langfristige Faktoren oder unveränderliche Einflussgrößen** sind nicht vermeidbar, müssen aber bei der Interpretation des Befundes berücksichtigt werden. Hierzu zählen z.B. Lebensalter, Geschlecht, Körpergewicht, ethnische Herkunft, Zyklusphase und ggf. Schwangerschaft, Klima, Höhe, Muskelmasse, sozioökonomischer Status und Lebensgewohnheiten.

- **Störfaktoren:** Unter Störfaktoren werden Probenbestandteile verstanden, die durch methodische Interferenz eine falsche Konzentration des zu analysierenden Stoffes vortäuschen. Durch Hämolyse, Ikterus oder Lipämie werden viele Methoden gestört. Auch Medikamente, Antikörper, Antigene und radioaktive Stoffe können die Bestimmung beeinflussen.

Konkrete Beispiele für die Beeinflussung der Laborwerte

- Körperliche Anstrengung: CK ↑
- Immobilisierung: Creatinin ↓, CK ↓, Erhöhung der renalen Calcium-, Ammonium-, Phosphat-, Natrium- und Chloridausscheidung; Katecholaminausscheidung sinkt deutlich ab
- Z.n. Reanimation: CK ↑, CK-MB ↑, Myoglobin ↑
- Z.n. rektaler Palpation: PSA ↑
- Mechanische Herzklappe: Hämolyseparameter ↑
- Stress / psychische Belastung: führt über die Adrenalinausschüttung zu einer vermehrten Glykogenolyse und Cortisolfreisetzung
- Längere Stauung / Blutabnahme im Stehen: Erhöhung der Cholesterinwerte um bis zu 10%
- Lichtexposition der Proben: rasche Zerstörung des Bilirubins (ca. 50%/h Sonnenexposition)
- Mittelfristige Proteinzufuhr: Harnstoff, Harnsäure, Creatinin (untergeordnet)
- Ovo-laktovegetabile Kost: deutliche Reduzierung der altersbezogenen Cholesterinwerte
- Alkoholabusus: Anstieg von Gamma-GT, MCV, GPT (leichte Erhöhung bei einmaligem, mäßig starkem Alkoholkonsum); chronisch alkohol-toxisches Phänomen: GOT > GPT
- Rauchen: CEA-Konzentration ↑, CO-Hämoglobingehalt ↑, Cholesterin ↑, antinukleäre Antikörper ↑
- Mangelnde Sonnenexposition (z.B. im Winter): Vitamin D-Spiegel ↓

1.3   Analytische Phase

1.3.1   Richtigkeit

Richtigkeitsbestimmungen dienen der Erfassung **systematischer** Fehler. Sie erfassen die Differenz zwischen ‚Zielwert' und ‚Istwert'. Damit sind sie Ausdruck der Übereinstimmung von richtigem Wert und Messwert. Die Ermittlung der Richtigkeit einer Methode erfolgt durch Analyse einer Richtigkeitskontrollprobe, d.h. einer Kontrollprobe, für die der Zielwert angegeben ist. Die Abweichung des Analysenergebnisses darf nicht größer sein, als es die gesetzlichen Regelungen zulassen.

$$\text{Diagnostische Sensitivität (\%)} = \frac{\text{testpositive Kranke}}{\text{getestete (tatsächlich) Kranke}} \times 100 = \frac{\text{richtig pos}}{\text{richtig pos} + \text{falsch neg}} \times 100$$

1.3.2   Präzision

Die Präzision beschreibt die Übereinstimmung von Resultaten wiederholter Messungen aus der gleichen Probe (Reproduzierbarkeit). Sie erfasst **zufällige** Fehler und ist ein Maß für die **Streuung** der Messwerte **um den Mittelwert**.

Wird eine Probe mehrfach an verschiedenen Tagen (Streuung von Tag zu Tag) analysiert, zeigt sich, dass die Streuung wesentlich höher ist als bei mehrfacher Messung innerhalb eines Tages (Streuung in der Serie). Ursächlich sind vor allem stärkere Unterschiede der äußeren Bedingungen und die Tätigkeit verschiedener Untersucher. Zur Durchführung der Präzisionskontrolle werden dieselben Proben in gleicher Weise an mindestens 20 Tagen analysiert und der Mittelwert, die Warngrenze ($\pm 2s$) und die Kontrollgrenze ($\pm 3s$) bestimmt. In jeder Analysenserie muss eine solche Präzisionskontrolle mitgeführt werden, deren Werte die Kontrollgrenzen nicht überschreiten dürfen.

Die Anforderungen an die Präzision sind für die einzelnen Messgrößen verschieden, wobei die Streuung ein vorgegebenes Maß (Akzeptanzkriterium) nicht überschreiten sollte. Die von Tag zu Tag erlaubte Schwankungsbreite ist größer als die innerhalb der Messungen eines Tages.

1.3.3   Variationskoeffizient

Der Variationskoeffizient (VK) gibt das Verhältnis der Standardabweichung zum Mittelwert wieder.

$$VK \text{ (in \%)} = \frac{\text{Standardabweichung}}{\text{Mittelwert}} \times 100$$

1.3.4 Standardabweichung

Die Standardabweichung beschreibt die mittlere Abweichung der Messwerte vom Mittelwert.

$$Standardabweichung\ (S) = \pm \sqrt{\frac{Summe\ der\ quadratischen\ Abweichungen\ vom\ Mittelwert}{Anzahl\ der\ Analysen\ abzüglich\ eins}}$$

$$= \pm \sqrt{\frac{\sum (x_i - \bar{x})^2}{n - 1}}$$

x_i = mittlere Abweichung der Messwerte von $\bar{x}$, dem Mittelwert der Messreihe

Der Wert der Präzisionskontrolle muss im Bereich der dreifachen Standardabweichung ($\pm$ 3s) liegen.

Die Analyseergebnisse werden dann als zuverlässig angesehen, wenn sowohl die Richtigkeit als auch die Präzision den entsprechenden Anforderungen genügen.

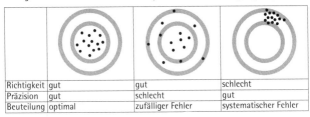

Richtigkeit	gut	gut	schlecht
Präzision	gut	schlecht	gut
Beuteilung	optimal	zufälliger Fehler	systematischer Fehler

1.3.5 Kontrolle

Eine klinisch-chemische Methode ist **unter Kontrolle**, wenn kein systematischer Fehler vorliegt (Werte innerhalb von 2-3 Standardabweichungen um den Mittelwert) und die zufälligen Fehler sich in den erlaubten Grenzen halten.

- Eine Methode ist zu überprüfen, wenn bei den Präzisionskontrollen:
    - 7 aufeinanderfolgende Werte eine ansteigende Tendenz zeigen
    - 7 aufeinanderfolgende Werte eine abfallende Tendenz zeigen
    - 7 aufeinanderfolgende Werte auf einer Seite des Mittelwertes liegen
- Eine Methode ist außer Kontrolle, wenn:
    - ein Wert außerhalb des Kontrollbereiches liegt.

Ist eine Methode außer Kontrolle sind systematische Fehler zu suchen und zu beseitigen.

1.3.6 Qualitätssicherung

La025rganisation

'Typische Laborfehler' sind Probenverwechslungen z.B. durch Aufteilung der Originalproben oder bei seriellen Messungen, Pipettierfehler, Fehler bei der Auswertung oder der Übertragung von Labordaten. Die heute übliche moderne Labororganisation schafft hier durch die primäre Probenidentifikation mittels Barcode-Klebern, mechanisierten Messgeräten und einer EDV-gestützten Datenübertragung aber weitgehend Abhilfe.

Qualitätskontrolle

- **Interne** Qualitätskontrollen: Die internen Qualitätskontrollen basieren auf der ständigen Überprüfung von Richtigkeit und Präzision der Analyseverfahren anhand von Kontrollproben mit bekanntem Analyt-Gehalt, die zusammen mit den Patientenproben gemessen werden.
- **Externe** Qualitätskontrollen werden durch die sogenannten Ringversuche repräsentiert: In Ringversuchen erhalten verschiedene Laboratorien von zentralen Referenzlaboratorien dieselben Seren zu Analyse. Die ermittelten Ergebnisse müssen den Referenzlaboratorien rückübermittelt werden, um dort mit den definitiven Werten verglichen zu werden. Die Teilnahme an Ringversuchen ist für alle Laboratorien gesetzlich vorgeschrieben.

1.4 Postanalytische Phase / Befundinterpretation

1.4.1 Referenzbereiche

Zur Vermeidung von Missverständnissen sollte der noch häufig gebrauchte Begriff der Normalwerte möglichst durch Referenzwerte bzw. Referenzintervalle ersetzt werden. Referenzwerte werden aus einem möglichst homogenen, eindeutig definierten Kollektiv gesunder oder zumindest nichtkranker Probanden gewonnen. Gesunde Probanden werden aus ausgewählten Personengruppen wie z.B. Rekruten, Krankenhauspersonal, Blutspendern etc. unter Verwendung zusätzlicher, den Gesundheitszustand beschreibender, Parameter gewonnen. Nichtkranke Probanden entstammen unselektierten Kollektiven, aus denen diejenigen mit bestimmten Erkrankungen, die Referenzwerte beeinflussender Medikation o.ä. ausscheiden.

Darstellung der Grenzwerte anhand einer Normalverteilungskurve:

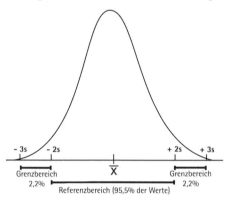

Die Referenzgrenzen werden aus der Referenzwertverteilung gewonnen und meist so gewählt, dass ein festgelegter Bruchteil der Referenzwerte unterhalb, ein weiterer Bruchteil oberhalb und alle übrigen Werte innerhalb der Grenzen liegen. Bei einer Normalverteilung entspricht dies dem ± 2 s-Bereich der Gauß-Kurve, in dem 95,5% aller Werte liegen. Bei komplexeren Verteilungsmustern wird der Bereich von der 2,5. bis zur 97,5. Perzentile angegeben, ebenfalls findet dann anstelle des Mittelwertes die 50. Perzentile Verwendung. Resultate innerhalb der ± 2 s- und ± 3 s-Grenzen gehören zum Grenzbereich. Werte außerhalb der ± 3 s-Grenze gelten als pathologisch.

1.4.2 Sensitivität (Empfindlichkeit)

Die Sensitivität gibt die Sicherheit eines Tests an, ein positives Ereignis richtig zu erkennen.

$$Diagnostische\ Sensitivität\ (\%) = \frac{testpositive\ Kranke}{getestete\ (tatsächlich)\ Kranke} \times 100 = \frac{richtig\ pos}{richtig\ pos + falsch\ neg} \times 100$$

Die Gruppe der tatsächlich Kranken beinhaltet auch die falsch-negativen, vom Test fälschlicherweise als gesund erkannten, Patienten.

Tests mit einer hohen Sensitivität eignen sich besonders als Screeningtests, da hier möglichst viele Kranke erkannt werden. Die Sensitivität wird durch die Nachweisgrenze, d.h. die kleinste noch nachweisbare Konzentration, die sich vom Analyseleerwert unterscheiden lässt, bestimmt. Eine geringe Spezifität führt auch bei vielen Gesunden zu pathologischen (falsch-positiven) Testergebnissen.

1.4.3 Spezifität

Die Spezifität ist ein Maß der Fähigkeit, eine Nichterkrankung durch ein negatives Ergebnis anzuzeigen.

$$\text{Diagnostische Spezifität (\%)} = \frac{\text{testnegative Gesunde}}{\text{getestete Gesunde}} \times 100 = \frac{\text{richtig neg}}{\text{richtig neg + falsch pos}} \times 100$$

Die Gruppe der getesteten Gesunden beinhaltet auch die falsch-positven, vom Test fälschlicherweise als krank erkannten, Patienten.

Wenn bei einem pathologischen Screeningtest hoher Sensitivität und positivem Testergebnis ein weiterer Test mit einer höheren Spezifität zu Verfügung steht, wird dieser folgend als Bestätigungstest eingesetzt. Ziel ist es, die falsch-positiven (Gesunden) auszusondern und die richtig-positiven (Kranken) zu erkennen. Nur wenige Tests haben gleichzeitig eine hohe Sensitivität und hohe Spezifität.

Falsch positive und falsch negative Befunde in Abhängigkeit vom Entscheidungskriterium

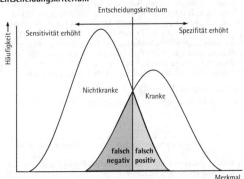

1.4.4 Prädiktiver Wert

Während Sensitivität und Spezifität auf alle Kranken bzw. alle Gesunden bezogen sind, bezieht sich der prädiktive Wert auf alle Testergebnisse. Der prädiktive Wert ist keine Eigenschaft des Analyten sondern der Art des Testsystems, er kann für den gleichen Analyten in Abhängigkeit von Testsystem und Hersteller variieren. Einflüsse auf den prädiktiven Wert haben ferner Fragestellung, Prävalenz und die Höhe des Messergebnisses.

- **Prädiktiver Wert des positiven Resultats**
  Meist erlauben Testergebnisse keine definitive Unterscheidung zwischen Gesunden und Kranken. Nicht jeder Patient mit einem positiven Testergebnis ist krank – ein positives Testergebnis spricht also nur mit einer gewissen Wahrscheinlichkeit für das Vorliegen einer bestimmten Krankheit. Diese Wahrscheinlichkeit wird durch den positiven prädiktiven Wert angegeben.

- **Prädiktiver Wert des negativen Resultats**
  Analog zum positiven prädiktiven Wert gibt der negative prädiktive Wert die Wahrscheinlichkeit an, mit der ein negatives Testergebnis das Vorliegen einer bestimmten Erkrankung ausschließt.

Die Berechnung der prädiktiven Werte sowie von Sensitivität und Spezifität ergibt sich aus folgender Vierfeldermatrix:

	Testergebnis		
	negativ	positiv	
Kranke	falsch-negativ (fn)	richtig-positiv (rp)	$Sensitivität = \dfrac{rp}{rp + fn}$
Gesunde	richtig-negativ (rn)	falsch-positiv (fp)	$Spezifität = \dfrac{rn}{rn + fp}$

neg prädiktiver Wert
$$= \dfrac{rn}{fn + rn}$$

pos prädiktiver Wert
$$= \dfrac{rp}{fp + rp}$$

Zur Bestimmung des prädiktiven Wertes bei einer unselektierten Population muss die Prävalenz der Erkrankung berücksichtigt werden:

$$positiver\ prädiktiver\ Wert = \frac{Sensitivität \times Prävalenz}{Sensitivität \times Prävalenz + Unspezifität \times (1 - Prävalenz)}$$

$$negativer\ prädiktiver\ Wert = \frac{Spezifität \times (1 - Prävalenz)}{Spezifität \times (1 - Prävalenz) + Unsensitivität \times Prävalenz}$$

Als **Unsensitivität** bezeichnet man den Ausdruck (1-Sensitivität), als **Unspezifität** (1-Spezifität).

1.4.5   Plausibilität

Befunde sollten vom Laborarzt und Kliniker stets auf Plausibilität überprüft werden. Insbesondere zufällige Fehler können so erkannt werden. Extremwerte sind immer verdächtig auf Messfehler. Ist ein Messfehler ausgeschlossen muss nach anderen Einfluss- und Störfaktoren wie z.B. Kontaminationsmöglichkeiten gefahndet werden. Auch die Befundkonstellation spielt eine wesentliche Rolle, da viele Laborwerte Bezug zueinander haben und nicht isoliert zu betrachten sind. So ist z.B. eine Hb-Erhöhung bei gleichzeitig erniedrigter Erythrozytenzahl verdächtig auf eine Fehlbestimmung. Die analytische Richtigkeit unplausibel erscheinender Messwerte wird durch Kontrollmessungen derselben Probe überprüft. Wird die Richtigkeit bestätigt oder ist eine erneute Untersuchung z.B. aufgrund zu geringer Restprobenmenge nicht möglich sollte bei klinisch unplausiblen Befunden eine Kontrolle mit einer neuen Probe erfolgen.

1.4.6   Longitudinalbeurteilung

Vergleich von Analyseergebnissen mit früher gewonnenen Daten desselben Individuums. Wichtig zur Beurteilung von Krankheitsverläufen und zur Therapiekontrolle.

1.4.7   Transversalbeurteilung

Vergleich von Analyseergebnissen mit Proben aus geeigneten Referenzintervallen einer gesunden Referenzpopulation ('Normalwerten').

1.5 Einheiten

- **Volumen:** Basiseinheit des Volumens ist der **Kubikmeter (m^3)**, in der Labormedizin wird aber weiter mit dem Liter (l) gearbeitet. Ein Liter entspricht = 1 dm^3 = 0,001 m^3, zur Beschreibung von Bruchteilen eines Liters finden die SI-Präfixe Verwendung.

- **Masse:** Basiseinheit der Masse ist das **Kilogramm (kg),** empfohlene Untereinheiten sind g, mg, µg, ng, pg.

- **Stoffmenge** (Substanzmenge): Die Einheit der Stoffmenge ist das **Mol**. Als ein Mol wird die Stoffmenge definiert, die so viele Einheiten enthält wie Kohlenstoffatome in 0,012 kg des reinen Kohlenstoffnuklids ^{12}C vorhanden sind. Je nach Bedarf kann die Einheit des Mols stehen für Moleküle, Ionen, Atome, Elektronen, Nukleonen oder Formeleinheiten, verkörpert aber stets ein Paket derselben Anzahl identischer Materieeinheiten. Soweit möglich sollten Stoffmengeneinheiten den Masseneinheiten vorgezogen werden.

- **Stoffmengenkonzentrationen:** Teilchenzahl pro Bezugsvolumen Ausgangseinheit ist das **mol/l**, das die in einem Liter gelöste Substanzmenge beziffert. Abgeleitet Größen sind mmol/l, µmol/l etc. Früher wurde für die Stoffmengenkonzentrationen auch der Begriff der Molarität benutzt.

- **Massenkonzentration:** Masse pro Bezugsvolumen Bei Komponenten, deren relative Molekülmasse nicht genau bekannt ist, werden Massenkonzentrationen eingesetzt. Ausgangseinheit: **kg/l**; abgeleitet Größen sind g/l, mg/l, µg/l etc.

- **Anzahlkonzentrationen:** Anzahl der enthaltenen Teilchen oder elementaren Einheiten dividiert durch das Volumen. Beispiele sind z.B. die Zellzahlen in Urin oder Blut pro Liter.

- **Molalität:** Die Molalität einer gelösten Substanz setzt sich zusammen aus der Stoffmenge der Substanz und der Masse des Lösungsmittels (mol/kg; mmol/kg, µmol/kg...).

- **Druck:** Als Druck ist die Senkrecht auf eine Fläche angreifende Kraft definiert, dividiert durch den Flächeninhalt dieser Fläche. Die Einheit **Pascal (Pa)** wird in **Newton pro Quadratmeter (N/m^2)** gemessen. Auch Nicht-SI-Einheiten finden jedoch noch Verwendung:

1 bar	= 100000 Pa
1 atm	= 101325 Pa
1 Torr	= 133,322 Pa
1 mm Hg	= 1 Torr

- **Partialdruck:** Der Partialdruck ist def. als Produkt des Stoffmengenanteils einer gasförm. Komponente mit dem Druck im gesamten gasförmigen Systems (welcher sich wiederum aus der Summe aller Partialdrücke der beteiligten Stoffe ergibt). Die Einheit **Pascal (Pa)** wird in **Newton pro Quadratmeter (N/m^2)** gemessen.

- **Dichte:** Quotient aus Masse und Volumen eines Systems oder einer Komponente des Systems. Die Einheit ist **Kilogramm pro Liter (kg/l)**. Es besteht eine Abhängigkeit von Druck und Temperatur.

- **Enzymaktivität:** Die Massenkonzentrationen (g/l) von Enzymen im Blut sind sehr gering und wären ohne den enzymspezifischen Substratumsatz nicht messbar. Bei Enzymbestimmungen wird der **Substratumsatz** pro Zeiteinheit bestimmt. Es gilt: 1 **internationale Enzymeinheit (I.E. oder U)** ist diejenige Enzymmenge, welche 1 μmol Substrat pro Minute unter Standardbedingungen umsetzt.

- **Präfixe im SI-System:**

Vorsatz	Vorsatzzeichen	Faktor		
Exa	E	10^{18}	=	1 000 000 000 000 000 000 Trillion
Peta	P	10^{15}	=	1 000 000 000 000 000 Billiarde
Tera	T	10^{12}	=	1 000 000 000 000 Billion[1]
Giga	G	10^{9}	=	1 000 000 000 Milliarde[2]
Mega	M	10^{6}	=	1 000 000 Million
Kilo	k	10^{3}	=	1 000
Hekto	h	10^{2}	=	1 00
Deka	da	10^{1}	=	10
Dezi	d	10^{-1}	=	0,1
Zenti	c	10^{-2}	=	0,01
Milli	m	10^{-3}	=	0,001
Mikro	μ	10^{-6}	=	0,000 001 Millionstel
Nano	n	10^{-9}	=	0,000 000 001 Milliardstel
Piko	p	10^{-12}	=	0,000 000 000 001 Billionstel
Femto	f	10^{-15}	=	0,000 000 000 000 001 Billiardstel
Atto	a	10^{-18}	=	0,000 000 000 000 000 001 Trillionstel

1) Großbritannien: billion; USA, Frankreich: trillion.

2) Großbritannien: milliard; USA: billion; Frankreich: billion oder milliard.

2. Analytische Methoden

2.1 Optische Messmethoden

- **Photometrie**
  'Lichtmessung' mittels eines Photometers zur Konzentrationsbestimmung von Teilchen oder Stoffen in Lösungen. Das in einer Küvette befindliche Untersuchungsmaterial wird mittels Licht einer bestimmten Wellenlänge durchstrahlt. Da viele gelöste chemische Substanzen Strahlung im Bereich des sichtbaren, ultravioletten oder infraroten Spektralbereichs absorbieren, finden die stoffspezifischen Wellenlängen mit der stärksten Absorption Verwendung. Die Abschwächung des Lichtstrahles (Extinktion) wird gemessen und die Konzentrationsmenge des zu bestimmenden Stoffes errechnet.

- **Fluorometrie** (Fluorophotometrie)
  Sehr nachweisstarkes Messverfahren, das die Eigenschaft mancher Moleküle nutzt, Licht bestimmter Wellenlänge zu absorbieren und unmittelbar danach mit etwas geringerer Energie und längerer Wellenlänge wieder abzustrahlen. Das ausgesandte Licht wird im rechten Winkel zum eingestrahlten Licht gemessen. Meist als Fluorospektro(photo)metrie mit monochromatischem Licht zur Anregung der Fluoreszenz und Filterung des abgestrahlten Lichtes mit einem weiteren Monochromator.

- **Turbidimetrie**
  Quantitatives analytisches Verfahren, bei dem die Teilchenkonzentrationen von Flüssigkeiten und Gasen bestimmt werden. Die Trübungsmessung erfolgt anhand der Lichtabschwächung (Extinktion) eines die Suspension durchdringenden Lichtstrahles (Vergleiche: bei der Nephelometrie wird das entstehende Streulicht direkt gemessen). Im Gegensatz zur Photometrie wird das Licht in der Küvette nicht absorbiert, sondern von ungelösten Partikeln gestreut (z.B. Öltröpfchen in Emulsionen oder Antigen-Antikörper-Konglomerate in Dispersionen). Je stärker die Trübung, desto höher die Stoffkonzentration. Besonders geeignet für Plasmaprotein- und Medikamentenbestimmungen in spezifischen Immunseren (Immunturbidimetrie).

- **Nephelometrie**
  Quantitatives analytisches Verfahren, bei dem die Teilchenkonzentrationen von Flüssigkeiten und Gasen bestimmt werden. Ein Lichtstrahl durch das zu untersuchende Medium wird aufgrund des Tyndalleffektes (Beugung und Streuung des Lichts in kolloidalen Lösungen durch Teilchen, die kleiner als die Wellenlänge des

einfallenden Lichtes sind, sowie durch Brechungsunterschiede zwischen beiden Phasen) gestreut, das entstehende **Streulicht** direkt mittels eines Photodetektors gemessen (Vergleiche: Trübungsmessung bei der Turbidimetrie indirekt anhand der Abschwächung eines die Suspension durchdringenden Lichtstrahles). Besonders geeignet für Plasmaprotein- und Medikamentenbestimmungen in spezifischen Immunseren (Immunnephelometrie).

- **Lumineszenzmessung**
  Kaltes Selbstleuchten von Stoffen, d.h. Wiederausstrahlung der von einem 'Luminophor' absorbierten Strahlungsenergie ohne Umweg über Wärmeschwingungen der Atome. Beispiele sind das Leuchten von gelbem Phosphor im Dunkeln und das Leuchten von Glühwürmchen. Einsatz bei Enzymimmunoassays. Durch vielfache elektronische Verstärkung lassen sich auch Lichtblitze nur weniger Moleküle nachweisen.

- **Fluoreszenzdepolarisation**
  Fluoreszenzmessung, bei der die Tatsache genutzt wird, dass fluoreszierende Moleküle in fester Bindung an andere große Moleküle weniger rotieren, als frei in Lösung befindliche. Werden sie von polarisierter Strahlung getroffen, ist die entstehende Sekundärstrahlung weniger depolarisiert.

- **Flammenemissionsphotometrie** (Flammenphotometrie)
  Die Flammenphotometrie ist insbesondere geeignet zur Natrium- und Kalium-Bestimmung, weniger auch zur Bestimmung von Ca^{2+}- und Mg^{2+}. Genutzt wird die Tatsache, dass Valenzelektronen durch Zufuhr thermischer Energie bei Zerstäubung und Verdampfung in einer Flamme auf ein höheres Niveau gehoben werden können und von dort nach kurzer Verweildauer zurückfallen. Die dabei freiwerdende Energie wird als Licht mit einer elementspezifischen Wellenlänge abgestrahlt. Die Menge des abgestrahlten Lichts ist proportional zur Anzahl der Atome, die mit der Testlösung in die Flamme gesprüht wurden.

- **Atomabsorptionsspektroskopie** (AAS)
  Verfahren der Absorptionsmessung, bei dem das Phänomen der Resonanzabsorption, d.h. die Absorption eines durch ein angeregtes Atom emittierten Lichtquants durch ein nicht angeregtes Atom des gleichen Elements, genutzt wird. Durch den Dampf der Analyseprobe wird hierzu Licht des in der Probe gesuchten Elements geschickt. Atome in der Flamme absorbieren elementspezifisch Licht der gleichen Wellenlänge, das von der Hohlkathodenlampe ausgestrahlt wird. Die absorbierte Lichtmenge ist der in der Probe enthaltenen Substanzmenge direkt proportional. Geeignete Methode zur Bestimmung von Substanzmengen im Nanogrammbereich und geeignetste Methode zur Bestimmung von Ca^{2+}, Mg^{2+} und Fe^{2+}-Ionen.

2.2 Elektrochemische Methoden

- **Potentiometrie**

Elektrochemische Messung von Potentialdifferenzen, die sich an der Grenzfläche zwischen Elektrode und Elektrolytlösung ausbilden. Potentiometrische Elektrodensysteme bestehen aus einer Messelektrode sowie einer Referenzelektrode. Beide zusammen bilden die sogenannte Messkette und können räumlich in eine Einheit im Sinne einer Einzelstabelektrode integriert werden. Häufigste Anwendung: pH-Bestimmung.

- **Potentiometrie mit ionenselektiven Elektroden**

Verwendung von speziellen Messelektroden mit vielfach höherer Empfindlichkeit für bestimmte Ionen als für gleichzeitig vorhandene Elektrolyte. Verwendung insbesondere zur Na^+- und K^+- Bestimmung.

- **Amperometrie**

Einzige amperometrische Bestimmung ist die Sauerstoffmessung mit der 'Clark-Elektrode'. Diese ist von der Probe durch eine semipermeable Membran getrennt, die nur nicht-ionisierte Gase wie Sauerstoff, Stickstoff und Edelgase passieren lässt. Bei einer Polarisations-Spannung von 0,7 V wird Sauerstoff reduziert, nicht aber Stickstoff. Über den Sauerstoffverbrauch bei enzymatischen Oxidationen lassen sich viele Substrate schnell und spezifisch bestimmen.

- **Coulometrie**

Verfahren zur Messung einer Ladungsmenge (Einheit: Coulomb, C). Einsatz zur Chloridbestimmung. Silberionen werden durch eine Silber-Generatorelektrode mit konstanter Geschwindigkeit freigesetzt. Die vorhandenen Chloridionen werden mit den Silberionen als unlösliches Silberchlorid ausgefällt. Wenn kein Chlorid mehr vorhanden ist, treten freie Silberionen auf. Die Zeitdauer bis zum Auftreten freier Silberionen ist der Chloridkonzentration der Probe proportional.

2.3 Elektrophorese

Wanderung elektrisch geladener Teilchen im elektrischen Feld. Die Wanderungsgeschwindigkeit ist abhängig vom Verhältnis der angelegten Spannung und der Ionenladung zum Teilchenradius und der Viskosität der Suspension.

- **Celluloseacetatfolien-Elektrophorese**

Anwendung insbesondere als Serumelektrophorese zur Auftrennung der Fraktionen Albumin, $\alpha 1$, $\alpha 2$, β und γ. Als Träger dient eine Folie aus Celluloseacetat. Die Trennung erfolgt bei konstanter Spannung im Niedrigvoltbereich von 200-250 V über ca. 20 min.

- **Gelelektrophorese**
  Als Trägermaterial dienen Gele aus Stärke, Agar, Agarose oder Polyacrylamid.
  Neben der elektrophoretischen Migration spielen auch Molekularsiebeffekte eine
  Rolle. Trennung im Niedrigvoltbereich, dann Färbung oder Fluoreszenzmarkierung
  je nach zu bestimmendem Material. Anwendung zur Trennung und Identifizierung
  von Proteinen, Lipoproteinen, Nukleinsäuren, PCR-Fragmentsen.

- **SDS-Polyacrylamidgel-Elektrophorese**
  Sodium-dodecyl-sulfate bindet stark an Proteine und denaturiert diese. Hierdurch
  bildet sich an der Oberfläche für alle Proteine dieselbe Ladungsdichte aus, so dass
  die Proteine nach Molekülgröße getrennt werden. Auswertung nach chemischer
  Anfärbung. Anwendung zur Trennung, Identifizierung und Quantifizierung von
  Proteinen. Insbesondere zur Differenzierung von Proteinurien durch Erkennung
  von Proteinmustern und Einzelproteinen.

- **Isoelektrische Fokussierung**
  Elektrophorese, bei dem ein Trägergel mit pH-Gradienten Anwendung findet. Das
  saure Ende des Gels befindet sich an der Anode, das alkalische Ende an der Kathode. Verwendung finden Spannungen bis etwa 2000 Volt. Die Proteine wandern
  im elektrischen Feld bis zum pH-Wert ihres isoelektrischen Punktes, wo sie keine
  Nettoladung mehr aufweisen und zum Stillstand kommen. Zur Auswertung ist
  meist noch eine Färbung erforderlich. Anwendung in der Trennung, Identifizierung
  und Quantifizierung von Proteinen.

- **Isotachophorese**
  Trennung in einem Kapillarrohr mit bis zu 30 kV. Das Probematerial wird zwischen
  einem Leit-Ion mit höherer Mobilität und einem Folge-Ion mit niedrigerer Mobilität in die Kapillare geleitet. Anwendung zur Trennung, Identifizierung und Quantifizierung von Proteinen und Lipoproteinen.

- **Kapillarelektrophorese**
  Trennung in einer dünnen Kapillare bei hoher Spannung. Äußerst geringes
  Probenvolumen. Trennung aufgrund elektrophoretischer Migration und endo-
  osmotischem Fluss. Trennung fast aller Substanzklassen möglich. Aufgrund hoher
  Trennschärfe und kurzer Analysedauer der konventionellen Elektrophorese meist
  weit überlegen.

2.4 Immunologische Methoden

2.4.1 Direkter Antigen- und Antikörpernachweis

- **Agglutination**
  Verklumpung antigentragender Teilchen (Erythrozyten, Bakterien bzw. bei indirekter Agglutination Latex- oder Polystyrolpartikel) durch entsprechende Antikörper.

- **Immundiffusion**
  Auf der Diffusion von Antigenen und Antikörpern in einem Gel und der Bildung von Immunpräzipitaten beruhende Untersuchungsmethode. Immunpräzipitate bestehen aus einem Niederschlag der sich ggf. bildenden Ag-Ak-Komplexe.

  - **Einfache / radiale Immundiffusion (nach Mancini):** Der eine Partner befindet sich in Lösung, der andere im Gelmilieu. Meist enthält das Agargel die Antikörper. Bei der Diffusion der Antigene in das Agargel bilden sich Präzipitationshöfe, und zwar genau soweit, bis kein Antigen mehr zur Verfügung steht. Die Fläche der Höfe ist proportional zur Ausgangskonzentration des Antigens.

  - **Doppelte Immundiffusion:** Die antigen- und antikörperhaltigen Lösungen sind durch das Gel getrennt, in das sie hineindiffundieren. Die Lage und Intensität der sich ausbildenden Präzipitationshöfe gibt Auskunft über Konzentration und Größe der Antigene und lässt je nach Zahl der Präzipitationslinien auch Rückschlüsse hinsichtlich der Komplexität des Antigengemisches zu.
    Bei der **Doppelimmundiffusion nach Ouchterlony** werden in einem Agargel ein zentrales und mehrere periphere Stanzlöcher angebracht. Das zentrale wird mit der Antikörperlösung gefüllt, die peripheren enthalten die Antigenlösungen. Je nach Spezifität zwischen Antikörpern und Antigenen ergeben sich unterschiedliche Präzipitationslinien, die es erlauben festzustellen, ob Antigene identisch oder nicht identisch sind, bzw. ob sie eine teilweise Identität aufweisen.

  - Radiale Immundiffusions- und Doppeldiffusionsexperimente lassen sich mittels Elektrophorese beschleunigen. Bei der **'Rocket'-Elektrophorese** enthält das Agargel bereits den Antikörper, die Antigenlösungen werden in die Stanzlöcher pipettiert und einer Elektrophorese unterworfen. Bei richtig eingestelltem pH-Wert wandern die Antigene zur Anode und die Antikörper zur Kathode, so dass sich Präzipitationslinien bilden, deren Intensität und Höhe mit der Antigenkonzentration korrelieren. Die 'Rocket'-Elektrophorese verdankt ihren Namen der Form der Präzipitationslinien.

- **Immunelektrophorese**
  Kombination von Eiweißelektrophorese und Immunpräzipitation. Als Träger
  werden Agargel oder Celluloseacetatfolie eingesetzt. Im ersten Schritt erfolgt die
  elektrophoretische Trennung der Patientenprobe und eines Referenzserums
  parallel zueinander. Nachfolgend wird zwischen beiden Trennungen in Trennrichtung ein Antiserumtrog ausgeschnitten und mit Antiserum gefüllt. Die Antikörper diffundieren senkrecht zur Trennrichtung, die aufgetrennten Proteine in Richtung
  Antiserumrinne. Wo sich Antigene und korrespondierende Antikörper treffen,
  bilden sich scharfe Präzipitationslinien.
- **Immunfixationselektrophorese**
  Prinzip ähnlich der Immunelektrophorese. Das Verfahren ist in der Routinediagnostik weitgehend durch die Immunfixationselektrophorese ersetzt worden.
  Die Immunfixationselektrophorese dient zum Nachweis und zur Identifizierung
  monoklonaler Gammopathien. Zuerst werden Serumproteine im Agarosegel
  elektrophoretisch aufgetrennt. Dann wird ein mit monospezifischen Antiseren
  getränkter Zelluloseacetatstreifen auf das Gel gelegt. Nach Präzipitat-Bildung
  werden die im Gel entstandenen Immunkomplexe gefärbt.
- **Immunturbidimetrie**
  Trübungsmessung, die durch lösliche Immunkomplexe in einer Probe entsteht. Die
  Immunkomplexe entstehen, wenn einer antigenhaltigen Probe in einer Messkü-
  vette spezifisches Antiserum im Überschuss zugesetzt wird. Durch die Küvette
  geschickte Strahlen zeigen eine der Konzentration des Antigens proportionale
  Zunahme der Lichtabsorption.
- **Immunnephelometrie**
  Werden eine antigen haltige Probe und ein spezifisches Antiserum gemischt,
  bilden sich Antigen-Antikörper-Komplexe. Durch die Küvette geschickte Strahlen
  werden an den Immunkomplexen gestreut, das Streulicht gemessen und daraus
  die Konzentration des Antigens ermittelt.

2.4.2   Indirekter Antigen- und Antikörpernachweis

- **Latexagglutination und indirekte Hämagglutination**
  Immunchemische Nachweismethoden, bei denen die Antigen-Antikörper-Reaktio-
  nen durch Agglutination sichtbar gemacht wird, indem einer der Reaktionspartner an Latexpartikel oder Erythrozyten fixiert ist. Anwendung z.B. zum Nachweis von
  Rheumafaktoren, Antistreptolysin, Antistaphylolysin, C-reaktivem Protein, IgM,
  sowie als Schwangerschaftstest.

- **Komplementbindungsreaktion** (KBR)
  Serologische Standardmethode, um mit Hilfe eines Antigen-Antikörper-Systems und eines hämolytischen Systems als Indikator unter Zugabe von Komplement bei bekanntem Antigen den Antikörper oder bei bekanntem Antikörper das Antigen zu bestimmen. Verwendung insbesondere zum Nachweis von viralen und bakteriellen Infektionserregern. Zuerst werden AG, Serum und Komplement inkubiert. Findet eine AG-AK-Reaktion statt, wird Komplement verbraucht. Folgend werden Schafserythrozyten und gegen diese gerichtete Antikörper hinzugegeben. Wenn während der ersten Phase das Komplement nicht verbraucht wurde kommt es zur Hämolyse der Erythrozyten.
- **Hämagglutinations-Hemmtest** (HAH)
  Zum Nachweis von Virus-Antikörpern. Genutzt wird die Fähigkeit bestimmter Viren (z.B. Influenza) mittels Hämagglutinin Erythrozyten zu agglutinieren. Falls das Patientenserum Antikörper gegen Hämagglutinin enthält wird der Agglutinationsvorgang gehemmt. Die Verdünnungsstufe des Serums, die eine Hämagglutination gerade noch verhindert wird als Titerangabe dokumentiert.
- **Immun(o)fluoreszenz**
  Methode zum Nachweis von Antigenen in Zellen und Geweben:
  - **Direkter Immunfluoreszenztest:** Mittels Fluorochrom-markierter Antikörper, die direkt an das Antigen binden. Zur Diagnostik von Virusinfektionen nach Virusanzucht in Zellkulturen (insbesondere Herpes- und Adenoviren) sowie in der onkologischen Diagnostik.
  - **Indirekter Immunfluoreszenztest:** nach der Sandwich-Methode, d.h. mit nichtmarkierten spezifischen Antikörpern, die sich im ersten Schritt an das Antigen binden und an die sich im zweiten Schritt fluorochromierte Antiantikörper (= Anti-Immunglobulin-Antikörper) binden. Zum Nachweis von Antikörpern gegen bakterielle und virale Infektionserreger (z.B. Fluoreszenz-Treponema-AK-Test) sowie zum Auto-AK-Nachweis in der Autoimmun- und Rheumadiagnostik.
- **Radioimmunoassay** (RIA)
  Radioimmunologische Methode zur quantitativen Bestimmung kleinster Substanzmengen als Sättigungs-, Bindungs- oder Displacementanalyse mittels Antigen-Antikörper-Reaktion. Das zu bestimmende Antigen wird mit einer definierten Menge eines radioaktiv markierten Antigens mit ihrem spezifischen Antikörper inkubiert. Die Bindung der beiden AG an den AK erfolgt kompetitiv. Die Strahlungsaktivität der aus der Lösung abgetrennten AG-AK-Komplexe ist ein Maß für die Konzentration des AG. Die Technik ist auch mit immobilisierten, d.h.

mit kovalent an ein Substrat gekoppelten AK anwendbar. Andere Methoden unterscheiden sich bezüglich der Trennmethoden (Agglutination, Adsorption, Ionenaustausch, Fällung, Zentrifugation).

- **Enzymimmunoassay** (EIA)
  Immunologische Bestimmung von Substanzen (analog dem RIA), wobei die Reaktion zwischen Antigen und spezifischem Antikörper durch eine nachfolgende Bestimmung eines an das AG oder den AK gebundenen **Enzyms** nachgewiesen wird. Fast so empfindlich wie der RIA ohne den Nachteil des Umgangs mit radioaktiven Stoffen. Häufig verwendete Verfahren:
  - **ELISA (enzyme linked immunosorbent assay):** der 'heterogene' EIA. Spezifische Ak gegen das Ag (die zu messende Substanz) sind an die Wand des Probengefäßes oder an Polymerkügelchen fest gebunden. Hieran lagert sich das AG der Probenlösung. Nach Bindung wird der Rest der zu messenden Flüssigkeit abgewaschen und anschließend werden Antikörper mit gekoppelten Enzymen zugesetzt. Diese binden sich an die fixierten AG-Moleküle. Auch hiervon wird der Rest weggespült. Die Enzymaktivität des in der Sandwich-Technik (AK-AG-AK) mit der Röhrchenwand oder dem Polymer verbundenen Enzyms wird nach Zugabe des entsprechenden Substrates photometrisch gemessen.
  - **EMIT (enzyme multiplied immunoassay technique):** der 'homogene' EIA, in dem das Testreagens ein (Enzym-AG-) AK-Komplex ist. Durch die Bindung ist das Enzym inaktiviert. Das AG der zu messenden Substanz verdrängt entsprechend seiner Konzentration einen Teil des gebundenen Enzym-AG vom Antikörper, wobei das Enzym aktiviert und messbar wird. Die resultierende Enzymaktivität ist proportional der AG-Konzentration der Probe.

- **Lumineszenzimmunoassay, Fluoreszenzimmunoassay**
  Analog dem RIA (jedoch ohne Radioaktivität) arbeitende Methode zur Bestimmung biologisch aktiver Substanzen, bei der die Indikatorreaktion eine messbare Lichtemission erzeugt. Als Markersubstanzen finden Fluorophore (Fluoreszenzimmunoassay, FIA) oder Luminogene (Lumineszenzimmunoassay, LIA) Verwendung. Nach Anregung mit polarisiertem Licht (FIA) bzw. nach Induktion einer Lumineszenzreaktion (LIA) wird das emittierte Licht mit hochempfindlichen Photodetektoren des jeweiligen Spektrums gemessen.

- **Immunoblot** (Westernblot)
  Verfahren zum spezifischen Nachweis von Antikörpern im Serum durch Bindung an elektrophoretisch aufgetrennte Proteine wie z.B. Virusbestandteile bei der HIV-Diagnostik. Die elektrophoretisch aufgetrennten Proteine werden auf eine Celluloseacetatfolie transferiert und dort immobilisiert. Dann wird die Folie mit

Patientenserum inkubiert und gewaschen. Folgend werden Antikörper gegen die einzelnen Proteine mit enzymmarkierten Zweitantikörpern und zugesetztem Substrat sichtbar gemacht. Das entstehende Bandenmuster wird beurteilt.

2.4.3 Durchflusszytometrie

Durchflusszytometrie, Flowzytometrie
Bei der Flowzytometrie handelt es sich um ein Messverfahren zur Beurteilung von Partikeln in wässriger Suspension. Gemessen werden vor allem Einzelzellen aus Blut, Punktaten und Spülflüssigkeiten, Zellkerne aus Gewebestücken, Hefen und Bakterien. Auch Zellparameter wie Volumen, Fluoreszenz bzw. Immunfluoreszenz (verschiedene mit Fluoreszenzfarbstoffen markierte monoklonale Antikörper stehen zur Verfügung) und Absorption von Einzelzellen einer Zellsuspension, die durch eine Messeinrichtung strömt, werden registriert. Die Einzelimpulse werden in Impulshöhenanalysatoren verarbeitet und zu Verteilungskurven oder zu mehrdimensionalen Verteilungsbildern zusammengesetzt, was die Erkennung der Zelltypenverteilung sowie die Erkennung von pathologischen Veränderungen ermöglicht.

2.5 Chromatographische Trennverfahren

Chromatographie – Allgemeines
Methode zur Trennung von Substanzgemischen aufgrund verschiedener Moleküleigenschaften wie Ladung, Löslichkeit, Affinität, Adsorbierbarkeit. Die Chromatographie beruht auf der unterschiedlichen Verteilung von verschiedenen Stoffen in zwei nicht miteinander mischbaren Phasen. Alle chromatographischen Verfahren verwenden eine stationäre und eine mobile Phase. Die zu trennenden Komponenten befinden sich primär in der mobilen, treten aber in Wechselwirkung mit beiden Phasen. Aufgrund unterschiedlich starker Interaktion mit der stationären Phase werden sie mehr oder weniger zurückgehalten. Als stationäre Phasen kommen feste und flüssige, als mobile Phasen flüssige und gasförmige Materialien in Betracht.

- **Adsorptionschromatographie**
  Trennsäulen als Träger der stationären Phase. Zufuhr der mobilen Phase mit konstanter Geschwindigkeit. Die zu trennenden Substanzen treten in Wechselwirkung mit den Oberflächenmolekülen der stationären Phase und werden aufgrund physikalischer Wirkungskräfte mehr oder weniger adsorbiert und dadurch im Lauf verlangsamt.

- **Verteilungschromatographie**
  Prinzip ist die Verteilung von Stoffen zwischen zwei flüssigen Phasen, von denen die eine an einem festen Träger verankert ist. Die stationäre Phase besteht aus zwei Komponenten, einem inerten Träger wie z.B. Kieselgel und einem ebenfalls

inerten, flüssigen Überzug. Die Trennung kommt zustande, da sich die Substanzen in der mobilen und stationären Phase unterschiedlich gut lösen, so dass sich ein Verteilungsgefälle aufbaut. Durch die Fortbewegung der mobilen Phase kommt es aufgrund des unterschiedlichen Verteilungsquotienten dann zur Auftrennung.

- **Ionenaustauschchromatographie**
  Die Trennung kommt durch Wechselwirkung von Ionen der mobilen Phase mit ionisierten Gruppen der stationären Phase zustande. Als Ionenaustauscher finden organische Harze oder hochpolymere Kunstharze Verwendung. Sie können Ionen der mobilen Phase gegen eigene Ionen gleicher Ladung reversibel austauschen und werden entsprechend als Kationen- oder Anionentauscher bezeichnet.

- **Gelpermeationschromatographie**
  Auftrennung der Substanzen nach Molekülgröße. Kleine Moleküle können in die Hohlräume der Matrix hineindiffundieren, wodurch sich ihre Passagezeit durch die Säule verzögert. Je größer ein Molekül, desto schneller die Wanderung.

- **Affinitätschromatographie**
  Grundprinzip ist die spezifische Reaktion zweier Reaktionspartner. In die stationäre Phase sind spezifische Liganden eingefügt, die eine selektive Bindung der entsprechenden Substanzen in der mobilen Phase bewirken.

- **Dünnschichtchromatographie (DC)**
  Als stationäre Phase dient ein Dünnschichtmaterial, als mobile Phase ein Laufmittel, dessen Transport entlang der stationären Phase durch Kapillarkräfte erfolgt. Der chromatographische Prozess findet auf einer 0.1 - 1.0 mm dünnen Schicht statt, die möglichst homogen auf eine Glas-, Kunststoff- oder Aluminiumplatte aufgebracht ist. Während der 'Entwicklung' taucht das untere Ende in das Laufmittel ein, welches durch die Kapillarkräfte in der Dünnschicht nach oben steigt. Das chromatographische Verhalten wird durch die Wanderungsstrecke der auf der Platte vorher aufgetragenen Substanzen im Vergleich zu der des Laufmittels definiert.

- **Hochdruckflüssigkeitschromatographie (HPLC)**
  Der high performance liquid chromatography liegen dieselben Prinzipien zugrunde wie der klassischen Niederdruckflüssigkeitschromatographie, sie hat aber den Vorteil einer stark verbesserten Trennleistung, kürzeren Chromatographiedauer und besseren Reproduzierbarkeit. Die mobile Phase wird mit hohem Druck durch Trennsäulen von 10-30 cm Länge mit einem Durchmesser von 2-5 mm gepresst.

- **Gaschromatographie (GC)**
  Die Gaschromatographie beruht auf der unterschiedlichen Verteilung von Stoffen

zwischen einer stationären, nicht-flüchtigen flüssigen Phase und einer mobilen gasförmigen Phase, welche die Säule durchströmt. Trennverfahren insbesondere für flüchtige, unpolare Substanzen.

2.6 Osmometrie

Der **osmotische Druck** von Lösungen ist abhängig von der Zahl der gelösten Teilchen. Er ist unabhängig von der Teilchengröße. Zur Bestimmung der Osmolalität (gelöste Teilchen pro kg Lösung) wird die Tatsache genutzt, dass mit steigender Zahl gelöster Teilchen der Gefrierpunkt einer Lösung sinkt. Dies kann mittels eines Osmometers bestimmt werden. Hierbei wird die Probe kontinuierlich abgekühlt und ein vibrierender Draht löst die Kristallbildung aus.

Der **kolloidosmotische (onkotische) Druck** einer Lösung ist ein Maß für den Gehalt an Makromolekülen. Er wird mit dem Onkometer bestimmt, bei dem eine Membran die Serumprobe von physiologischer Kochsalzlösung trennt. Kochsalz und Wasser können im Gegensatz zu Albumin und anderen großen Serumproteinen ungehindert durch die Membran diffundieren. Durch Volumenbewegung in die Serumprobe entsteht auf der Kochsalzseite ein Druckabfall. Dieser wird gemessen.

2.7 Molekularbiologische Diagnostik

- **Polymerase-Kettenreaktion** (PCR)
  Für genetische Untersuchungen oder den Nachweis von Mikroorganismen ist die Menge der DNA-Zielsequenz oft nicht ausreichend vorhanden. Zur Steigerung der Nachweisempfindlichkeit ist es daher notwendig, diese DNA spezifisch zu vervielfältigen. Dies wird durch die PCR ermöglicht, die kleinste DNA-Mengen in vitro innerhalb weniger Stunden millionenfach zu vermehren vermag. Voraussetzung ist, dass die Basenabfolge, die sog. Sequenz, der zu vervielfältigenden DNA bekannt ist.
  Prinzip ist die wiederholte Durchführung von drei Reaktionsschritten im selben Reaktionsgefäß bei unterschiedlichen Temperaturen. Die Reagenzien:
  1. Die zu vervielfältigende **DNA** ('Ziel-DNA')
  2. Startermoleküle ('**Primer**'): Zwei verschiedene einzelsträngige Oligonukleotide, von denen einer zum Bereich des 3'-5'-DNA-Stranges der andere zum 5'-3'-DNA-Strang komplementär sein muss
  3. DNA-Polymerase zur Synthese der neuen DNA. Verwendung findet die hitzestabile **Taq-Polymerase** eines thermophilen Bakteriums, die bei den benutzten Temperaturen nicht denaturiert.

Alle Reagenzien sind temperaturstabil, sie müssen nur zu Beginn im Überschuss zugegeben werden. Der Reaktionsablauf wird durch die Temperatur bestimmt und verläuft in drei Phasen:

1. **Denaturierung** der Doppelstrang-DNA bei Temperaturen über 90°C. Die DNA wird reversibel in Einzelstränge geteilt.
2. **Primer-Bindung**: Bei anschließendem Abkühlen auf etwa 50°C binden sich die im Überschuss vorhandenen Primer an ihre komplementären Sequenzen, bevor sich der DNA-Doppelstrang renaturiert.
3. **DNA-Synthese**: Bei etwa 70°C verlängert die Taq-Polymerase die Primer mit freien Nukleotiden komplementär zur Basensequenz der DNA-Stränge. Die Polymerisation bricht ab sobald die Temperatur wieder 94°C erreicht, dann beginnt der Zyklus von vorn. Die Polymerasen bleiben über 30-40 solcher Temperaturzyklen aktiv, wobei sich bei jedem die Zahl der neu synthetisierten DNA-Stränge verdoppelt. Resultat ist die hunderttausendfache Vermehrung der gewünschten DNA-Sequenz.

Zum Nachweis von mRNA muss vor der PCR-Amplifikation eine Umsetzung in die stabile cDNA mittels reverser Transkriptase erfolgen (RT-PCR). Anwendung findet die PCR z.B. in der Bakteriologie und Virologie (Diagnostik von serologisch schwer fassbaren Infektionen durch nichtanzüchtbare Erreger sowie zur Identifizierung einzelner Stämme), zur Erkennung bestimmter Gendefekte in Chorionzottenbiopsiematerial, in der Gerichtsmedizin (Vaterschaftsdiagnostik, Identitätsprüfung).

- **Gensonden- und Nukleinsäure-Hybridisierung**
  Molekulargenetische Diagnostik mit DNA-Sonden: Ein markiertes DNA- oder RNA-Fragment dient als Sonde, um nach komplementären Sequenzen im Untersuchungsmaterial zu fahnden.
  - **Southern Blot ('Filterhybridisierung')**
    Enzymatische Spaltung von DNA mittels Restriktionsendonukleasen an den vorgesehenen Stellen. Die entstehenden Fragmente werden mittels Gelelektrophorese getrennt. Auf die Gelelektrophorese wird ein Nylonfilter gelegt und die DNA durch Anlegen einer Spannung senkrecht zur Ebene des Gels in einzelsträngiger Form auf den Filter übertragen. Die Nylonfolie wird mit zur gesuchten DNA komplementären Sonden überschichtet und anschließend gewaschen. An den Stellen, wo sich die gesuchte DNA und die Sonden treffen findet eine Hybridisierung statt, so dass die Sonde hier nicht weggewaschen

und folgend nachgewiesen werden kann.
Wird anstelle der DNA die zelluläre RNA aufgetrennt und mit der Gensonde hybridisiert, so wird das Verfahren als **'Northern Blot'** bezeichnet.

- **Dot Blot**
  Der Dot Blot wird für den Nachweis von auf Membranen immobilisierten Antigenen verwendet. Hierbei wird die zu analysierende Probe ohne vorherige elektrophoretische Auftrennung direkt auf die Membran pipettiert und gebunden. Dort reagiert sie mit der hinzugegebenen Sonde. Nichtgebundene Sonde wird durch Waschen entfernt und der als Hybrid auf der Membran gebundene Anteil gemessen. Die 'Entwicklung' des Dot Blots erfolgt entweder mittels radioaktiver oder enzymatischer Markierung.

- **In situ-Hybridisierung**
  Eine markierte Sonde bindet sich an Zellen die DNA oder RNA mit komplementären Sequenzen enthalten, so sie auf den entsprechenden Arealen eines Gewebeschnittes oder zytologischen Ausstriches aufgebracht wird. Die Signale der Sonde werden gemessen.

3. Proteine, Metaboliten

3.1 Gesamteiweiß

Ind: Pathologische BSG, Proteinurie, Ödeme, Polyurie, chronische Nierenerkrankungen, chronische Lebererkrankungen, chronische Durchfälle, maligner Tumor, Infektanfälligkeit, Knochenschmerzen, Lymphome, Blutungen, Schwangerschaft, Trauma, Schock

Norm: Serum/Plasma: **65-85 g/l**   **6,5-8,5 g/dl**   (Kinder u. Erwachsene)
　　　　　　　　　　45-75 g/l　　　4,5-7,5 g/dl　(Neugeborene u. Säuglinge)
　　　　　Urin:　　　≤ 0,15 g/d　　　**≤ 150 mg/d**
　　　　　Liquor:　　0,15-0,45 g/l　　15-45 mg/dl

Patho: **Dysproteinämie:** qualitative und quantitative Veränderung der Proteinzusammensetzung des Serums

↑ bei: **Hyperproteinämie**
- **Absolut: Immunglobulinerhöhung**
  - Chronische Infekte (selten > 90 g/l)
  - Monoklonale Gammopathien (bis 140 g/l), z.B. beim Plasmozytom oder der Makroglobulinämie Waldenström
- **Relativ:** Pseudohyperproteinämie durch **Verminderung des Plasmavolumens** bei Exsikkose, z.B. infolge Diabetes insipidus, Diarrhoe, Durst

↓ bei: **Hypoproteinämie**
- **Absolut:** Albuminverlust oder –synthesestörung, gamma-Globulinverminderung
  - Renal (nephrotisches Syndrom, Glomerulonephritis)
  - Exsudative Enteropathie (M.Crohn, Colitis ulcerosa)
  - Verbrennungen (Verluste über die Haut)
  - Häufiges Abpunktieren von Aszites/Pleuraergüssen
  - Akute Virushepatitis
  - Pankreasinsuffizienz
- **Relativ:** Pseudohypoproteinämie = **'Verdünnungshypoproteinämie'** infolge Überwässerung durch Infusionstherapie, Reaktion auf Blutverlust, Schwangerschaft

Mat: Serum, Plasma (Heparin), Harn, Liquor, Punktionsflüssigkeiten

Met: **Serum**
- Biuret-Methode: Anlagerung von Cu (II)-Ionen bei alkalischem pH an die Peptidbindungen. Die Intensität der entstehenden Violettfärbung ist linear der Zahl der Peptidbindungen und damit der Proteinkonzentration in einem weiten Bereich.
- Kjeldahl-Verfahren: durch Bestimmung des Stickstoffgehaltes

Liquor und Harn
- Coomassie-Methode: mittels des Textilfarbstoffes Coomassie Brillant Blau
- Streulicht-Methode: Proteine eiweißarmer Lösungen wie Liquor oder Harn werden durch Zugabe von Trichloressigsäure denaturiert. Denaturierte Proteine streuen Licht niedriger Wellenlänge.

3.2   Albumin

Funkt: - **Aufrechterhaltung des kolloidosmotischen Druckes** (80% durch Albumin bedingt)
- **Qualitativ und quantitativ wichtigstes Transportvehikel** (besonders für Substanzen mit geringer Wasserlöslichkeit wie freie Fettsäuren, Bilirubin, Hormone, Medikamente)

Ind: Alle Krankheitsbilder, die mit Eiweißveränderungen einhergehen können

Bildung: In der Leber, etwa 14 g/Tag; Plasma-HWZ: 20 Tage

Norm: Serum: 35–50 g/l
Urin: bis 20 mg/l
Liquor: 110–350 mg/l

↑ bei: Eine Hyperalbuminämie gibt es nicht

↓ bei: - **Verminderte Synthese** (gestörte Leberfunktion, Proteinmangel-Ernährung)
- Vergrößerung des Verteilungsraumes (Capillary leakage, Sepsis, Schock)
- **Verlust** in den 'dritten Raum' (Aszites, Ödeme)
- Verlust nach außerhalb (Verbrennungen, exsudative Enteropathie, nephrotisches Syndrom)
- **Akute-Phase-Reaktion** (negatives Akute-Phase-Protein!)

Mat: Serum, Urin, Liquor

Met:
- **Serum:** Farbstoffbindungsmethoden, Serumeiweißelektrophorese mit Gesamteiweißbestimmung, radiale Immundiffusion, Immunnephelometrie, Immunturbidimetrie
- **Liquor und Urin:** Immunnephelometrie, Immunturbidimetrie

3.3 Eiweißelektrophorese

Funkt:
- Eher ein **Suchtest auf Dysproteinämien** als ein quantitatives Messverfahrenn
- Große Bedeutung bei der Verlaufskontrolle verschiedener Erkrankungen

Ind:
- Abklärung erhöhter oder erniedrigter Gesamteiweißkonzentrationen im Serum
- Diagnostik und Verlaufskontrolle von Entzündungen
- Verlaufskontrolle von Nieren- und Lebererkrankungen
- Maligne, monoklonale Gammopathie
- Verdacht auf Antikörpermangel

Norm:

Merkwert	Normvariabilität	Elektrophoresefraktion
60%	55–69%	Albumin
4%	2–6%	Alpha-1-Globuline
8%	6–11%	Alpha-2-Globuline
12%	8–14%	Beta-Globuline
16%	1–18	Gamma-Globuline

Mat: Serum

Met: Wanderung geladener Teilchen im elektrischen Feld. Die Wanderungsgeschwindigkeit ist proportional zur Feldstärke, zur Teilchenladung und umgekehrt proportional zum Teilchenradius und der Viskosität der Probe.

3.4   Alpha-1-Globuline

- Alpha-1-Antitrypsin, alpha-1-Proteinaseinhibitor (wird in der Leber gebildet, hemmt Trypsin, Plasmin, Urokinase, Chymotrypsin, Elastase)
- Alpha-1-Antichymotrypsin (Glykoprotein, kleines Wirkungsspektrum, füllt die Lücken des α1-Antitrypsins)
- Inter-Alpha-1-Trypsin-Inhibitor (auf Schleimhäuten)
- Alpha-1-Mikroglobulin (Bestandteil von Amyloid, Ablagerung von Eiweißklumpen)
- Saures Alpha-1-Glykoprotein (bindet Medikamente, kann die Thrombozytenaggregation hemmen)
- α1-Lipoprotein (HDL)
- Faktoren II, VII, IX, X
- Komplementsystembestandteile
- Transcobalamin - Vitamin-B12-Transportprotein
- Coeruloplasmin - Cu-Transport, Abfangen von O_2-Radikalen
- TBG - Thyroxinbindendes Protein
- RBG - Retinolbindendes Protein (Vit.A)
- Transcortin (CBG) - transportiert Cortisol, verzögerte Freigabe
- α1-Fetoprotein (AFP) - Tumormarker (Leberkarzinom, Keimzelltumor)

3.5   Alpha-2-Globuline

- α2-Makroglobulin* (Inhibitorprotein, sehr unspezifisch, lebensnotwendig, wegen seiner Größe (MG 725000) auf den Intravasalraum beschränkt)
- α2-Antiplasmin (hemmt Plasmin)
- Haptoglobin (bindet Hb)
- Hämopexin (bindet Häm)
- Prä-β-Lipoprotein (VLDL)

3.6   Beta-Globuline

- C3, C4, C5, C6, C7
- Fibrinogen
- Transferrin (nicht nur Fe-Transport, unspezifisches Abwehrprotein, verhindert die Aufnahme von Eisen in Bakterien)
- $\beta 2$-Mikroglobulin*
- β-Makroglobulin (bei Schwermetallvergiftungen, Membranprotein zu HKS)
- β-Lipoprotein (LDL)

3.7   Gamma-Globuline

- IgG, IgA, IgM, IgE, IgD
- Komplementfaktoren
- CRP (C-reaktives Protein)
- Opsonent für Makrophagen

3.8   * $\alpha 2$-Makroglobulin

Funkt: $\alpha 2$-Makroglobulin ist ein **Proteaseninhibitor großer Wirkbreite**

↑ **bei:**
- **Im Serum: Akute Entzündung, Leberparenchymschädigung,** entzündliche **Nierenerkrankungen,** nephrotisches Syndrom, Gravidität, Einnahme oraler Kontrazeptiva, Diabetes mellitus, Malignome
- **Im Urin:** Postrenale Proteinurie, nephrotisches Syndrom

↓ **bei:**   **Chronische Entzündungen** (vor allem bei gastrointestinalen Syndromen und Sprue), Spätstadien der **Leberzirrhose, Sepsis, Verbrauch** von α_2-Makroglobulin während einer **fibrinolytischen Therapie**

Mat: Serum, Urin

Met: Immunnephelometrie

Bes:
- Aufgrund des hohen Molekulargewichtes von 725000 Dalton wird $\alpha 2$-Makroglobulin beim nephrotischen Syndrom wenig ultrafiltriert und ist für den relativ hohen $\alpha 2$-Globulinwert der Serumelektrophorese verantwortlich.
- Bei Frauen sind, insbesondere unter Einnahme oraler Kontrazeptiva sowie in der Schwangerschaft, die Werte um etwa 30% erhöht.

3.9 *ß2-Mikroglobulin (ß2-M)

Ind:
- Verlaufs- und Therapiebeurteilung **lymphoider Neoplasien**
- Verlaufs- und Therapiebeurteilung tubulo-interstitieller **Nierenschäden**
- Beurteilung der Nierenfunktion nach Nierentransplantation
- Kontrolle der β2-M-Konzentration bei Dialysepatienten
- Erkennung einer Abstossungsreaktion nach allogener Knochenmarks-transplantation
- Beurteilung der Progression einer HIV-Infektion

**Vork /
Bildung:** β2-Mikroglobulin ist **auf der Zellmembran aller kernhaltigen Zellen** zu finden. Beim Gesunden wird es in relativ konstanter Rate gebildet und im Rahmen der natürlichen Zellregeneration in die Körperflüssigkeiten abgegeben. β2-Mikroglobulin wird glomerulär frei filtriert und tubulär reabsorbiert.
Da der Hauptsyntheseort des β2-M das lymphatische System ist, kommt es bei allen Zuständen mit einer erhöhten Proliferationsrate lymphozytärer Zellen zur Erhöhung der β2-M-Serumkonzentration. Auch dient es als unspezifischer Indikator rascher Wachstumsprozesse im Organismus.

Norm: Serum/Plasma: 0,8 – 2,4 mg/l (< 60 J.)
$\leq$ 3,0 mg/l (> 60 J.)
Spontanurin: $\leq$300 µg/l
24-h-Sammelurin: 33- 360 µg

↑ bei: **Lymphoide Neoplasien, tubulo-interstitielle Nierenschäden**,
Abstossungsreaktion nach Knochenmarkstransplantation, HIV-Infektion,
rheumatische Erkrankungen

Mat: Serum, Plasma, Urin

Met: Immunoassay

Bes:
- Zur Beurteilung und insbesondere bei der Nutzung als Verlaufsparameter ist eine konstante Nierenfunktion wichtig. Beim Abfall der Nierenfunktion kommt es zur Retention des β2-Mikroglobulins.
- Bei Plasmakonzentrationen > 6 mg/l Überlaufphänomen mit bezüglich einer tubulären Schädigung nicht mehr sicher verwertbaren Ausscheidungswerten im Urin.

3.10 Komplementfaktor C2

Norm: 2,2 – 3,4 mg/dl
↑ **bei:** Akute-Phase-Reaktion (ohne diagnostische Relevanz)
↓ **bei:** Hereditär, Malnutrition

3.11 Komplementfaktor C3

Norm: 55 – 120 mg/dl
↑ **bei:** Akute-Phase-Reaktion (ohne diagnostische Relevanz)
↓ **bei:** Hereditär, Verbrauch bei Immunkomplexerkrankungen (z.B. systematischer Lupus erythematodes, Kryoglobulinämie, Glomerulonephritis)

3.12 Komplementaktivität CH50

Funkt: Gesamt hämolytische Komplementaktivität
Ind: Suchtest für alle Komplementaktivitätsminderungen
Norm: 19,5 – 60 mg/dl
↑ **bei:** Akute-Phase-Reaktion (ohne diagnostische Relevanz)
↓ **bei:**
- Synthesestörung und Komplementdefekte bei Erkrankungen des retikulozytären Systems
- Verbrauch bei Immunkomplex- und Autoimmunerkrankungen, Infektionen, Sepsis

3.13 Komplementfaktor C1-Esterase-Inhibitor (C1-INH)

Norm:
- C1-INH ⇒ enzymatische Aktivität: 70 – 130%
- C1-INH ⇒ quantitativ: 16 – 33 mg/dl

↓ **bei:**
- **Quantitativ**
  - Hereditäres angioneurotisches Ödem Typ I
  - Erworbenes angioneurotisches Ödem Typ I und II
- **Enzymatische Aktivität**
  - Hereditäres Angioödem Typ II
  - Erworbenes angioneurotisches Ödem Typ II

3.14 Hyperimmunoglobulinämie

Polyklonale Hyperimmunoglobulinämien
Immunantwort auf Infektionen (selten mehr als 90 g/l Gesamteiweiß)
* Bakterielle Infektionen - besonders IgG erhöht
* Frühinfektphase - IgM stark erhöht
* Allergischer Formenkreis, Parasitosen - besonders IgE erhöht

Monoklonale Immunglobulinerhöhungen
Plasmozytom / Multiples Myelom / M. Kahler
Von einem B-Zellklon ausgehendes Non-Hodgkin-Lymphom niedrigen Malignitätsgrades mit vermehrter Bildung pathologischer Immunglobuline ohne Antikörperfunktion.
Systemerkrankung mit neoplastischer Vermehrung der Plasmazellen vor allem im Knochenmark und Bildung von Paraproteinen bei erhöhtem Gesamteiweiß und meist starker Erhöhung der beta- bis gamma-Globulinfraktion. Immunelektrophoretische Differenzierung in IgG-, IgA-, seltener auch IgD- und IgE-Plasmozytome. In etwa 50% der Fälle kommt es zur Bildung niedermolekularer Bence-Jones-Proteine (leichte Ketten von Immunglobulinen, die aufgrund ihres geringen Molekulargewichtes im Urin ausgeschieden werden). Meist besteht eine extreme Beschleunigung der BSG ('Sturzsenkung'), eine Geldrollenbildung im Blutausstrich, eine Paraproteinurie (eventuell mit Ausbildung einer Plasmozytomniere, oft Tod durch progrediente Niereninsuffizienz). Fast stets multiple, 'mottenfraßähnliche' osteolytische Herde in Wirbelsäule, Rippen, Sternum und Schädel ('Landkartenschädel'), selten in Lymphknoten und Milz.

M. Waldenström
Paraproteinämie mit Vermehrung monoklonaler IgM-Makroglobuline infolge lymphozytoider Proliferation im Knochenmark bei zurückgedrängter Hämatopoese. Sonderform der Retikulose, meist mit Vermehrung der Gewebsmastzellen. Non-Hodgkin-Lymphom niedrigen Malignitätsgrades der B-Zellinie. Bessere Prognose als beim Plasmozytom. Symptome: mäßige Lymphknotenschwellungen, Milz- und Lebervergrößerung, Hautinfiltrate, hämorrhagische Diathese infolge Hemmung der Thrombozyten, extrem beschleunigte BKS. Häufig kombiniert mit Sjögren-Syndrom und Akrozyanose infolge Mikrozirkulationsstörung. Schleichender Verlauf, kompliziert durch Infektneigung infolge Antikörpermangel.

3.15 Hypoimmunoglobulinämie

Kann einzelne oder alle Klassen betreffen, sowohl angeboren als auch erworben

- Angeborener Defekt in der Entwicklung der Immunzellen (B- oder T-Lymphozyten) bzw. Mangel oder Fehlen von Immunglobulinen als Ausdruck eines Defekts der B-Zell-Reihe. Ferner als Störung in den Effektorsystemen (Komplement, Phagozyten).
- Erworbener (sekundärer) Immunglobulinmangel aufgrund von Grundkrankheiten (z.B. Leukämie), Immunsuppression, Strahlensyndrom, Infektionskrankheiten, Unterernährung, Verbrennungen, selektivem Befall von Zellen des Immunsystems durch Viren (z.B. HIV)
- Schwerer kombinierter Immunglobulinmangel (nach WHO folgende Störungen der B- und/oder T-Lymphozyten-Entwicklung bzw. Stammzellendefekte): Agammaglobulinämie vom Schweizer Typ, retikuläre Dysgenesie, Adenosindesaminasemangel, Nezelof-Syndrom

3.16 Transferrin

Funkt: Transportprotein des Eisens

Ind: DD des Eisenmangels, Verdacht auf Hämochromatose

Bildung: Leber

Norm: 220-370 mg/dl (Serum)

↑ **bei:**   Eisenmangel (max. Utilisierung), Schwangerschaft, Blutungen

↓ **bei:**   Eisenüberschuss, Entzündungen (neg. Akute-Phase-Protein), Neoplasma, nephrotisches Syndrom, Hepatopathie, Hämochromatose, Thalassämie, hyperchrome Anämie

Mat: Serum, Plasma, Urin

Met: Immunologische Bestimmung durch radiale Immundiffusion oder Nephelometrie

Bes: **Löslicher Transferrin Rezeptor (sTfR)**
Der lösliche Transferrin Rezeptor (soluble Transferrin Rezeptor) ist ein transmembranes Protein vieler Körperzellen. Seine Bedeutung besteht in der Versorgung der Zellen mit Eisen: er bindet Eisen-beladenes Transferrin an der Zelloberfläche und transportiert es ins Zellinnere. Der sTfR ist ein Bruchstück des zellulären TfR. Die Konzentration des sTfR ist proportional der Gesamtmenge des Organismus an TfR, welche wiederum von der Masse des erythropoetischen Gewebes und dessen Versorgung mit Eisen abhängt. Ein Anstieg der sTfR-Konzentration ist proportional zu einer Mangelversorgung der Erythropoese mit Eisen.

3.17   Transferrinsättigung

Formel: Die Transferrinsättigung ist der Quotient aus Eisen-/Transferrin-konzentration in Serum oder Plasma und wird in % angegeben.

Sättigung = Serumeisen / EBK_{total} (%)   (normale Sättigung: 33%)
freie oder ungesättigte **Eisenbindungskapazität**: restliche 2/3

Ind:
- V.a. Mangel an Funktionseisen
- V.a. Eisenüberladung

Norm: Erwachsene: 16-45%
Kinder: 7-46%

↑ bei:
- **Eisenüberladung**: primäre (genetisch) und sekundäre Hämochromatosen (z.B. gehäufte Bluttransfusionen, Hämoglobinopathien, ineffektive Erythropoese)
- **Hämolyse, Eisenverwertungsstörung bzw. Hb-Synthesestörung**: Anämien (hämolytisch, sideroachrestisch, megaloblastär, medikamenteninduziert), Hämoglobinopathien, Porphyrie, Bleiintoxikation

↓ bei:
- **Eisenmangelanämie**
- **Eisenverteilungsstörung** ohne Eisenmangel: Infektionen, chron. Entzündungen, Tumoren, Leberparenchymschäden, Urämie

Mat: Serum, Heparinplasma

3.18   CDT (Carbohydrate-Deficient-Transferrin)

Ind:
- **Diagnose des Alkoholabusus** (hinsichtlich der diagnostischen Spezifität den konventionellen Parametern MCV, γ-GT, GPT, GOT/GPT-Quotient überlegen)
- Verlaufskontrolle bei Therapie des Alkoholismus
- Differenzierung alkoholischer und nichtalkoholischer Erkrankungen
- Überwachung der Abstinenz während einer Alkoholentzugsbehandlung

Bildung: Chronischer Alkoholkonsum beeinträchtigt den Metabolismus mehrerer Glykokonjugate, u.a. treten Transferrin-Isoformen auf, die einen Mangel an Kohlenhydrat aufweisen.

Norm:
- Bei Alkohlgenuss < 40 g Äthanol/Tag werden normale CDT-Serumkonzentrationen gemessen
- Nach (mindestens) 14-tägiger Abstinenz werden wieder Werte unterhalb des Grenzwertes gemessen

↑ bei: • **50–80 g Alkohol/Tag an mindestens 7 aufeinanderfolgenden Tagen**

Mat: Serum

Met: Trennung der Isotransferrine anhand verschiedener isoelektrischer Ladungen

Falsch: Falsch positive Befunde selten bei primärer biliärer Zirrhose, chronisch aktiver Hepatitis, Carbohydrate-Deficient-Glykoprotein-(CDG)-Syndrom, genetischen Transferrin-D-Varianten

3.19   Ferritin

Funkt:
- Als **Eisenspeicher** dienendes Protein (jedes Molekül speichert bis zu 4000 Eisenatomen)
- Abbild der Eisenspeicher im Retikulo-Histiozytären System

Ind: Eisenmangel, Eisenüberladung, Überprüfung des mobilisierbaren Speichereisens, Verlaufskontrolle oraler Eisentherapie, Hämochromatose, Überwachung gefährdeter Personen (Schwangere, Blutspender, Kleinkinder, Dialysepatienten)

Bildung: Vorkommen hauptsächlich in:
- Dünndarmschleimhaut
- Retikuloendothelialem System von Knochenmark, Milz u. Leber

Norm:	Neugeborene:	30 - 400 µg/l	54,6 - 728 pmol/l
	Kinder:	7 - 145 µg/l	12,7 - 263,9 pmol/l
	Frauen:	20-50J: 25 - 110 µg/l	45,5 - 200 pmol/l
		65-90J: 15 - 650 µg/l	27,3 - 1183 pmol/l
	Männer:	20-50J: 35 - 220 µg/l	63,7 - 400 pmol/l
		65-90J: 5 - 665 µg/l	9,1 - 1210 pmol/l

Umrechnungsfaktor: µg/l x 1,82= pmol/l

↑ bei: > 400 µg/l **Eisenüberladung** (Hämochromatose, Transfusionen), **Infektionen** (besonders bei Beteiligung ferritinreicher Organe wie Leber oder Milz), Leberparenchymschäden (vermehrte Freisetzung durch die Leberzellen), **maligne Erkrankungen**

↓ bei: < 15 µg/l Eisenmangel (beweisend), Gravidität

Mat: Serum, Plasma, Erythrozyten

Met: Immunoassays

3.20 Eisen

Ind: Berechnung der Transferrinsättigung

Norm: 45 - 160 µg/dl (8,1 - 28,6 µmol/l) bei Erwachsenen

Umrechnungsfaktor: µg/dl x 0,179 = µmol/l

↑ bei:
- Mit Transferrin ↓, Ferritin ↑: Hämochromatose, sideroblastische Anämie, Hämolyse, ineffektive Erythropoese, Porphyrie, Bleiintoxikation, Leberschädigung, Östrogenmedikation

↓ bei:
- Mit Transferrin ↓, Ferritin ↑: Malignome, chronische Entzündungen, transfusionsbedingte Eisenüberladung
- Mit Transferrin ↑, Ferritin ↓: blutungsbedingter Eisenverlust, Resorptionsstörung nach Magen- oder Dünndarmresektion, Malnutrition, Malabsorption, Dialyse, Gravidität

Mat: Serum; bei Blutentnahme Hämolyse vermeiden, nur kurze Stauung

Met: Photometrisch

Bes:
- **Ein erniedrigtes Eisen beweist keinen Eisenmangel**
- Beurteilung veränderter Werte nur im Zusammenhang mit Transferrin und Ferritin (eine isolierte Eisenbestimmung ist diagnostisch nutzlos).
- Deutliche zirkadiane Rhythmik mit Höchstwerten in der ersten Tageshälfte (immer unter gleichen Bedingungen und zur gleichen Tageszeit abnehmen).
- Deutliche intraindividuelle Schwankungen des Serumeisens von Tag zu Tag auch bei identischer Abnahmezeit.
- In Abhängigkeit von der Nahrungsaufnahme kann sich die Eisenkonzentration innerhalb von 10 min ändern.

3.21 Desferoxamin-Test

Syn: Desferal-Test, Desferrioxamin-Test

Ind: **V.a. Eisenüberladung**

Prinzip: **Steigerung der normalerweise geringen renalen Eisenausscheidung durch Gabe des Komplexbildners Desferoxamin**

Ablauf:
1. Entleeren der Blase
2. Gabe von Desferoxamin i.m.
3. Urin über 6 Stunden sammeln

Bew:
- Normal: Eisenausscheidung < 2 mg / 6h
- Pathologisch: eine Eisenausscheidung > 3 mg / 6h ist pathologisch, ab 10 mg Eisen / 6h gilt eine Hämochromatose als gesichert

3.22 Coeruloplasmin (Cp)

Funkt:
- **Kupferstoffwechsel und -transport** (bindet 95% des Serumkupfers, 8 Atome Kupfer pro Molekül)
- Akute-Phase-Protein
- Antioxidans (Schutz der Zellmembran durch Verhinderung der Metallionen-katalysierten Oxidation von Lipiden der Membran)
- Oxidierung von Eisen (II) zu Eisen (III); wichtig für den Einbau in Transferrin

Ind: Verdacht auf **M. Wilson**

Bildung: Leber

Norm: 15-60 mg/dl (48-192 IU/ml)

↑ **bei:**	Erhöhte Werte sind **relativ bedeutungslos**, sie kommen vor bei: akuten und chron. Entzündungen (Akute-Phase-Protein), Schwangerschaft, hormonellen Antikonzeptiva, Cholestase
↓ **bei:**	• **M.Wilson** (sekundärer Cp-Mangel ⇒ Kupferüberladung von Leber, ZNS, Augen, Nieren und anderen Organen) • Cp-Synthesedefekt (primärer Cp-Mangel, hereditär, sehr selten) • Cu-Mangelernährung
Mat:	Serum
Met:	Radiale Immundiffusion, Immunnephelometrie, Immunturbidimetrie

3.23 CRP (C-reaktives Protein)

Funkt:	• **Klassisches und wichtigstes Akute-Phase-Protein** • **Entzündungsparameter** wie BSG, Leukozytenanstieg und Temperaturerhöhung • Der Grad der CRP-Erhöhung reflektiert die Masse des entzündeten Gewebes und das Ausmaß der Entzündung • **Stärkste Reaktion bei bakteriellen Entzündungen**, bei viralen Infekten kein/kaum Anstieg • **Schnelle Reagibilität** (Syntheseleistung bis zu > 1 g / Tag, Verdopplungszeit 8 - 10 Stunden, biologische Halbwertszeit 19 Stunden, klinische Halbwertszeit 24 - 48 Stunden) • Name: Bindungsvermögen an C-Polysaccharid der Zellwand von Streptococcus pneumoniae • Initiiert (gebunden an Zielobjekte) Opsonierung, Phagozytose, Lyse
Ind:	• **Suchtest** zur Erkennung systemischer **Entzündungsgeschehen** • Beurteilung der Aktivität rheumatischer Erkrankungen • Beurteilung eines Antibiotika-Effektes bei bakt. Infektionen

Bildung: Leber

Norm: < 10 mg/l

↑ **bei:**   Akute oder chronische Entzündungen, bakterielle Infektionen, Autoimmun-
oder Immunkomplex-Erkrankungen, maligne Tumoren und Gewebsnekrose.
Steigt von allen Akute-Phase-Proteinen bei bakteriellen Entzündungen am
schnellsten und am stärksten an (bis 2000fach).

10-50 mg/l: leichte bis mäßige Entzündung
- Lokale bakterielle Infektionen (z.B. Abszess)
- Operatives oder Unfall-Trauma

50-100 mg/l: schwere Entzündung
- Interventionsbedürftig

>100 mg/l: schweres Krankheitsgeschehen
- Meist bakterielle Infektionen
- DD: Virale Infektionen: CRP-Wert meist < 100 mg/l

Normale CRP-Konzentrationen schließen das Vorhandensein leichter,
lokalisierter Entzündungen oder chronischer Erkrankungen, bei denen die
Akute-Phase-Antwort minimal ist, nicht aus.

↑ **bei:**   CRP-Werte **postoperativ:**   Akute-Phase-Antwort
6 Stunden postoperativ: > 10 mg/l
48 Stunden postoperativ: Maximum (selten > 150 mg/l)
7 - 10 Tage postoperativ: Wert wieder im Referenzbereich
Kontinuum und Zweitanstieg: Hinweis auf Komplikation

Mat: Serum, Plasma

Met: Immunnephelometrie, Immunturbidimetrie

3.24   Procalcitonin (PCT)

Funkt: PCT ist ein Protein, das bei schweren bakteriellen, pilzbedingten und
parasitären Infektionen sowie Sepsis und Multiorganversagen in erhöhter
Konzentration im Plasma auftritt und die Aktivität der Entzündung
widerspiegelt.

Ind: Infektionsparameter zur Diagnose und Verlaufskontrolle bakteriell-
entzündlicher Erkrankungen (aufwendig, teuer, kein first-line-Parameter)

Norm: < 0,5 µg/l

↑ **bei:**   **Infektionen, Sepsis, Multiorganversagen**

Mat: Serum / Plasma

Met: Immunoassay

3.25 Neopterin

Funkt:
- Direkter **Marker der Makrophagenaktivität**
- Indirekter Marker der **T-Lymphozytenaktivität**

Norm: Serum / Urin: < 2,5 ng/ml
Liquor: < 1,0 ng/ml

↑ bei: AIDS und andere Infektionskrankheiten, hämatologische Erkrankungen, Autoimmunerkrankungen, Keimzelltumoren, Autoimmunerkrankungen, Abstossungsreaktionen

Mat: Serum, Urin, Liquor

3.26 Alpha-1-Antitrypsin / Alpha-1-Pi (Proteinaseinhibitor)

Funkt: **Bedeutendster Proteinaseinhibitor im Plasma,
Akute-Phase-Protein** (Erhöhungen finden sich bei akuten Entzündungen)

Ind:
- Icterus prolongatus bei Säuglingen
- Unklare Lebererkrankungen bei Kindern
- Lungenemphysem im frühen Erwachsenenalter

Bildung: Leber; auch in Monozyten

Norm: 190–350 mg/dl (80–147 IU/ml)

↑ bei:
- Akuten Entzündungen
- Akuten Schüben chronisch-entzündlicher Erkrankungen
- Malignen Tumoren (Gewebszerfall)

↓ bei: α1-Antitrypsin-Varianten S und Z und deren Folgeerscheinungen
- Bei 10-20% der Kinder mit hereditärem α1-Antitrypsinmangel: **Leberzirrhose**
- Bei 50-60% der ZZ-Homozygoten: **Lungenemphysem**

Mat: α1-AT-Konzentration: Serum, Pi-Kapazität: Citratplasma, DNA-Analytik: EDTA-Blut

Met: Serumprotein-Elektrophorese, radiale Immundiffusion, Immunnephelometrie, Immunturbidimetrie

Vari-
anten:
- Mehr als 75 genetische Varianten des α1-Antitrypsins sind bekannt
- Im deutschsprachigen Raum: 95% Typ MM
- Die Varianten S und Z haben einen erniedrigten α1-Antitrypsinspiegel im Blut
- ZZ und Z0 (Null)-Merkmalsträger haben einen angeborenen manifesten Mangel, häufig fehlt die α1-Fraktion in der Serumeiweißelektrophorese

3.27 Haptoglobin (Hp)

Funkt:
- **Akute-Phase-Protein** und **Transportprotein**
- Bindet freies **Hämoglobin**, das bei intravasaler **Hämolyse** entsteht und transportiert es ins retikuloendotheliale System um den Körper vor Eisenverlusten bei Hämolyse zu bewahren
- Bindung von extraerythrozytärem Eisen

Ind: Diagnostik und Verlaufsbeurteilung hämolytischer Erkrankungen

Bildung: Leber

Norm: 30-200 mg/dl

↑ bei: **Akute Entzündungen**, Tumoren, Cholestase, Nephrosen

↓ bei: **Hämolyse**, Leberparenchymschaden, Malabsorptionssyndrom, bei Kindern bis zum 10. Lj. physiologisch

Mat: Serum

Met: Radiale Immundiffusion, Immunnephelometrie, Immunturbidimetrie

3.28 Hämopexin (Hx)

Funkt:
- **Transportprotein**; kein Akute-Phase-Protein
- **Hohe Affinität zu Hämderivaten**: transportiert diese nach Spaltung in den Häm- und Globinanteil in das retikulo-endotheliale System
- **Wenig sensibler Hämolyseparameter**: spricht erst bei stärkerer Hämolyse an, sobald kein Haptoglobin mehr verfügbar ist

Ind: Abschätzung des Ausmaßes einer intravasalen Hämolyse, wenn der Haptoglobin-Wert auf nicht messbare Werte abgesunken ist

Bildung: Leber

Norm: 50-115 mg/dl

↑ bei: Malignes Melanom

↓ **bei:** **Hämolyse**, Myoglobinämie, Lebersynthesestörung, chronisch hepatische Porphyrie, Malassimilation, Malnutrition

Mat: Serum

Met: Radiale Immundiffusion, Immunnephelometrie, Immunturbidimetrie

3.29 Akute-Phase-Proteine

In der Leber gebildete Plasmaproteine; Stimulierung durch IL-6.
Anstieg bei akuten Entzündungen und akuten Schüben chronischer Leiden:
- C-reaktives Protein
- Serum-Amyloid-A-Protein
- Fibrinogen
- α1-Antitrypsin
- Komplementkomponenten (C1s, C2-C5, C9, Faktor 9)
- Haptoglobin
- Coeruloplasmin

3.30 "Negative" Akute-Phase-Proteine

Sinken bei Entzündung ab
- Transferrin
- Albumin
- Präalbumin
- α-Lipoprotein

3.31 Ammoniak

Funkt: **Abbauprodukt des Proteinstoffwechsels**

Ind: Klinische Symptome zerebraler oder neuromuskulärer Störungen bei:
- Hepatopathie
- Aggressiver Chemotherapie
- Valproinsäure-Therapie

Bildung: Der Abbau der im Mittel täglich aufgenommenen 100 g Protein in der Leber führt zur Bildung von Ammoniak. Dieses wird über den Harnstoffzyklus entgiftet, der gebildete Harnstoff wird renal ausgeschieden.

Norm:

Erwachsene:	27 - 90 µg/dl	16 - 53 µmol/l
Kinder 1-6 Monate:	22 - 94 µg/dl	13 - 55 µmol/l
Reife Neugeborene:	45 - 109 µg/dl	27 - 63 µmol/l
Frühgeborene:	31 - 211 µg/dl	19 - 123 µmol/l

Umrechnungsfaktor: µg/dl x 0,588 = µmol/l

↑ bei:
- **Schwerste Leberparenchymschädigung** (bzw. angeborene Enzymdefekte)
- Höchste Werte im Finalstadium einer **dekompensierten Leberzirrhose (Leberkoma)**
- Auch bei der **akuten Virus-Hepatitis und Vergiftungen** (z.B. Knollenblätterpilze) sind die Werte stark erhöht
- Ammoniakerhöhungen ohne Leberparenchymschäden finden sich bei **ausgeprägten Umgehungskreisläufen** der Leber

Mat: EDTA oder Heparin-Plasma

Met:
- **Enzymatisch ohne vorherige Enteiweißung**

$$2\text{-Oxoglutarat} + NH_4^+ + NADPH_2 \xrightarrow{\text{GLDH}} \text{Glutamat} + NADP + H_2O$$

In Anwesenheit von $NADPH_2$ wird Ammoniak von der GLDH auf 2-Oxoglutarat unter Bildung von Glutamat und NADP übertragen. Die $NADPH_2$-Abnahme wird gemessen. Die Absorptionsabnahme bei 334 bzw. 340 nm ist proportional der Ammoniakkonzentration.

- **Ammoniak-spezifische Elektrode**
Die NH_4^+ der Probe werden in einem alkalischen Puffer in Ammoniakgas umgewandelt, das durch die Poren einer Membran in die innere, aus NH4Cl bestehende Lösung einer pH-Elektrode diffundiert. Der Ammoniakgehalt wird indirekt über den pH-Anstieg der inneren Elektrodenlösung gemessen.

3.32 Harnstoff

Funkt: *Endprodukt des Proteinstoffwechsels*

Ind:
- Diagnostik und Verlaufskontrolle einer **Niereninsuffizienz**
- Differenzierung der prärenalen von der postrenalen Azotämie anhand des Harnstoff/Creatinin-Quotienten
- Bei Dialysepatienten, da die Harnstoffkonzentration repräsentativ für den Proteinabbau ist und einen Hinweis auf den metabolischen Status gibt

Bildung:
- In den Mitochondrien der Leber
- Tägl. fallen 12-25 g Harnstoff an, der über die Nieren ausgeschieden wird
- Die tägl. Eiweißzufuhr beeinflusst den Serumharnstoffwert entscheidend
- 40% (Diurese) bis 70% (Antidiurese) des glomerulär filtrierten Harnstoffes diffundieren im proximalen Tubulus ins Blut zurück;
  Der Serumharnstoffspiegel ist also abhängig von der Größe des Glomerulumfiltrates und der Harnstoffrückdiffusion

Norm: 10-50 mg/dl (1,66-8,3 mmol/l) Serum (20-35 g/24 h Harn)

in Abhängigkeit von der Eiweißzufuhr pro kg Körpergewicht:
Eiweißzufuhr 0,5 g/d: 13 - 23 mg/dl	2,2 - 3,8 mmol/l
Eiweißzufuhr 1,5 g/d: 24 - 52 mg/dl	4 - 8,6 mmol/l
Eiweißzufuhr 2,5 g/d: 31 - 59 mg/dl	5,1 - 9,8 mmol/l

Umrechnungsfaktor: mg/dl x 0,166 = mmol/l

↑ bei:
- **Prärenaler** Genese: Zirkulationsstörungen (Schock, kardiale Insuffizienz) mit sekundär vermind. Nierendurchblutg. u. verstärktem Proteinabbau (Fieber, nekrotis. Tumoren, Strahlenth., Zytostatika, Hunger, Mangelern.)
- **Renaler** Genese: bei einer Einschränkung der glomerulären Filtration (Glomerulonephritiden, Pyelonephritis, Intoxikationen) steigt erst an, wenn die GFR nur noch 50% beträgt; Achtung: Serumcreatinin ist ein besserer Funktionsparameter für die Filtrationsleistung der Niere als der Serumharnstoff
- **Postrenaler** Genese: Harnabfluss aus der Niere durch Steine behindert; der Rückstau d. Filtrats führt zu Einschränkg d. Menge d. Glomerulumfiltrats

Urämie: syn. für terminale Niereninsuffizienz, Harnvergiftung; mit Harnstoff- und Creatininerhöhung im Blut

Azotämie: Vermehrung stickstoffhaltiger Endprodukte des Eiweißstoffwechsels im Blut, nur eine Teilerscheinung der Urämie

↓ **bei:** • Akutes Leberversagen
• Anorexie
• Schwangerschaft

Mat: Serum, Urin

Met: **Ureasemethode**

$$CO(NH_2)_2 + H_2O \xrightarrow{\text{Urease}} 2NH_3 + CO_2$$

Harnstoff wird durch Urease in Ammoniak und Kohlendioxid gespalten. Das entstandene Ammoniak ergibt mit Phenol und Hypochlorit einen blauen Farbstoff, dessen Extinktion photometrisch bestimmt wird.

Teststreifenmethode
Beruht ebenfalls auf der Ureasemethode. Je nach Menge des entstandenen Ammoniaks wird die Indikatorzone unterschiedlich verfärbt. Nur orientierende Bestimmungen möglich.

Bes: Das Serumcreatinin ist ein besserer Funktionsparameter für die Filtrationsleistung der Niere als der Serumharnstoff.

3.33 Harnsäure (Urat)

Funkt: **Endprodukt des menschlichen Purinstoffwechsels / Purinbasenabbaus.** Wird glomerulär filtriert und zu 90% von den Nierentubuli rückresorbiert.

Ind: Klinische Symptome, die auf einen akuten Gichtanfall hinweisen; Erkrankungen, Zustände und Therapien, die eine sekundäre Hyperurikämie verursachen können; Gicht in der Familie; jede internistische Erstuntersuchung

Norm: Serum: Männer: 2,2 - 7,8 mg/dl   130,9 - 464,1 µmol/l
Frauen: 2,0 - 6,5 mg/dl   119 - 386,8 µmol/l
Urin: 350-2000 mg/24h

Umrechnungsfaktor: mg/dl x 59,5 = µmol/l

Patho: Die **Löslichkeitsgrenze** für Natriumurat bei 37°C beträgt **6,4 mg/dl** (381 µmol/l), bei Konzentrationen darüber ist das Plasma übersättigt und es kann zu Ausfällungen kommen. Die Kristalle wirken als massiver Entzündungsreiz und führen zur Phagozytose.
Häufigkeit der Arthritis urica in Abhängigkeit von der Harnsäurekonzentration:
< 6 mg/dl: 1%,   7-8 mg/dl: 17%,   > 9 mg/dl: 90%

↑ bei:
- **Primäre Hyperuricämie = Gicht**
  - Idiopathisch
  - Lesch-Nyhan-Syndrom (x-chromosomal rezessiv vererbte primäre kindliche Gicht, kompletter Hypoxanthin-Phosphoribosyltransferase-Mangel)
  - Kelley-Seegmiller-Syndrom (partieller Hypoxanthin-Phosphoribosyltransferase-Mangel)
- **Sekundäre Hyperuricämie**
  - Niereninsuffizienz (Ausscheidungsstörung, verminderte Glomerulumfiltration)
  - Maligne Tumoren, Leukosen, Polycythaemia vera (gesteig. Zellabbau)
  - Chemo- und Strahlentherapie (massiver Zellzerfall)
  - Hungerzustände (vermehrter Abbau körpereigenen Gewebes)
  - Erhöhte Purinzufuhr mit der Nahrung
  - Erhöhte de novo-Synthese endogener Purine
  - Thiazide, Tuberkulostatika; Fructose, Sorbit, Xylit bei parenteraler Ernährung

↓ bei: Allopurinol, ASS

Vorb: Zur Vermeidung fälschlich erhöhter Harnsäurespiegel:
drei Tage purinarme Ernährung u. keine schwere körperliche Arbeit

Mat: Alkalisierter Sammelurin, Serum

Met: **Urikasemethode**

$$\text{Harnsäure} + 2\ H_2O + O_2 \xrightarrow{\text{Urikase}} \text{Allantoin} + CO_2 + H_2O_2$$

Harnsäure besitzt bei 293 nm ein charakteristisches Absorptionsmaximum, während Allantoin bei dieser Wellenlänge keine Absorption zeigt. Die Extinktionsabnahme ist proportional zur Harnsäurekonzentration.

Met: **Katalasemethode**
Weiterführung der oben beschriebenen Reaktion, bei der das entstandene H_2O_2 hinzugefügtes Methanol zu Formaldehyd oxidiert. Die Konzentration des gelblichen Endproduktes ist der Harnsäurekonzentration proportional und kann photometrisch gemessen werden.

$$H_2O_2 + CH_3OH \xrightarrow{\text{Katalase}} HCHO + 2\ H_2O \xrightarrow[\text{+ Ammoniak}]{\text{+Acetylaceton}} \text{3,5-Diacetyl-1,4-dihydrolutidin}$$

Methanol   Formaldehyd   (gelb)

3.34 Homocystein

Ind: Bestimmung im Rahmen der Abschätzung des individuellen Risikoprofils besonders bei Patienten mit atherosklerotischen Gefäßerkrankungen, Risikopatienten für Herz-Kreislauferkrankungen oder Vitaminmangel.

Bildung / Patho: Homocystein ist eine nicht-proteinogene Aminosäure. Sie entsteht durch Abspaltung der Methylgruppe von Methionin als Zwischenprodukt des Methioninstoffwechsels und wird normalerweise rasch umgesetzt/abgebaut. Dieser Metabolismus ist abhängig von Vitamin B6 (Pyridoxin), Vitamin B12 (Cobalamin) und Folsäure.

Norm: 6 - 12 µmol/l
Zielwert unter Therapie: < 10 µmol/l

↑ bei:
- **Moderate** Hyperhomocysteinämie: 12-30 µmol/l
  - Vitamin-B6-, -B12- und Folsäure-Mangel, MTHFR-Mutation, Niereninsuffizienz
  - weitere Faktoren: Rauchen, Kaffee, Alkohol, Schilddrüsenfunktionsstörungen, proliferative Erkrankungen wie z.B. Psoriasis, akute lymphatische Leukämie, rheumatoide Arthritis, diverse Medikamente
- **Intermediäre** Hyperhomocysteinämie: > 30-100 µmol/l
  - Heterozygote Mutationen von Enzymen (z.B. Cystathionin-β-Synthetase), schwere Vitaminmängel, Niereninsuffizienz
- **Schwere** Hyperhomocysteinämie: >100 µmol/l
  - Homozygote Mutationen von Enzymen (z.B. Cystathionin-β-Synthetase oder Methioninsynthetase)

Mat: EDTA-Plasma
Nach Entnahme sofort auf Eis kühlen und innerhalb von 30 min zentrifugieren.

Fehl: falsch hoch: Hämolyse, unzureichende Kühlung, zu späte Zentrifugation

Bes: Die Hyperhomocysteinämie ist ein eigenständiger Risikofaktor und führt zu einem erhöhten Risiko für:
- KHK (Faktor 1,7)
- zerebrovaskuläre Erkrankungen (Faktor 2,5)
- arterielle Verschlusskrankheit (Faktor 6,8)
- venöse Thrombosen (Faktor unklar)

3.35 Granulozyten-Elastase

Funkt / Bildung: Neutrale lysosomale Serinproteinase, die vor allem in polymorphkernigen neutrophilen Granulozyten, Makrophagen und Endothelzellen vorkommt. Wird als **proteolytisches Enzym** in entzündlichen und nekrotischen Geweben freigesetzt und **dient dem Abbau phagozytierten Materials.** Zur Verhinderung einer systemischen Wirkung wird Elastase durch Proteinase-inhibitoren gebunden. Diese enzymatisch unwirksamen Komplexe liegen sowohl im Plasma als auch in anderen Körperflüssigkeiten vor, ihre Bestimmung dient als Entzündungsparameter (Früherkennung und Beurteilung des Schweregrades).
Erhöhungen der Elastase- und CRP-Konzentrationen gehen der klinischen Symptomatik häufig voraus; auch ohne klinische Symptomatik sollten erhöhte Werte abgeklärt werden.

Ind: **Ergänzender Entzündungsparameter mit kurzer HWZ** von 1 h (CRP 24 h), **zur Erkennung kurzzeitiger Verschiebungen im Entzündungsprozess**
- Postoperativ zur Erfassung von Komplikationen
- Polytrauma, Sepsis, Schock
- Infektionen, Entzündungen
- Chronische Gelenkerkrankungen (Plasma oder Gelenkflüssigkeit)
- Meningitis (Liquor)
- Akute Pankreatitis (Prognoseparameter)

Norm: **Stark methodenabhängig, bei homogenem Enzymimmunoassay**
Erwachsene:	12-32 µg/l
Säuglinge (10.-28. d):	< 50 µg/l
Säuglinge (2. d):	< 75 µg/l

↑ **bei:** Infektionen, akute Pankreatitis, rheumatische Erkrankungen (bes. bei akuten Schüben, Korrelation mit Leukozytenzahl und CRP, nicht mit BSG), Polytrauma, Schock, M. Crohn, Colitis ulcerosa
falsch hohe Werte: späte Trennung von Plasma und zellulären Bestandteilen ⇒ Austritt von Elastase aus den Leukozyten (Probenverarbeitung innerhalb von 2 h!)

Mat: Plasma, Liquor, Gelenkflüssigkeit

Met: Enzymimmunoassay

3.36 Lysozym

Funkt / Bildung: Niedermolekulares **bakteriolytisches Protein in den Lysosomen** der Zellen. Besonders hohe Konzentrationen in **Granulozyten**, **Makrophagen** und im **proximalen Nierentubulus.** Im Serum vorkommendes Lysozym stammt hauptsächlich aus dem Abbau neutrophiler Granulozyten. Bei tubulärer Nierenschädigung wird das filtrierte Lysozym nur ungenügend rückresorbiert, so dass es zu einer erhöhten Ausscheidung im Urin kommt.

Ind:
- Früherkennung von Nierentransplantat-Abstossungsreaktionen
- Unterscheidung und Verlaufskontrolle von Leukosen
- Verlaufs- und Therapiebeurteilung kindlicher Harnwegsinfekte
- Unterscheidung bakterieller von abakteriellen Meningitiden bei Kindern
- Erkennung einer Sepsis Neugeborener

Norm: Serum: 3,0-9,0 mg/l
24 h-Sammelurin: < 1,5 mg/l

↑ **bei:**
- **Serum:** myeloische und monozytäre **Leukämien**, bei Remission Abfall, bei Rezidiv Wiederanstieg der Konzentration
- **Urin: tubuläre Nierenschädigung, Transplantatabstoßung, Harnwegsinfekte** (bes. bei Kindern), myeloische und monozytäre **Leukämien** (bei Remission Abfall, bei Rezidiv Wiederanstieg der Ausscheidung)
- **Liquor: bakterielle Meningitis** (> 1,5 mg/l), wesentlich geringere Konzentrationen bei viralen und tuberkulösen Meningitiden

Mat: Serum, 24-h-Sammelurin, Liquor

Met: Turbidimetrie, radiale Immundiffusion

3.37 Myoglobin

Funkt / Vork: **Sauerstoffbindendes Protein** geringer Molekülmasse des **Skelettmuskels und Herzmuskels**. Das beim Gesunden im Blut zirkulierende Myoglobin stammt ausschließlich aus der quergestreiften Muskulatur, bei Erkrankungen der Skelettmuskulatur korreliert die Höhe der Myoglobinkonzentration mit der Schwere der Erkrankung. Ferner bewirken Myokardnekrosen einen Anstieg des Myoglobins. Das kleinmolekulare Protein wird glomerulär filtriert und im proximalen Tubulus reabsorbiert. Wird bei hohem Myoglobinanfall die tubuläre Kapazität überschritten kommt es zu einer Myoglobinurie (prärenale Proteinurie) und vermehrten Speicherung des reabsorbierten Proteins (Myoglobinniere).

Ind:
- Herzinfarkt: Diagnostik, Verlaufskontrolle, Therapiekontrolle unter Lyse
- Skelettmuskelerkrankungen: Diagnostik, Verlaufskontrolle
- Sportmedizin: Beurteilung von Leistungs- und Trainingszustand
- V.a. prärenale Proteinurie (Urin)

Norm: Serum: < 110 µg/l
Urin: < 50 µg/l
< 17 µg/g Kreatinin

↑ bei:
- **Herzinfarkt**: Anstieg **2 h** nach Schmerzbeginn (schneller als CK-Aktivität), rascher Abfall bei kurzer HWZ von 5,5 h, geeignet zur Frühdiagnose und Reinfarktdiagnose; Erfolgskontrolle einer Thrombolyse-Therapie: beschleunigter, steilerer Anstieg mit rascherer Normalisierung
- **Skelettmuskelerkrankungen**: übermäßige Muskelbeanspruchungen, Muskeltrauma, metabolische Muskelschädigungen, Myopathien, Rhabdomyolysen
- Sportmedizin: Indikator für die Muskelbelastung
- Prärenale Proteinurie: Myoglobin im Urin ↑

Mat: Serum, Plasma, Urin

Met:
- Semiquantitativ: Latex-Agglutinationstest
- Quantitativ: Radioimmunoassay, Enzymimmunoassay, Immunnephelometrie, Immunturbidimetrie

3.38 Kardiales Troponin T / Kardiales Troponin I

Funkt /   **Troponine: Myofibrilläre regulatorische Proteinkomplexe** aus den
Vork: Einheiten Troponin T, Troponin I und Troponin C vorkommend in allen
Muskelgeweben. Troponin T bewirkt physiologisch die Bindung des Troponin-
Komplexes an Tropomyosin, Troponin I hemmt die Aktinomyosin-ATPase und
Troponin C bindet Kalziumionen. Der größte Teil des Troponins ist an die
kontraktilen Strukturelemente gebunden, ein kleiner Teil ist frei im
Zytoplasma gelöst. **Herzspezifische Isoformen** gibt es nur von Troponin I
(streng spezifisch) und Troponin T (sehr spezifisch), weshalb man von den
kardialen Troponinen spricht. Diese unterscheiden sich in ihrer
Aminosäuresequenz von den Troponinen der Skelettmuskulatur. Mittels
monoklonaler Antikörper gegen die kardiospezifischen Untereinheiten von
Troponin T und Troponin I ist es möglich, deren Konzentrationen selektiv zu
bestimmen. 95% der kardialen Troponine liegen strukturgebunden, 5% im
Zytosol gelöst vor. Bei einer Myokardschädigung kommt es zu einer frühen
Freisetzung von zytosolischem Protein. Ab dem 2. Tag wird auch
strukturgebundenes Troponin freigesetzt. Aufgrund der langen Halbwertszeit
der Troponine können sie auch für die Spätdiagnose eines Myokardinfarktes
herangezogen werden (Normalisierung nach 1-2 Wochen).

Ind:
- V.a. **Herzinfarkt**
- Nachweis von Mikroinfarkten
- Beurteilung der Thrombolysetherapie des Herzinfarkts

Norm:
- Troponin T: < 0,01 µg/l
- Troponin I: je nach Assay variabel (nicht standardisiert)

↑ bei: Anstieg **3 - 4h** nach Schmerzbeginn

Mat: Serum, Plasma

Met: Enzymimmunoassay

3.39 ANP (atriales natriuretisches Peptid)

Funkt /   In Zellen der Herzvorhöfe synthetisiertes und gespeichertes Peptidhormon,
Bildung: das - vermutlich **durch volumenbedingte Vorhofdehnung - zur
Blutdrucksenkung freigesetzt** wird.
Zielorgane: Niere (Steigerung der Natriurese und Diurese) und Blutgefäße
(Erschlaffung)

3.40 BNP / NT-proBNP

Funkt / Vork: Natriuretische Peptide bilden eine Familie von strukturell relativ eng verwandten Peptidhormonen. Von den vier zur Zeit bekannten natriuretischen Peptiden (Atriales-natriuretisches Peptid [ANP], B-Typ-natriuretisches Peptid [BNP], C-Typ-natriuretisches Peptid [CNP] und Urodilatin) hat BNP die größte Bedeutung für die Beurteilung einer Herzinsuffizienz erlangt. ANP-Erhöhungen reflektieren vorwiegend die atriale, BNP-Erhöhungen die ventrikuläre Überbelastung.

Sowohl BNP als auch NT-proBNP entstehen äquimolar aus einem gemeinsamen Vorläuferprotein und können mittels Immunoassays routinemäßig bestimmt werden. Beide Peptide sind im Blut bei einer ventrikulären Dysfunktion deutlich erhöht. Ihr klinischer Nutzen liegt insbesondere in einem hohen negativen prädiktiven Wert zum Ausschluss einer Herzinsuffizienz.

Ind:
- Ausschluss einer Herzinsuffizienz
- Stadieneinteilung und Therapiemonitoring bei Herzinsuffizienz
- Prognoseabschätzung bei Herzinsuffizienz oder akutem Koronarsyndrom
- Bestätigung invasiver, bildgebender oder funktioneller Testergebnisse bei Herzinsuffizienz
- Abklärung einer ätiologisch unklaren Dyspnoe

Norm: **BNP**

      Männer: < 100 pg/ml
      Frauen: < 150 pg/ml

NT-proBNP

      Männer < 50 Jahre: < 88 pg/ml
      Männer > 50 Jahre: < 227 pg/ml
      Frauen < 50 Jahre: < 153 pg/ml
      Frauen > 50 Jahre: < 334 pg/ml

↑ bei:
- Herzinsuffizienz, instabile Angina pectoris, linksventrikuläre Dysfunktion bzw. linksventrikuläre Hypertrophie, Vorhofflimmern
- Hypertonie
- Niereninsuffizienz, Leberzirrhose
- Körperliche Belastung

Bes: **Normale Werte schließen eine Herzinsuffizienz mit hoher Wahrscheinlichkeit aus.** Der prädiktive Wert eines negativen Befundes für BNP liegt bei etwa 96%.

Die Probenstabilität von BNP ist geringer als die des NT-proBNP. Sie beträgt bei Raumtemperatur für BNP ca. 12 Stunden, für NT-proBNP hingegen über 2-3 Tage.

3.41 VIP (vasoaktives intestinales Polypeptid)

Funkt: Gastrointestinales Hormon mit Wirkung auf glatte Muskulatur

Ind: V.a. **VIPom**

Vork / • Bildung hauptsächlich in Tumoren der Bauchspeicheldrüse, aber auch in
Bildung: einer Vielzahl anderer Tumoren insbesondere neuralen Ursprunges
• Inaktivierung in der Leber

Norm: 32 - 63 ng/l

↑ bei: Verner-Morrison-Syndrom / VIPom / WDHA-Syndrom: gekennzeichnet durch wässrige **D**urchfälle, **H**ypokaliämie und **A**chlorhydrie

Met: RIA

3.42 Hereditäre Aminosäurestoffwechselstörungen

3.42.1 Phenylketonurie (PKU)

Epi: Häufigste Aminosäureabbaustörung, Inzidenz von 1: 6 000 bis 1: 10 000

Ät: Autosomal-rezessiv vererbtes **Fehlen der Phenylalanin-Hydroxylase** in der Leber (katalysiert die Umwandlung von Phenylalanin zu Tyrosin)

Kli: **Anstieg des Phenylalanins und seiner Stoffwechselmetabolite** in Plasma und Urin: Führt unbehandelt zu **geistiger Behinderung, verzögerter körperlicher Entwicklung** und **neurologischen Symptomen** wie Krampfanfällen.
Bei Frühdiagnose und streng phenylalaninarmer Diät ist eine weitgehend normale Entwicklung möglich. Kinder von Müttern mit PKU werden häufig mit Zerebralschäden, Mikrozephalie, Gesichtsfehlbildungen und Herzfehlern geboren.

Ind:	Neugeborenen-Screening auf PKU am 5. Lebenstag. Bestimmung von Phenylalanin
Mat:	Vollblut: kapillar aus Ferse entnehmen, auf Filterpapierkarte auftropfen
Met:	Mikrobiologischer Hemmtest nach **Guthrie**: bakteriologischer Nährboden, Keime bilden bei hohen Phenylalanin-Konzentrationen Wachstumshöfe Phenylalanin- und Metaboliten-Bestimmung: Aminosäureanalysator

3.42.2 Ahornsirupkrankheit

Epi:	Seltene **Aminosäurestoffwechselstörung** mit einer Inzidenz von 1: 200 000.
Ät:	Autosomal-rezessiv erblicher Defekt im Multienzymkomplex für die oxidative Decarboxylierung von 2-Oxocarbonsäuren, die durch Transaminierung aus den verzweigtkettigen Aminosäuren Valin, Leucin und Isoleucin entstehen. Es kommt zum **Konzentrationsanstieg der verzweigtkettigen Aminosäuren und der Transaminierungsmetabolite** im Plasma. Bei unbehandelten Patienten sind insbesondere die Plasmakonzentrationen von Leucin und 2-Oxoisovaleriat stark erhöht.
Kli:	Familiäres **hirndegeneratives Leiden** mit Manifestation im frühesten Säuglingsalter. Symptome: Trinkschwäche, **Muskelsteifheit**, klonische **Krämpfe**, **Ernährungs-** und **Entwicklungsstörungen**, evtl. tödlich. Ohne adäquate Behandlung schwere psychomotorische Retardierung, Krampfleiden und zerebelläre Ataxie. Typischer **Geruch des Urins nach Ahornsirup**, vermutlich durch Umsetzungsprodukte der 2-Oxocarbonsäuren.
Ind:	Neugeborenen-Screening auf Ahornsirupkrankheit am 5. Lebenstag. Bestimmung von Leucin.
Mat:	Vollblut: kapillar aus Ferse entnehmen, auf Filterpapierkarte auftropfen
Met:	Mikrobiologischer Hemmtest: bakteriologischer Nährboden, Keime bilden bei hohen Konzentrationen von Leucin Wachstumshöfe Leucin- und Metaboliten-Bestimmung: Aminosäureanalysator

3.42.3 Homocystinurie

Epi: Inzidenz von etwa 1: 200 000

Ät: Autosomal-rezessiv vererbter **Defekt der Methionin-Metabolisierung** infolge eines **Mangels der Cystathionin-Synthetase**.
Methionin wird zuerst in Homocystin umgewandelt, dann normalerweise durch die Cystathionin-Synthetase in Cystin. Beim Defekt des Enzyms komm es zur **Anhäufung von Methionin und Homocystin**.

Kli: **Marfanoider Wuchs und Skelettfehlbildungen**, Knochenbrüchigkeit (Osteoporose), **Entwicklungsverzögerung mit geistiger Behinderung**, Linsenluxation, clownartige Wangenröte, Thrombembolien, Verkrampfung der unteren Gliedmaße

Ind: Neugeborenen-Screening auf Homocystinurie am 5. Lebenstag. Bestimmung von Methionin.

Mat: Vollblut: kapillar aus Ferse entnehmen, auf Filterpapierkarte auftropfen

Met: Mikrobiologischer Hemmtest: bakteriologischer Nährboden, Keime bilden be hohen Konzentrationen von Methionin Wachstumshöfe
Methionin- und Metaboliten-Bestimmung: Aminosäureanalysator

4. Tumormarker

Allg: Unter dem Begriff 'Tumormarker' werden **Substanzen** zusammengefasst, die **bei der Tumorsuche, der Identifizierung spezieller Tumoren sowie in Prognosebeurteilung und Therapiekontrolle nützlich sein können.**

Vork / Bildung: Tumormarker entstammen einer Vielzahl von Stoffklassen. Meist werden sie im Tumorgewebe gebildet (tumor-derived) oder von nicht-malignen Zellen im Zuge des durch den Tumor gestörten Stoffwechsels produziert (tumor-associated).

Ind: Tumorsuche nur gezielt möglich (spezifisch und teuer).
Häufigkeit von Tumormarkerbestimmungen bei nachgewiesenem Malignom:
- Vor der ersten Therapie (Operation, Chemo-, Hormon- oder Radiotherapie)
- Postoperativ bzw. nach Therapiebeginn
  - 2 bis 10 Tage nach Therapie (gemäß der HWZ des entsprechenden Tumormarkers)
  - alle 3 Monate während der ersten 2 Jahre
  - alle 6 Monate im 3. bis 5. Jahr
  - vor jedem Therapiewechsel
- Bei Verdacht auf Rezidivierung oder Metastasierung
- Bei erneutem Staging
- 2 bis 4 Wochen nach dem Auftreten eines Konzentrationsanstiegs des entsprechenden Tumormarkers

4.1 Klinisch relevante Tumormarker

CEA **Carcinoembrionales Antigen**
Cut-Off

< 3,8 µg/l:	normal (Cut-Off-Werte methodenabhängig zwischen 1,5 bis 5,0 µg/l)
< 10 µg/l:	Graubereich (Hepatopathie? Raucheranamnese? Entzündung? Cave: Adeno-Ca)
> 10 µg/l:	Verdacht auf das Vorliegen eines malignen Prozesses
> 20 µg/l:	Deutlicher Hinweis für malignen Prozess

Interpretation

- Ca: Kolon, Magen, Pankreas, Mamma, Leberzell., medulläres Schilddrüsen-Ca, Bronchial
- Beim Colon-Ca: Korrelation mit Gesamt-Tumormasse
- Ausgezeichneter Marker mit besonders hohen Werten bei hämatogene Metastasen: Knochen, Leber, Lunge, sowie bei multiplen Metastasen
- Benigne (Werte meist <10µg/l): Hepatopathie (entzündliche Lebererkrankungen, Alkohol, Leberzirrhose), Pankreatitis, GIT-Entzündungen, Entzündungen der Lunge, Raucheranamnese
- Bestimmung in Komb. mit and. Tu-Markern: Steigerung der Sensitivität

Pathophysiologie

- Glykoprotein mit einem Kohlenhydratanteil von 50%
- Normaler Bestandteil der kolorektalen Schleimhaut. Expression vor allem in GIT und Pankreas. Kommt darüberhinaus auch in anderen Epithelien wie z.B. dem Vaginalepithel und verschiedener Drüsen wie z.B. Foveolae des Magens und Schweißdrüsen vor.

NSE   **Neuron-spezifische Enolase**

Cut-Off

< 12,5 µg/l:	normal
< 25,0 µg/l:	Graubereich (Hämolyse? Bei Intensivstationen: zerebrale Ischämie?)
> 25,0 µg/l:	kleinzelliges Bronchial-Ca, Neuroblastom (APUDom und großzelliges Ca nur in max. 10% der Fälle > 25 µg/l)

Interpretation

- Ca: Kleinzelliges Bronchial-Ca, Neuroblastome (Sens 85% bei Cut-Off von 25 µg/l), APUDome (Sens 35% bei Cut-Off von 25 µg/l), z.T. auch leukämische Erkrankungen
- Benigne: Hämolyse, zerebrale Ischämie, andere zerebrale Erkrankungen, gutartige Lungenerkrankungen (5% >12 µg/l), Urämie zerebrale Ischämie bis ca. 30 µg/l

Pathophysiologie

- Die Enolase stellt eines von 11 Enzymen der Glykolyse dar und katalysiert 2-Phosphoglycerat zu Phosphoenolpyruvat.
- Bei der Neuron-spezifischen Enolase handelt es sich um die γ-Untereinheit in Nervenzellen und neuroendokrinen Zellen (APUD-Zellen), wie z.B. Darm, Lunge und endokrinen Organen wie Schilddrüse, Pankreas, Hypophyse.

CYFRA 21-1	**Cytokeratin 19-Fragmente**

Cut-Off

< 3,3 ng/ml: normal
> 3,3 ng/ml: signifikante Erhöhung, da 'scharf' eingestellter Tu-Marker

Entscheidungswerte bei Gesunden und Patienten mit benignen Erkrankungen:

- Gesunde: 1,7 ng/ml
- Lungenkranke: 3,3 ng/ml, z.B. Pneumonie
- GIT-Erkrankungen: 6,9 ng/ml, z.B. M. Crohn
- Gyn. Erkrankungen: 3,1 ng/ml
- Urolog. Erkr.:   2,4 ng/ml
- Niereninsuffizienz: 5,2 ng/ml

> 10 ng/ml nur in äußerst seltenen Fällen (< 1%) noch mit einer benignen Erkrankung vereinbar

Interpretation

- Ca: Nicht-kleinzelliges Bronchial-Ca (insbesondere Plattenepithel-Ca der Lunge). Nicht organspezifisch! Bei allen soliden Tumoren ist mit Erhöhungen zu rechnen.
- Benigne: insbes. GIT-Erkrankungen, Niereninsuffizienz
- Keine Abhängigkeit von Geschlecht, Alter, Rauchen, Schwangerschaft

Pathophysiologie

- Zytokeratine sind unlösliche Stützproteine der Zelle
- Im Gegensatz zu den Stützproteinen selbst sind deren Fragmente serumlöslich
- Mittels des CYFRA 21-1-Tests werden mit zwei spezifischen monoklonalen Antikörpern (Ks 19.1 und BM 19.21) Fragmente des Zytokeratins 19 mit einem MG von 30 kD gemessen

Pleurapunktat: Werte generell deutlich höher als im Serum

- > 20,9 ng/ml : Sens 71% und Spez 82% für maligne Genese

SCC	**Squamous cell carcinoma**

Cut-Off

< 2,5 ng/ml: normal
< 10 ng/ml: Graubereich
> 10 ng/ml: deutlicher Verdacht auf das Vorliegen eines malignen Prozesses

Interpretation
- Ca: Plattenepithel-Ca inbes. von Zervix, Lunge, Ösophagus, Analkanal, Kopf- und Nacken
  - Zervix uteri (Sens. bis ca. 83% bei Spez. von 95%)
  - Lunge (Sens. ca. 25-75% bei Spez. von 95%)
  - Mund-, Kiefer-, Gesichtsbereich (Sens. ca. 35% bei Spez. von 95%)
- Benigne: Leberzirrhose, Pankreatitis, Niereninsuffizienz, Lungenerkrankungen, benigne Hauterkrankungen (z.B. Psoriasis, Ekzem
- Benigne Erkrankungen zeigten Werte bis max. 10 µg/l (bei Niereninsuffizienz mit und ohne Dialysepflichtigkeit)

Pathophysiologie
- Subfraktion des TA-4-Antigens, das aus Lebermetastasen eines Plattenepithelkarzinoms der Cervix uteri isoliert wurde
- TA-4 kommt in normalen, dysplastischen und malignen Plattenepithel-Geweben vor
- SCC: Gykoprotein mit Molekulargewicht um 42 kD, Kohlenhydratanteil 0,6%

Bei der Probengewinnung und -verarbeitung ist eine Kontamination mit Hautspuren und Speichel (hoher SCC-Anteil!) zu vermeiden, da hierdurch deutlich falsch-positive Befunde hervorgerufen werden.
Rauchgewohnheiten haben keinen Einfluß auf die SCC-Konzentration.

CA 15-3 **Carbohydrate Antigen 15-3**
Cut-Off
< 27 kIU/l: normal
< 40/50 kIU/l: Graubereich

Interpretation
- Ca: Mamma-Ca; bei anderen Tumoren Erhöhungen meist erst im fortgeschrittenen Stadium, z.B. Lungen-Ca, GIT-Tumore, Prostata-Ca, Ovarial-Ca, Zervix-Ca
- Benigne Erkr.: benigne Mamma-Tumoren, gutartige Mammaerkrankungen ⇒ selten Werte höher als 40 kIU/l; bei Mastopathien, Fibroadenomen und Leberzirrhose ggf. bis 50 kIU/l

Pathophysiologie
- Im Serum zirkulierendes Muzin-Glykoprotein (300 kD) der Milchfett-kügelchen-Muzin-Familie

CA 19-9 Carbohydrate Antigen 19-9, GICA (Gastrointestinal Cancer Antigen)

Cut-Off

< 37 kIU/l: normal
< 100/500 kIU/l: Graubereich

Interpretation
- Ca: Pankreas, Magen, Gallenwege, Kolorektal
- Benigne Erkr: Leberzirrhose, -nekrose, chronische Hepatitis, akute und chronische Pankreatitis (besonders mit Cholestase), Gallenwegs-erkrankungen,
  bei Cholestase nahezu gesetzmäßig erhöht (Bilirubin ?)!
  ⇒ bei benignen Ursachen sowohl transitorische als auch konstante Erhöhungen, meist unter 100 kIU/l, selten bis max. 500 kIU/l

Pathophysiologie
CA 19-9, ein Glykolipid, entspricht einem Hapten der Lewis-a-Blutgruppen-determinante. Patienten, welche die seltene Blutgruppenkonstellation Lewis a-negativ/b-negativ haben (3-5% der Bevölkerung), können CA 19-9 nicht exprimieren. In diesen Fällen ist selbst bei massivsten malignen Befunden kein CA 19-9-Anstieg zu erwarten.

CA 72-4 Carbohydrate Antigen 72-4

Cut-Off

< 6,7 U/ml: normal
> 6,7 U/ml: signifikante Erhöhung, da 'scharf' eingestellter Tu-Marker

Interpretation
- Ca: Magen-Ca; Ovarial-Ca, nicht-kleinzelliges Bronchial-Ca, Pankreas-Ca, Ösophagus-Ca
- Im Vergleich zu anderen Markern (CEA, CA 19-9) auffallend hohe diagnostische Spezifität gegenüber benignen Erkrankungen
- Benigne Erkr: Leberzirrhose, Pankreatitis, Pneumonie, Bronchialerkrankungen
- Relativ scharf eingestellter Cut-Off
- Erhöhte Ca 72-4-Werte finden sich insgesamt sehr selten bei benignen oder entzündlichen Prozessen

Pathophysiologie
Der CA 72-4 -Test erkennt das im Serum zirkulierende muzinähnliche tumor-assoziierte Glykoprotein TAG 72 (MG 400kD), das immunhistologisch auf Adenokarzinomen verschiedener Organe, wie z.B. beim Magenkarzinom, Kolonkarzinom und nicht-kleinzelligen Lungenkarzinom gefunden wurde.

CA 125 **Carbohydrate Antigen 125**

Cut-Off

< 34 kIU/l:	normal
< 500 kIU/l:	Graubereich (Peritoneale Reizung? Ergussbildung? Pleuraerguss?)

Interpretation

- Ca: Ovarial-Ca; Endometrium-, Pankreas-, Leberzell-, Gallenwegs-, Magen-, Bronchial-Ca
- Benigne Erkr: Graubereich bis ca. 500 kIU/l, keine klare Abgrenzung. Erhöhte Werte bei peritonealer Reizung, Pleuraerguss, Ergussbildung aber auch Leberzirrhose, Pankreatitis, Cholelithiasis, chronisch aktive Hepatitis, Schwangerschaft, Endometriose, Peritonitis
- Bei Ergusskrankheiten im Punktat sowie im Serum immer erhöht. Titer über > 500 kIU/l hinaus bringt keine weiterführende Information!

Pathophysiologie

CA 125 gehört zu den Glykoproteinen. Es handelt sich um ein Differenzierungsantigen, das im Fetalgewebe von Zölomepithelderivaten sowie in fetalem und adultem normalen Tracheal-, Bronchial-, Bronchiolär und terminalem bronchiolärem Epithel nachgewiesen werden kann.

PSA **Prostata-spezifisches Antigen**

Cut-Off

< 2,5 µg/l:	normal
< 10 µg/l:	mit BPH vereinbar (Cave: Malignität in 20-30% der Fälle)

Alters-spezifische Referenzbereiche (95% Perzentile)

< 2,5 µg/l	40-49 Jahre
< 3,5 µg/l	50-59 Jahre
< 4,5 µg/l	60-69 Jahre
< 6,5 µg/l	70-79 Jahre

> 10 µg/l	nur schwer mit BPH vereinbar (Spezifität für Malignität: 90%)
> 20 µg/l	höchstgradig verdächtig auf Prostata-Ca

Interpretation
- Ca: Prostata-Ca
- Benigne Erkr: benigne Prostata-Hyperplasie (BPH), Prostatitis, Prostata-Infarkt
- Erhöhungen auch nach digital-rektaler Untersuchung, Biopsie, TUR, Prostata-Massage: je nach verursachter Erhöhung Normalisierung innerhalb von 3-6 Wochen (HWZ 2-3 Tage)
- Anstieg pro Jahr: Ein Anstieg von > 0,8 µg/l/Jahr bzw. um 70% innerhalb eines Jahres weisen mit einer diagnostischen Sensitivität von 90% bei einer Spezifität von 90-100% auf ein Prostata-Ca hin.
- Freies PSA bzw. Quotient Freies/Gesamt-PSA

  Das Prostata-spezifische Antigen liegt im Serum in verschiedenen Isoformen vor. 10-30% des PSA zirkulieren ungebunden als freies PSA im Serum. 70-90% des messbaren PSA bilden einen Komplex mit α1-Antichymotrypsin. Patienten mit einem Prostatakarzinom weisen einen geringeren Anteil an fPSA im Vergleich zu Patienten mit einer benignen Prostatahyperplasie (BPH) auf. Die Differenzialdiagnose Karzinom/Hyperplasie wird deutlich erleichtert, wenn man den Quotienten aus freiem PSA und Gesamt-PSA (fPSA/tPSA) als zusätzliche Kenngröße verwendet. Hierdurch kann sowohl eine Verbesserung in der Früherkennung organbezogener Prostatakarzinome als auch eine Reduktion der notwendigen Biopsien zum Ausschluss solcher Karzinome erreicht werden.

  Das Ergebnis des freien PSA wird als Quotient fPSA/tPSA angegeben. Hierbei weist ein Quotient von < 0,10 mit erhöhter Wahrscheinlichkeit auf das Vorliegen eines Prostata-Carcinoms hin, ein Quotient von > 0,25 auf das Vorliegen einer benignen Prostata-Hyperplasie.

  Für den Bereich zwischen 0,10 und 0,25 werden unterschiedliche Cut-Off-Werte diskutiert. So weist z.B. ein Quotient ≤ 0,19 bei einem Gesamt-PSA zwischen 2-20 µg/l mit einer diagnostischen Sensitivität und diagnostischen Spezifität von jeweils rund 75-80% auf ein Prostatakarzinom hin.

Pathophysiologie

PSA ist ein wesentlicher Bestandteil des Seminalplasmas. Das
Molekulargewicht liegt bei 33 kD. Es wird in den Epitheldrüsen entlang de
Acini und im Gangepithel der Prostata gebildet und in das Prostata-
Gangsystem sezerniert, wo es in hoher Konzentration vorkommt.
Normalerweise kommt PSA in niedriger Konzentration im Serum vor, nur
beim Einbrechen der mikroskopischen Struktur der Prostatadrüse
diffundiert es frei ins Stroma und gerät via lymphatisches System und
Kapillaren in den systemischen Kreislauf. PSA ist weitgehend organ-, nicht
jedoch tumorspezifisch. Bei Frauen kann PSA aufgrund einer Expression in
den Paraurethraldrüsen in sehr geringen Mengen vorkommen.

AFP   Human-Alpha-Fetoprotein

Cut-Off

< 6 kIU/l:	normal
< 60/500 kIU/l:	Graubereich als Tumormarker

Interpretation

- Ca: primäres Leberzellkarzinom / Keimzelltumoren
  Hohe Werte > 1200 kIU/l sind praktisch beweisend für ein
  Leberzellkarzinom (max. Werte können bis zu einer 1 Million kIU/l
  gehen). Als untere Entscheidungsgrenze kann ein Wert von 60 kIU/l
  angesehen werden.
- Weitere Tu: Magen, Gallenwege, Pankreas, Bronchial, Mamma, kolorekt.
  (bei diesen Tumoren werden häufig Lebermetastasen gefunden). Die
  Mehrzahl der Werte liegt unter 500 kIU/l, in nur 4% Werte > 500 kIU/l.
- Benigne: alkoholische Hepatitis, alkoholische Leberzirrhose, akute
  Virushepatitis, HBsAg-Träger, chronisch-aktive und chronisch-
  persistierende Hepatitis in 20% der Fälle Werte bis 500 kIU/l, in nur
  1% Werte > 500 kIU/l

Pathophysiologie

AFP ist ein Glykoprotein (4% Kohlenhydratanteil) mit einem
Molekulargewicht von 70 kD und einer elektrophoretischen
α1-Beweglichkeit. AFP wird im Fetalleben im Gastrointestinaltrakt und in
der Leber sowie zusätzlich im Dottersack gebildet und in das Blut und
andere Körperflüssigkeiten abgegeben. Diaplazentar gelangt es auch in da
mütterliche Serum. Im Erwachsenenalter kann es im Rahmen von
Lebererkrankungen und Tumoren zu erhöhten Werten kommen.

HCG **Humanes Choriongonadotropin**
Cut-Off
< 5 IU/l: Männer, Frauen (prämenopausal, nicht schwanger)
< 10 IU/l: Frauen (postmenopausal)

Interpretation
- Ca: Keimzelltumoren von Hoden und Ovar
  - Embryonale Karzinome: meist AFP und HCG positiv
  - Reine Seminome: immer AFP negativ und nur selten HCG positiv
  - Chorionkarzinome: immer HCG positiv und AFP negativ
  - Dottersacktumoren: immer AFP positiv, HCG negativ
  - Differenzierte Teratome: immer HCG/AFP negativ
  - Kombinationstumoren: in Abhängigkeit von der strukturellen Zusammensetzung
- Weitere Tu: Pankreas (Adeno, Inselzell), Magen, Dünndarm, Kolon, Hepatom, Bronchial (epithelial), Mamma, Niere
- Benigne: Blasenmole (Entartung der Chorionzotten, Häufigkeit 1/2000 Schwangerschaften, 5% hiervon können zum Chorionepitheliom maligne degenerieren)

Pathophysiologie
HCG ist ein Glykoprotein aus zwei nicht kovalent verbundenen Untereinheiten α und β. Damit steht es in enger Verwandtschaft zum TSH, LH und FSH. Nur das intakte Molekül ist biologisch wirksam. HCG wird während der Schwangerschaft vom Synzytiotrophoblasten der Plazenta synthetisiert. Bei Keimzelltumoren geht die Bildung von trophoblastären Strukturen oder auch von synzytiotrophoblastären Riesenzellen (den Seminomen) aus.

Sensitivitäten bei Lungen-Tumoren
- Kleinzelliges Ca der Lunge
  NSE (54%), CYFRA 21-1 (16-52%), NSE+CYFRA 21-1 (62%)
- Nicht-kleinzelliges Bronchial-Ca der Lunge
  CYFRA 21-1 (49%), CEA (29%), SCC (17%)
- Plattenepithel-Ca der Lunge
  CYFRA 21-1 (60%), SCC (31%), CEA (18%)
- Adeno-Ca der Lunge
  CYFRA 21-1 (42%), CEA (40%), CYFRA 21-1+ CEA (55%)

Sinnhafte Tumormarker in Punktaten
- Pleurapunktat: CEA + CYFRA 21-1, ggf. CA 15-3
- Aszites: CEA, CA 19-9, AFP

Pleuraerguss

Maligne Genese
- CEA: Cut-Off > 10 oder
- CYFRA 21-1: Cut-Off 65 ng/ml: Sensitivität 62%, Spezifität 95%
- CA 15-3: bei Cut-Off von 25 kIU/l: Sensitivität 48%, Spezifität 97%

Klass. Adeno-Ca (nicht Pleuramesotheliom)
- CEA und CYFRA 21-1 im Erguss ↑
- Innerhalb der malignen Ergüsse unterscheidet CEA im Pleuraerguss am besten zwischen Mesotheliomen (normal) und anderen malignen Tumoren (erhöht). Cut-Off 2,3 µg/l: Sensitivität 83%, Spezifität 95%

Pleuramesotheliom
- CYFRA 21-1 im Erguss ↑, CEA im Erguss normal
- Serum: CYFRA 21-1 und CEA normal
- Innerhalb der malignen Ergüsse unterscheidet CEA im Pleuraerguss am besten zwischen Mesotheliomen (normal) und anderen malignen Tumoren (erhöht). Cut-Off 2,3 µg/l: Sensitivität 83%, Spezifität 95%

Klass. Epitheloid-Ca
- CYFRA 21-1 im Erguss↑ (meist 3-4 stellige Werte), CEA im Erguss normal
- Serum: CYFRA 21-1 und CEA normal
- Beim Mesotheliom scheint eine Assoziation zwischen der CYFRA 21-1-Konzentration im Pleuraerguss und dem histologischen Typ zu bestehen, indem höhere Werte bei epitheloiden im Vergleich zu sarkomatoiden und biphasischen Tumoren vorliegen

Aszites

Maligne Genese
- CEA:
  - Werte >2,2 µg/l: Sensitivität 83%, Spezifität 83%, PPV 75%, NPV 89%
  - Werte >2,5 µg/l: Sensitivität 45%, Spezifität 100%,
  - Werte >3,0 µg/l: Sensitivität 51%, Spezifität 100%,
- CA 19-9: Werte >30 kIU/l: Sensitivität 52%, Spezifität 100%, pos. Vorhersagewert 100%, neg. Vorhersagewert 50%
- AFP: Werte >30 kIU/l: Sensitivität 52%, Spezifität 100%

4.2 Klinisch relevante Tumormarker und ihre Gewichtung bei verschiedenen Tumoren

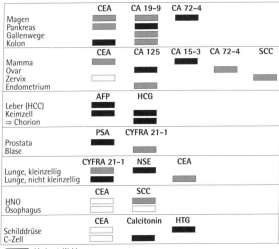

■ Marker 1. Wahl
▨ Marker 2. Wahl oder Marker 1. Wahl mit gewissen Einschränkungen
☐ Fakultativer Marker oder Marker 1. bzw. 2. Wahl mit Einschränkungen der Sensitivität

AFP	Alpha-1-Fetoprotein	
CA 15-3	Carbohydrate Antigen 15-3	
CA 19-9	Carbohydrate Antigen 19-9	
CA 72-4	Carbohydrate Antigen 72-4	
CA 125	Carbohydrate Antigen 125	
CEA	Carcinoembryonales Antigen	
CYFRA 21-1	Cytokeratin-Fragment 19	
HCG	humanes Choriongonadotropin	
HTG	humanes Thyreoglobulin	
NSE	Neuron-spezifische Enolase	
PSA	Prostata-spezifisches Antigen	
SCC	Squamous-cell-carcinoma Antigen	

5.   Lipide

Zur Erkennung und Differenzierung von Störungen des Lipidstoffwechsels oder des Lipidtransports reicht eine alleinige Bestimmung der Gesamtlipide nicht aus, eine routinemäßige Bestimmung aller Lipidparameter ist hingegen zu aufwendig und teuer, so dass die Suche nach einer Hyperlipoproteinämie anhand eines Stufenschemas erfolgt.

Stufe I: Basisdiagnostik, sollte bei jedem durchgeführt werden, insbesondere bei Patienten mit anderen kardiovaskulären Risikofaktoren, der ganz überwiegende Teil der Fettstoffwechselstörungen lässt sich erkennen. Bestimmt werden:
- **Gesamtcholesterin**
- **Triglyceride**

Stufe II: Zeigt sich bei den Untersuchungen der Stufe I ein erhöhter Blutfettwert, sollten folgende Untersuchungen durchgeführt werden:
- Kontrolle der erhöhten Werte
- Bestimmung von **HDL**- und **LDL**-Cholesterin
- Ausschluss sekundärer Fettstoffwechselstörungen

Stufe III: **Weiterführende Untersuchungen** / Bestimmungen in Abhängigkeit von der Fragestellung:
- Lipoproteinelektrophorese
- Lp(a)
- Apolipoproteine (A-I, A-II, B, evtl. C-II, C-III, E)
- Apo-E-Polymorphismus
- LDL-Rezeptoren
- Lipoproteinlipase und hepatische Triglyceridlipase im Postheparinplasma
- Fraktionierung der Lipoproteine und Bestimmung von Cholesterin und Triglyceriden in den einzelnen Fraktionen

5.1   Cholesterin

Funkt: Ubiquitär vorkommendes Steroid und wesentlicher **Bestandteil von Membranen und subzellulären Kompartimenten** wie z.B. Mitochondrien. Weiterhin ist Cholesterin **Vorläufer von Steroidhormonen und Gallensäuren.**

Ind:
- Abschätzung des koronaren Risikos: Suchtest, zusammen mit Triglyceriden
- Hypercholesterinämie
- Kontrolle bei lipidsenkender Therapie (diätetisch, medikamentös)
- Gesundheitsvorsorge (ab 20. LJ alle 5 Jahre)

Patho: Etwa 60%-75% des zirkulierenden Cholesterins entstammt der endogenen Synthese (Haut, Darmtrakt, Leber), ca. 25%-40% wird mit der Nahrung aufgenommen. 70% des Cholesterins liegt im Blut in veresterter Form vor. Mit der Nahrung zugeführte Cholesterinester werden im Duodenum hydrolysiert, im Jejunum resorbiert, in der Darmmukosa neu verestert und als Bestandteil der Chylomikronen dem Blut zugeführt. Die Ausscheidung des Cholesterins erfolgt durch die Galle in Form von Sterinen und Gallensäuren. 90% des auf diese Weise ausgeschiedenen Cholesterins wird im Rahmen des enterohepatischen Kreislaufs rückresorbiert, die Effektivausscheidung mit dem Fäzes beträgt nur etwa 10%.
Cholesterin ist **einer der Risikofaktoren einer frühzeitigen Atherosklerose**. Die Höhe des Risikos hängt aber weniger von der Gesamtcholesterinkonzentration im Serum ab, als von der Konzentration des LDL-Cholesterins und dem **Verhältnis** von **LDL**-Cholesterin **zu HDL**-Cholesterin. Die Referenzwerte sind ausgeprägt alters- und geschlechtsabhängig. Ein Gesamtcholesterinwert von < 200 mg/dl ist wünschenswert, ein Wert von > 260 mg/dl stellt ein deutlich erhöhtes Risiko für atherosklerotische Erkrankungen dar. Eine einmalige Erhöhung hat meist keine Bedeutung, ihr muss aber eine Kontrolluntersuchung mit Differenzierung der Cholesterinfraktion folgen.

Patho: **HDL-Cholesterin: 'gut', wird gemessen.**
Dem HDL-Cholesterin wird eine Schutzwirkung im Sinne eines antiatherogenen Faktors zugeschrieben. Bestimmt wird das HDL-Cholesterin, indem aus dem Serum das VLDL und LDL ausgefällt wird; das HDL verbleibt im überstehenden Serum und kann über seinen Cholesterinanteil gemessen werden.

Patho: **LDL-Cholesterin: 'böse'**, trägt wesentlich zur Bildung arteriosklerotischer
Plaques bei.

Zur Bestimmung des LDL-Cholesterins muss ähnlich wie beim
HDL-Cholesterin die LDL-Fraktion durch Präzipitation isoliert werden.
Gewöhnlich wird LDL-Cholesterin aus der Differenz von Gesamt-Cholesterin
und dem Cholesterin im Überstand nach Präzipitation der LDL berechnet.
LDL-Cholesterin kann auch rechnerisch aus dem Gesamt-Cholesterin, den
Triglyceriden und dem HDL-Cholesterinwert nach der **Friedewald-Formel**
bestimmt werden:

$$LDL_{Chol} = Gesamtcholesterin - (HDL_{Chol} + 1/5 \text{ Triglyceride})$$

Diese darf allerdings nur angewandt werden, wenn es sich um Nüchternserum ohne Chylomikronen handelt und der Triglyceridwert unter 400 mg/dl
liegt.

Norm: **Gesamtcholesterin** ≤ 200 mg/dl ($\leq 5,17$ mmol/l)
- **HDL-Cholesterin**
  Frauen: 45 - 65 mg/dl   1,16-1,67 mmol/l
  Männer: 33 - 45 mg/dl   0,85-1,16 mmol/l
- **LDL-Cholesterin**
  ≤ 150 mg/dl ($\leq 3,87$ mmol/l)
- **LDL/HDL-Quotient**
  $\leq 3,5$:   normal
  3,6 – 3,8:   Graubereich
  $\geq 3,9$:   erhöht

Umrechnungsfaktor: mg/dl x 0,0258 = mmol/l

↑ bei: Hypothyreose, Cholestase, nephrotisches Syndrom, Diabetes mellitus,
polygene Hypercholesterinämie, monogene Hypercholesterinämie, familiäre
kombinierte Hyperlipidämie (Überproduktion von Apolipoprotein B-100),
Thiaziddiuretika, orale Kontrazeptiva (außer Minipille)
Primäre Hypercholesterinämien werden vererbt. Sekundäre Hypercholesterinämien werden erworben und stellen einen häufigen Sekundärbefund
dar; meist steht die Triglyceriderhöhung im Vordergrund, jedoch kann auch
die Cholesterinerhöhung exzessiv sein.

↓ bei: Schwere konsumierende Erkrankungen (Malignome, Polytrauma,
Operationen, chronische Infektionen), Hyperthyreose, Malnutrition
Malassimilationssyndrom, Leberinsuffizienz, längerfristige Vit.C-Medikation

Mat: Serum, Plasma

12-14h nüchtern, innerhalb von 24 h vor Blutentnahme keine schwere körperliche Arbeit, keine übermäßige Aufnahme von Kalorien oder Alkohol Längere Venenstauung sowie die Blutentnahme beim stehenden Patienten führen zur Erhöhung der Cholesterinwerte um bis zu 10%.

Met: Enzymatisch

Vork:
- Cholesterin kommt nur im tierischen und menschlichen Organismus vor
- Besonders cholesterinreich: Fleisch (speziell Innereien), tierische Fette, Eigelb, Schalen- und Krustentiere
- Die mit der Nahrung aufgenommene Menge ist variabel, aber immer geringer als die durch endogene Synthese gebildete.

5.2 Triglyceride

Funkt / Bildung: Triglyceride sind **Neutralfette**. Sie sind **Ester aus Glycerin und drei Fettsäuren**. Im Nahrungsfett enthaltene Triglyceride werden im Darm resorbiert, gelangen als Chylomikronen ins Blut und werden zur Leber transportiert. Im Speicherfett stellen sie eine Energiereserve dar. Endogen in der Leber synthetisierte Triglyceride gelangen als VLDL (very low density lipoprotein) ins Blut. Es handelt sich bei den Lipoproteinen nicht um stöchiometrisch definierte Verbindungen, sondern um variable Aggregate von Proteinen und Lipiden als Transportsystem für Lipide im Blut. Je mehr Triglyceride in der Peripherie abgeben werden, umso mehr steigt die Dichte der Partikel: sie werden ausgehend vom VLDL-Status über IDL (intermediate density lipoprotein) zu LDL (low density lipoprotein) und HDL (high density lipoprotein) transformiert.

Die **Triglyceridkonzentration im Serum ist in starkem Maß von den Ernährungsgewohnheiten abhängig**. Ferner besteht eine **ausgeprägte Alters- und Geschlechtsabhängigkeit**. Triglyceride selbst haben eine **vergleichsweise geringe atherogene Wirkung**. Neuere Untersuchungen haben aber gezeigt, dass speziell die Kombination von erhöhtem LDL-Cholesterin und erhöhten Triglyceriden ein hohes Risiko darstellt. Sekundäre Hypertriglyceridämien sind der häufigste Nebenbefund bei Laboruntersuchungen. Sehr hohe Triglyceridspiegel (> 1000 mg/dl) können eine akute Pankreatitis auslösen.

Ind:
- Abschätzung des koronaren Risikos: Suchtest, zusammen mit Cholesterin
- Hypertriglyceridämie
- Klassifizierung von Fettstoffwechselstörungen nach Fredrickson
- Kontrolle bei lipidsenkender Therapie (diätetisch, medikamentös)
- Gesundheitsvorsorge (ab 20. LJ alle 5 Jahre)

Norm: < 200 mg/dl (<2,3 mmol/l), Werte ab > 200 mg/dl (>2,3 mmol/l) werden als Hypertriglyceridämie bezeichnet

< 160 mg/dl	(< 1,8 mmol/l)	⇒	kein Arteriosklerose-Risiko
160-200 mg/dl	(1,8-2,3 mmol/l)	⇒	fragliches Risiko
> 200 mg/dl	(> 2,3 mmol/l)	⇒	erhöhtes Risiko

Umrechnungsfaktor: mg/dl x 0,0114 = mmol/l

↑ bei: Primäre Hyperlipoproteinämien (außer Typ IIa) nach Frederickson, Herzinfarkt, Diabetes mellitus, Adipositas, Hypothyrose, Lebererkrankung, Verschlussikterus, nephrotisches Syndrom, Gravidität, Steroide, orale Kontrazeptiva, Spironolacton, Kortisol, Östrogentherapie, nach Alkoholkons.

↓ bei: Schwere Anämien, konsumierende Erkr., Marasmus, Hunger, Hyperthyrose, Verbrennungen, exsudative Enteropathie, A-B-Lipoproteinämie, Vitamin C, Fibrate, Heparintherapie

Mat: Serum, Nüchternuntersuchung (nach 12 h Nahrungskarenz), längeres Stauen der Venen kann zu falsch-hohen Werten führen

Met: Enzymatisch-photometrisch

5.3 Hyperlipoproteinämien nach Frederickson

	Serum	Chol	Trigl	Glucosetoleranz	Alter	Klinik
I	milchig[1]		↑	normal	< 10 J	abd. Beschwerden, eruptive Xanthome
IIa	klar	↑		normal	< 30 J	tendinöse Xanthome
IIb	klar-trüb	↑	↑	norm. od. path.	< 30 J	Xanthome
III	trüb	↑	↑	häufig path.	Erw.	tuberoeruptive Xanthome Palmarxanthome (Handlinienverfärbung)
IV	trüb-milch.		↑	path.	> 50 J	eruptive Xanthome
V	milchig[2]	↑	↑	path.	Erw.	eruptive Xanthome

[1] Beim Stehenlassen rahmige Oberschicht und klarer Unterstand
[2] Beim Stehenlassen rahmige Oberschicht und trüber Unterstand
Besonderheiten
- Geringe Arteriosklerosegefahr: Typ I und V

5.4 Kühlschranktest

Ermöglicht eine erste **Orientierung über Fettstoffwechselstörungen mit Veränderungen des Triglyceridspiegels. Nüchternserum wird einige Stunden in den Kühlschrank gestellt**, wodurch sich die Chylomikronen mit ihrem 85–90%igen Triglyceridanteil als rahmige Schicht über dem getrübten Serum absetzen.

- **Klare Seren** sprechen für **unauffällige Triglyceridwerte**
- **Trübe** sprechen für **erhöhte VLDL–Konzentrationen** (Triglyceridwerte ↑)
- Ein **weißer Ring** am oberen Ende des Röhrchens spricht für große Mengen von **Chylomikronen**; das Auftreten von Chylomikronen kann mit klarem Unterstand (Typ I) oder mit trübem Unterstand (Typ V) einhergehen.

5.5 Lipoproteinelektrophorese

Auftrennung der Lipoproteine nach dem Prinzip der Eiweißelektrophorese. Lipoprotein = Lipid (z.B. Triglycerid) + Apolipoprotein (Transportprotein) Der **Proteinanteil der Lipoproteine bestimmt die Wanderungsgeschwindigkeit in der Elektrophorese**. Die α-Lipoproteine wandern am schnellsten, die Chylomikronen überhaupt nicht. Nach Fettfärbung (z.B. mit Ölrot, Sudanschwarz) ist die Unterscheidung der einzelnen Fraktionen möglich. Exaktere Alternative zum Kühlschranktest.
Auftrennung der Fraktionen in:

	Triglyceridanteil	Cholesterinanteil	Phospholipidanteil	Proteinanteil
Chylomikronen	≈ 90%	5%	4%	2%
Prä-β-Lipoproteine	50%	20%	20%	10%
β-Lipoproteine	10%	45%	25%	20%
α-Lipoproteine	5%	15%	30%	50%

5.6   Die wichtigsten Lipoproteine

	Chylomikronen	VLDL	LDL	HDL
Haupt-lipid-anteil	Triglyceride (exogen)	Triglyceride (endogen)	Cholesterin	Phospholipide, Cholesterin
Apo-proteine	B-48 vermittelt die Sekretion A notwendig zur Bildung neuen HDLs C aktiviert die Lipoprotein-Lipase (LPL) E vermittelt die Aufnahme der Remnants durch die Leber	B-100 vermittelt die Sekretion C aktiviert die LPL E vermittelt die Metab-olisierung der Remnants	B-100 vermittelt die Bindung an den die Endozytose verursa-chenden Rezeptor der Zelloberfläche	LCAT katalysiert die Veresterung von Cholesterin A aktiviert LCAT D vermittelt die Umwandlung von Choles-terinester in andere Lipopro-teinpartikel
Syn-theseort	Darm	Leber, Darm	intravasculär: Endprodukt des VLDL-Abbaus	Leber, Darm, intra-vasculär: Endprodukt des Chylomikronen-VLDL-Abbaus
Funktion	Transport der mit der Nahrung aufgenommenen Lipide zur Leber	Transport der endogenen Triglyceride	Transport des Cholesterins in periphere Zellen	Rücktransport des Cholesterins aus der Peripherie in die Leber
HWZ	30 min.	Stunden	Tage	Tage
Elektro-phorese fraktion	Startfraktion	prä-β-Fraktion	β-Lipoproteine	α-Lipoproteine
Transport	Darm ⇒ Leber	Leber ⇒ Peripherie	Leber ⇒ Peripherie	Peripherie ⇒ Leber

5.7   Lp(a)

Funkt:
- **Genetisch determinierter unabhängiger Risikofaktor für Arteriosklerose**
- **Klinische Bedeutung besonders bei gleichzeitiger LDL-Erhöhung**: Das relative Risiko für KHK ist bei Lp(a)-Erhöhung und gleichzeitig erhöhtem LDL-Cholesterin etwa dreimal höher als ohne Lp(a)-Erhöhung.
- Lp(a) ist strukturell mit LDL verwandt, enthält aber zusätzlich Apo(a) als Apoprotein, das wiederum strukturverwandt mit Plasminogen ist. Möglicherweise begünstigt Lp(a) durch Interferenz mit Plasminogen lokale Thrombenbildungen.

Ind: **Zusatzuntersuchung bei erhöhtem LDL-Cholesterin**

Norm: < 25 mg/dl

↑ bei: Genetischer Determination

Mat: Serum

Met: Immunchemische Messung von Apo(a)

6. Kohlenhydrate

6.1 Diabetes mellitus – Klassifikation

I. Typ 1 – Diabetes mellitus ('juveniler Diabetes', insulinabhängiger Diabetes)
- **B-Zell-Zerstörung**, die üblicherweise zum **absoluten Insulinmangel** führt
- Autoimmunerkrankung (AK gegen β-Zellen des Pankreas)
- Häufig durch Viruserkrankungen ausgelöst
- HLA-assoziiert (DR3 und/oder DR4 bei >90% der Patienten)
- Ursächlich für ca. 10% aller Diabeteserkrankungen

II. Typ 2 – Diabetes mellitus ('Altersdiabetes', insulinunabhängiger Diabetes)
- Kann sich von einer vorwiegenden Insulinresistenz mit **relativem Insulinmangel** bis zu einem vorwiegend sekretorischen Defekt mit **Insulinresistenz** erstrecken
- Typ **2a**: Normalgewicht, ca. 10% aller Diabetesfälle
- Typ **2b**: Übergewicht, ca. 80% aller Fälle

III. Andere Diabetesformen
- Genetische Defekte der Betazellfunktion (z.B. MODY)
- Genetische Defekte in der Signalkette des Insulins
- Erkrankungen des exokrinen Pankreas
- Endokrinopathien
- Medikamenteninduzierter Diabetes
- Bestimmte Infektionen
- Seltene Formen eines immun-mediierten Diabetes
- Andere genetische Syndrome mit Diabetes

IV. Schwangerschaftsdiabetes (Gestationsdiabetes)

Sonder- **Pathologische Glucosetoleranz**
formen: Es scheint sich die Auffassung durchzusetzen, dass die pathologische Glucosetoleranz nicht als eigenständiges Krankheitsbild anzusehen ist, sondern eine Phase des gestörten Glucosestoffwechsels vor der Manifestation eines Diabetes darstellt

6.2 Diabetesdiagnostik

Zum Ausschluss einer diabetischen Stoffwechsellage
- **Nüchtern-Plasma-Glucose**
  - Nüchternblutzucker-Sollwert: < **110 mg/dl** (< 6,1 mmol/l)
  - Gestörte Glucose-Homöostase: ≥ 110 bis < 126 mg/dl
  - Diabetes: ≥ **126 mg/dl** (≥ 7,0 mmol/l)
- **Bei marginal erhöhten Werten oder unklarer Glucosurie**
  - Blutzuckertagesprofil (3-6 über den Tag verteilte Bestimmungen)
  - Oraler Glucosetoleranztest

6.3 Glucose im Blut

Norm: **Nüchtern**

Vollblut (kapillär/venös):	55 - 100 mg/dl	3,1 - 5,6 mmol/l
Plasma (kapillär/venös):	70 - 110 mg/dl	3,8 - 6,1 mmol/l

Umrechnungsfaktor: mg/dl x 0,0556 = mmol/l

6.4 Hyperglykämie

Krankhafte Erhöhung des Blutzuckers, häufig bei:
Diabetes mellitus, M. Basedow, Akromegalie, frischem Herzinfarkt, NNR-Überfunktion, Phäochromozytom, Inhalationsnarkose, Schock, Kohlenmonoxidvergiftung, zentralnervösen Störungen (Meningitis, Schädel-Hirn-Trauma, Hirntumoren) u.a.

Plasmaglucose (venös / kapillär)

≥ 126 mg/dl	≥ 7,0 mmol/l	Diabetes mellitus
≥ 110 mg/dl	≥ 6,1 mmol/l	gestörte Nüchternglucose
< 110 mg/dl	< 6,1 mmol/l	unauffällig

Vollblutglucose (kapillär / venös)

≥ 110 mg/dl	≥ 6,1 mmol/l	Diabetes mellitus
≥ 100 mg/dl	≥ 5,6 mmol/l	gestörte Nüchternglucose
< 110 mg/dl	< 5,6 mmol/l	unauffällig

6.5 Hypoglykämie

Absinken des Blutzuckers unter den Normalbereich
- In der Regel durch Überdosierung von Insulin und oralen Antidiabetika verursacht
- Kritische Grenze: 45 mg/dl = 2,5 mmol/l

Symptome
- Vegetativ (Ausdruck der adrenergen Gegenregulation):
  kalter Schweiß, Zittern, Hungergefühl, Herzklopfen, Blässe der Haut u.a.
- Neurologisch: Koordinationsstörungen, Doppelbilder, Ataxie, manchmal Apathie, Bewusstseinsstörungen, evtl. bis zum hypoglykämischen Schock, manchmal auch psychotische Zustände wie Erregtheit und Wutausbrüche

Ursachen
- Nach übermäßiger körperlicher Arbeit
- Mangelernährung, Fasten oder Malabsorptionssyndrom
- Angeborene Stoffwechselstörungen
- Schwere Leberfunktionsstörungen (Zirrhose, Hepatitis)
- Alkoholkonsum bei niedrigen Blutglucosespiegeln (auf nüchternen Magen) führt zu einer weiteren reaktiven Absenkung des Blutglucosespiegels mit manchmal überraschend ausgeprägter Wirkung.

6.6 Melliturien

- Oberbegriff für: Glucosurie, Fructosurie, Laktosurie, Pentosurie
- Die größte Bedeutung hat die Glucosurie, die im allgemeinen ein Symptom des Diabetes mellitus ist.

6.7 Glucosurie

Ausscheidung von Glucose im Urin
2 Formen
- **Hyperglykämische** Glucosurie infolge Überschreitung der Nierenschwelle für Glucose (liegt in der Regel zw. 150-180 mg/dl bzw. 8-10 mmol/l)
- **Normoglykämische** Glucosurie infolge herabgesetzter Nierenschwelle
  - z.B. in Schwangerschaft und bei toxischer und metabolischer Tubulusschädigung
  - Wichtig: Diabetesausschluss durch Blutzuckerbestimmung oder Glucosetoleranztest

Hauptindikation: Diabetessuchtest
Normwerte
Spontanurin: ≤ 150 mg/l (0,83 mmol/l)
24h-Sammelurin: ≤ 300 mg/d (16,65 mmol/d)

6.8   Oraler / intravenöser Glucosetoleranztest

Prinzip: **Glucosebelastung** und anschließende Beobachtung der **Blutzuckerkurve.** Beim Gesunden sinken die Werte durch die Insulinausschüttung schnell wieder ab – bei verzögerter oder fehlender Insulinfreisetzung entsprechend langsamer.

Ind:
- **Verdacht auf** latenten **Diabetes** mellitus, renalen Diabetes
- zur Stimulierung und Analyse der endogenen Insulinsekretion (bei ausgewählten Fragestellungen)

Vorb:
- Mindestens 3 Tage normale KH-reiche Ernährung (mind. 150-200 g/Tag) und normale körperliche Aktivität
- Mindestens 12-stündige Nahrungskarenz, bevor der Test begonnen wird (meist morgens zwischen 8.00 und 9.00 Uhr)

Ablauf:
1. Nüchternblutzucker bestimmen
2. Glucosebelastung mit 100 g Glucose oder 100 g Oligosacchariden oder **75 g Glucose** (Empfehlung der **WHO**) in 300 ml Wasser (oder intravenöse Infusion einer Glucoselösung)
3. Blutzuckerbestimmungen nach 60 min, **120 min**, ggf. nach 180 min

Werte: **2-h Glucose-Werte bei Testdurchführung mit 75 g Glucose**

Diabetes mellitus	venöses Plasma	≥ 200 mg/dl	≥ 11,1 mmol/l
	venöses Vollblut	≥ 180 mg/dl	≥ 10,0 mmol/l
	kapillares Vollblut	≥ 200 mg/dl	≥ 11,1 mmol/l
Pathologische Glucosetoleranz	venöses Plasma	140 - < 200 mg/dl	7,8 - < 11,1 mmol/l
	venöses Vollblut	120 - < 180 mg/dl	6,7 - < 10,0 mmol/l
	kapillares Vollblut	140 - < 200 mg/dl	7,8 - < 11,1 mmol/l

6.9   Ketonkörper

Funkt: Ketonkörper: Acetessigsäure, β-Hydroxybuttersäure, Aceton

Ind: Differenzialdiagnostik metabolischer Azidosen; besonders DD von ketoazidotischem, diabetischem Koma und nicht ketoazidotischem, hyperosmolaren Koma

Bildung: Vermehrte Bildung von Ketonkörpern **infolge verminderter**
- **Verfügbarkeit von Kohlenhydraten** (Fasten, häufiges Erbrechen, Alkoholismus)
- **Zellulärer Aufnahme von Glucose** durch Insulinmangel (z.B. diabetische Ketoazidose)

Norm:
- β-Hydroxybutyrat im Blut nach nächtlichem Fasten: 0,21-2,81 mg/dl (0,02-0,27 mmol/l)
- Ketonkörper im Urin nach nächtlichem Fasten: < 50 mg/l

↑ bei:
- Diabetische **Ketoazidose**
- Alkoholische Ketoazidose
- Pankreatische Ketoazidose
- **Laktatazidose** (Sepsis, Schock, Intoxikationen, Hypoxämie, Malignome)
- **Fasten, extreme körperliche Belastung**
- **Urämie**

Mat: Urin, Serum

Met:
- **Serum (quantitative Bestimmung von β-Hydroxybutyrat)**
  - Deproteinisierung der Serumprobe zur Verhinderung einer Decarboxylierung von Acetat zu Aceton. Die quantitative Bestimmung von β-Hydroxybutyrat erfolgt durch dessen Umsetzung in Acetacetat durch die β-Hydroxybutyrat-Dehydrogenase (β-HBDH).
- **Urin (qualitativer Nachweis von Acetessigsäure und Aceton)**
  - Probe nach Legal: Zu 2 ml Harn werden 5 Tropfen Na-Nitroprussidlösung und 1 ml 20%ige NaOH hinzugefügt. Beim Vorhandensein von Acetessigsäure und Aceton entsteht eine Rotviolettfärbung.
  - Teststreifenverfahren: beruht auf demselben Verfahren, auch hier werden Azetessigsäure und Aceton nachgewiesen.

6.10 Glykierte Hämoglobine (HbA$_{1c}$)

Ind: Als **retrospektive Kontrolle des Kohlenhydratstoffwechsels der zurückliegenden 2-3 Monate bei Diabetes mellitus als Maß der Güte einer Diabeteseinstellung** (weitgehend unabhängig von zirkadianen Rhythmen, diätetischen und sonstigen kurzfristigen Schwankungen der Blutglucose-konzentration) geeignet. Die glykierten Hämoglobine werden auch als sogenanntes '**Blutzuckergedächtnis**' bezeichnet.

Bildung: Ständig kommt es zu einer nicht-enzymatischen Glucoseanlagerung an Proteine. Zunächst schnell und reversibel, dann irreversibel durch Amadori-Umlagerung, bei der es zu einer Strukturveränderung des Hämoglobin-Moleküls und zur Verschiebung des isoelektrischen Punktes kommt. Das Ausmaß der Glykierung hängt neben der Lebensdauer des Reaktionspartners (Halbwertszeit der Hämoglobine, definiert durch die Lebensdauer der Erythrozyten) im wesentlichen vom Ausmaß der Blutglucoseerhöhung und deren Dauer ab.

Nomen-klatur: HbA$_0$ Unglykierte HbA-Fraktion

HbA$_1$ Glykiertes Hämoglobin A (Glykierung der freien Aminogruppen der **N-terminalen** Aminosäure **Valin der β-Kette** des Hämoglobins mit verschiedenen Kohlenhydraten)

- HbA$_{1a}$ glykierte β-Ketten des HbA$_1$
  - HbA$_{1a1}$ Glykierung mit Fructose-1,6-diphosphat
  - HbA$_{1a2}$ Glykierung mit Glucose-6-phosphat
- HbA$_{1b}$ HbA$_1$ mit unbekanntem Reaktionspartner
- HbA$_{1c}$ 75-80% des HbA$_1$, Glykierung mit D-Glucose am N-terminalen Valin der β-Kette
  - l - HbA$_{1c}$ labile HbA$_{1c}$-Form (Aldimin-Form)
  - s - HbA$_{1c}$ stabile HbA$_{1c}$-Form (Ketoamin-Form)

Gesamt-Glykohämoglobin: Gesamtheit aller Hämoglobine, die sowohl am N-terminalen Ende der β-Kette als auch an weiteren freien Aminogruppen glykiert sind.

Bew: Prinzipiell sind die HbA_{1a-c} umfassenden Untergruppen des HbA_1 diagnostisch als gleichwertig zu betrachten, auch wenn ihre Werte sich um bis zu 20% unterscheiden. Meistgenutzer Parameter ist das HbA_{1c}.

Norm: Nichtdiabetiker: 4–6%

Bewertung einer Glucosestoffwechseleinstellung:

	gut	grenzwertig	schlecht
HbA_{1c}	< **6,5%**	6,5 – 7,5%	> 7,5%
HbA_1	< 8,0%	8,0 – 9,5%	> 9,5%

↑ bei: Schlechte Blutglucosestoffwechsellage

Mat: Blut (EDTA-Blut, Heparin-Blut, Kapillarblut)

Met:
- Kationenaustausch-Chromatographie
- Elektrophorese
- Affinitätschromatographie
- Immunoassay

6.11 Fructosamin (glykierte Serumproteine)

Ind:
- **Retrospektive Kontrolle des Kohlenhydratstoffwechsels der zurückliegenden 2-3 Wochen bei Diabetes mellitus als Maß der Güte der Diabeteseinstellung.**
- Kann eingesetzt werden, um kurzfristig den Erfolg von Änderungen der Insulintherapie zu überprüfen.

Bildung: Albumin stellt das bevorzugte Ausgangsprotein dar. Im Vergleich zu HbA_{1c} besitzt es eine kürzere HWZ (20 Tage). Die Glucoseanlagerung findet an eine $NH2$ -Gruppe des Proteins statt und ist ebenfalls von der Blutglucose-Konzentration und der Dauer der Hyperglykämie abhängig.

Norm:
- Nichtdiabetiker < 280 mmol/l
- Diabetiker
  280 - 320 mmol/l - befriedigend eingestellt
  321 - 370 mmol/l - mäßig eingestellt
  > 370 mmol/l - schlecht eingestellt

↑ bei: Schlechte Blutglucosestoffwechsellage

Mat: Serum

Met: Fructosamintest (photometrische Bestimmung reduzierter Ketoamine)

6.12 C-Peptid (connecting peptide)

Funkt: Keine, wahrscheinlich biologisch inaktiv, lange HWZ im Vergleich zum Insulin

Ind: Wird als **Parameter der Insulinsekretion** bestimmt (speziell in der Diagnostik von *Inselzelltumoren* und schwieriger *Diabetesklassifizierung*) gelegentlich im Rahmen der Basisdiagnostik, häufiger im Rahmen von Funktionstests, z.B.
- Zur Beurteilung der frühen Insulinantwort bei Personen mit Inselzellantikörpern (Verdacht auf Prä-Diabetes mellitus Typ 1)
- Zur Abschätzung der Insulin-Restsekretion des Diabetikers
- In der Differenzialdiagnostik des Hypoglykämie-Syndroms
Evtl. diagnostische Ergänzung durch Fastentest

Bildung: β-Zellen des Pankreas,
C-Peptid und Insulin entstehen aus dem Proinsulin im Pankreas in gleicher Menge

Norm: 0,8 - 4,0 µg/l   0,26 - 1,32 nmol/l

Umrechnungsfaktor: µg/l x 0,331 = nmol/l

↑ bei: **Insulinom**; häufig beim **Diabetes mellitus Typ 2b**

↓ bei: **Diabetes mellitus Typ 1**, häufig beim Diabetes mellitus **Typ 2a**, Sekundärversagen einer Sulfonylharnstofftherapie, pankreatopriver Diabetes mellitus

Mat: Serum, Entnahme beim nüchternen Patienten

Met: Radioimmunologisch

6.13 Hungerversuch

Ind: **V.a. Insulinom**

Prinzip:
- **Patient bis zu 72 h bei kalorienfreier Flüssigkeit hungern lassen**
- Im Hungerzustand wird die **Insulinsekretion** normalerweise **supprimiert**,
- der **Blutzuckerwert** fällt in der Regel **nicht unter 40 mg/dl**.
- Beim **Insulinom** kommt es **aufgrund der andauernden Freisetzung des Insulins** (und C-Peptids) zu einem **Abfall des Serumblutzuckers auf** < 40 mg/dl: zu 90% innerhalb der ersten 24 h, gelegentlich erst nach > 50 h, zu nahezu 100% nach 72 h. Dieser Effekt kann durch sportliche Aktivität verstärkt werden (Cave: Synkopen).

Ablauf: 1. Ausgangswerte bestimmen
2. Alle 3-6 h Blutzucker, Insulin und C-Peptid bestimmen, zusätzliche Bestimmungen bei Zeichen der Hypoglykämie (u.a. Schweißausbruch, Schwindel, Zittern)
3. Patienten zur Bewegung anhalten
4. Testabbruch: wenn Blutglucose < 40 mg/dl und Hypoglykämiesymptomatik oder nach 72 h wenn keine Hypoglykämiesymptomatik eintritt
5. Zur Überprüfung der Nahrungskarenz: Ketonkörper im Urin bestimmen

Bew: Entscheidend ist der Nachweis eines inadäquat hohen Insulinspiegels (Referenzwert: < 20 mIU/l) bei gleichzeitig nachgewiesener Hypoglykämie

Insulin [mIU/l] **/Blutzucker-Quotient** [mg/dl]
normal   < 0,25
pathologisch   > 0,33

- Positiv: autonome endogene Insulinüberproduktion
  - Hypoglykämiesymptomatik und Blutglucose < 40 mg/dl (2,2 mmol/l), Insulin und C-Peptid nicht supprimiert
- Negativ: kein Anhalt für Insulinom
  - keine Hypoglykämiesymptomatik, Blutglucose > 60 mg/dl (3,3 mmol/l) Insulin und C-Peptid supprimiert, Keton im Urin (Teststreifen) positiv

6.14   Laktat

Funkt: Laktat ist ein **Stoffwechselprodukt der anaeroben Glykolyse**.
Sowohl eine vermehrte Bildung von Laktat in Muskelzellen und Erythrozyten als auch eine fehlende hepatische Verstoffwechselung bewirken einen Laktatanstieg im Blut, zumal die renale Ausscheidung gering ist.
Schwerer **Sauerstoffmangel** führt durch Hemmung der aeroben Glykolyse zu einer starken Laktatanhäufung; eine leichte Ausprägung ist bei **körperlicher Tätigkeit** physiologisch.
Das normale Laktat / Pyruvat-Verhältnis beträgt 10-20: 1. Der Herzmuskel kann bis zu 60% seiner Energie aus Laktat decken, die Leber und in geringerem Ausmaß die Nieren verwerten Laktat für die Gluconeogenese.
Bei Sauerstoffmangel deckt auch die Leber ihren Energiebedarf durch die anaerobe Glykolyse.

Ind:
- **Erkennung von Gewebshypoxien**, z.B. beim septischen Schock
- Prognose und Verlaufskontrolle bei Kreislaufschock und Vergiftungen
- Ursachenabklärung bei metabolischen Azidosen
- Erkennung kindlicher Notsituationen bei der Geburt
- V.a. Mc-Ardle-Krankheit
- Im Liquor: Diagnostik zerebraler und meningealer Erkrankungen

Bildung: Muskulatur; Erythrozyten, Gehirn, Nebennierenmark

Norm: Venöses Blut: 0,5 – 2,2 mmol/l
  Liquor: 1,2 – 2,1 mmol/l

↑ bei:
- **im Blut**
  - Hyperlaktatämie ohne Azidose: körperliche Aktivität, Kohlenhydrat-infusionen, hohe Insulingaben, kompensatorisch bei Hyperventilation, postoperativ
  - Hyperlaktatämie mit Azidose: klinische Unterteilung in Laktatazidosen mit oder ohne gestörte Gewebsperfusion
    Auftreten infolge Herz-Kreislauf-Versagen, Schock, Herzinsuffizienz, Biguanidbehandlung bei Diabetes mellitus, angeborene Stoffwechsel-störungen (Fructoseintoleranz, Pyruvat-Decarboxylase-Mangel, Fructose-1,6-diphosphatase-Mangel)
- **im Liquor**
  - Bakterielle Meningitis, ischämischer Insult, epileptischer Anfall

↓ bei: Mc-Ardle-Krankheit (Glykogenspeicherkrankheit, Glykogenose Typ V) mit verminderter Laktatbildung, Funktionstest: Muskel-Ischämie-Test

Mat: Natrium-Fluorid-Blut (aus ungestauter Vene, da gestaut falsch hohe Werte)
  Liquor

Met: enzymatisch

6.15   Glucagon

Funkt /   Von den **A-Zellen** der Inseln der **Bauchspeicheldrüse** produziertes
Vork /   Peptidhormon.
Bildung: **Den Glykogenabbau in der Leber und die Gluconeogenese fördernder Gegenspieler des Insulins**. Der Plasmaspiegel steigt bei Absinken des Blutzuckers an, was zum Anstieg des Blutzuckers führt und damit eine ausreichende Versorgung des Gehirns mit Glucose sichert. Die Sekretion wird ebenfalls gesteigert durch Aminosäuren protein- und fettreicher Mahlzeiten, durch Katecholamine und eine Reizung des Sympathikus. Gehemmt wird sie durch eine reine Kohlenhydratkost oder durch Somatostatin-Infusion. Therapeutische Anwendung beim hypoglykämischen Schock.

6.16   Glucagon-Test

Sub-   Von den A-Zellen der Inseln der Bauchspeicheldrüse produziertes
stanz: Peptidhormon. Fördert den Glykogenabbau in der Leber und die Gluconeogenese, Gegenspieler des Insulins.

Ind: • **Bestimmung der Restinsulinsekretion bei neu aufgetretenem Diabetes mellitus Typ 1**
   • **V.a. Insulinom**
   • **V.a. Phäochromozytom**

Prinzip: **Messung der Stimulation von Katecholaminen bzw. Insulin nach Gabe von Glucagon**

Vorb: • > 12 h vorher kein Alkohol, Kaffee, Tee, Nikotin
   • > 24 h vorher Medikamente, die die Katecholaminausschüttung beeinflussen, absetzen

Ablauf: 1. V.a. Phäochromozytom: Ausgangswerte von Katecholaminen und Blutdruck bestimmen
   2. Restinsulinsekretionsbestimmung bei neuem DM 1: Ausgangswert des Insulins bestimmen
   3. 1 mg Glucagon i.v. (bei beiden Fragestellungen)
   4. Erneute Bestimmung der Ausgangsparameter nach 5, 10 und 15 Minuten

Bew:
- Anstieg der Katecholamine auf den > 3 fachen Ausgangswert und Blutdruckanstieg > 20 mmHg ⇒ v.a. Phäochromozytom (weitere Diagnostik erforderlich)
- Anstieg des Insulins auf > 135 mIU/l ⇒ v.a. Insulinom (Test bei Insulinomen allerdings nur zu 50% positiv)

Bes:
- In seltenen Fällen Übelkeit und Erbrechen, insbesondere bei Dosierungen > 1mg und zu rascher Injektion
- Überempfindlichkeitsreaktionen möglich
- Blutdruckwerte > 170/110 mmHg: relative Kontraindikation wegen der Gefahr einer hypertensiven Krise, α-Blocker bereithalten (z.B. Phentolamin)

6.17 Angeborene Kohlenhydratstoffwechselstörungen

6.17.1 Galaktosämie

- Besonders bei Neugeborenen nach der (Mutter-)Milchmahlzeit, wenn Enzymdefekte des Galaktosestoffwechsels vorliegen
- Erhöhte Galaktosewerte können nur nach Zufuhr von Laktose auftreten.
- Leicht erhöhte Galaktosewerte können auch bei schwerem Leberparenchymschaden durch Reduzierung des Galaktosestoffwechsels auftreten.

6.17.2 Nichtdiabetische Melliturien

- Meist klinisch bedeutungslos
- Ausscheidung von Fructosen und Pentosen (Xylose, Arabinose) steigt nach reichlichem Obstgenuss an.
- Laktose: gelegentlich am Ende der Schwangerschaft im Schwangerenurin
- Disaccharide: gelangen bei Enteritiden ins Blut und von dort in den Urin

6.17.3 Glykogenosen

Gruppe angeborener Stoffwechselkrankheiten mit Enzymdefekten. Bisher sind 10 Typen beschrieben, bei denen Glykogen nicht oder nur ungenügend zu Glucose umgebaut werden kann und in Leber, Muskel, Niere, Skelettmuskulatur und anderen Organen angereichert wird. Am bekanntesten sind: Typ I (von Gierke), Typ II (Pompe-Syndrom) und Typ III (Forbes-Syndrom).

6.17.4 Laktoseintoleranz

- Häufigste Form: im Jugendalter oder bei jungen Erwachsenen durch **Rückbildung der Laktaseaktivität** der Dünndarmmukosa
- Angeborener Laktasemangel
- Transitorische Laktoseintoleranz (bei Frühgeborenen)
- Austestung: durch Laktosebelastung

6.18 Memo

Disaccharide	Monosaccharide
Maltose, Malzzucker: Glc-Glc	Glucose
Saccharose, Rohrzucker: Glc-Frc	Galaktose
Laktose, Milchzucker: Glc-Gal	Fructose

7. Enzyme

7.1 AP (alkalische Phosphatase)

Ind:
- **Gallenwegserkrankungen (Verschlussikterus)**
- **Knochenerkrankungen**

Bildung: **Beim Gesunden** stammt die im Serum oder Plasma messbare Gesamt-AP zu etwa **gleichen Anteilen** aus der **Leber** und dem **Skelettsystem**.

Norm: **IFCC-Methode, 37°C**

Männer:	40 – 130 U/l
Frauen:	35 – 105 U/l
Kinder < 15 J:	40 – 390 U/l

DGKC-Methode, 37°C

Männer:	44 – 155 U/l
Frauen:	37 – 145 U/l

↑ bei:
- **Verschlussikterus**
- Biliäre Zirrhose
- Primäres Leberzellkarzinom
- **Knochentumore/-metastasen**
- Ostitis deformans und andere Knochenerkrankungen
- Osteomalazie
- Letztes Trimenon der Schwangerschaft (AP aus der Plazenta!)

↓ bei:
- Hypothyreose
- Proteinmangelernährung
- Schwere Anämie
- Hereditäre, infantile AP-Defizienz

Mat: Serum oder Plasma (kein EDTA-, Citrat- bzw. Oxalatplasma)

Met: Durch die alkalische Phosphatase wird die Spaltung von p-Nitrophenyl-phosphat in Phosphat und p-Nitrophenol katalysiert. Mittels Photometer wird die Zunahme des gelblichen p-Nitrophenols bestimmt.
- Diagnostik wird durch Ca und P ergänzt
- Diagnostik ist zugunsten von Gamma-GT und GLDH zurückgegangen

Iso: Isoenzyme: Nicht erklärbare Erhöhungen der Gesamt-AP können durch
Bestimmung von erhöhten **gewebsspezifischen Isoenzymen** abgeklärt
werden.
- Leber-Isoenzym: Leberparenchymschädigung
- Gallengangs-Isoenzym: Cholestase
- Darm-Isoenzym: entzündliche Darmerkrankungen, Leberzirrhose,
intrahepatische Cholestase
- Knochen-Isoenzym: Knochenmetastasen, M. Paget, Osteomalazie
- Tumor-Isoenzym: Bronchial-Ca, Hypernephrom, GIT-Tumoren
- Plazenta-Isoenzym: physiologisch in der 2. Schwangerschaftshälfte
- Leukozyten-Isoenzym

Bes: Bei Skeletterkrankungen ist der AP-Wert abhängig von der Tätigkeit und
Aktivität der Osteoblasten, die bei Knochenauf- und -umbau vermehrt ist.
Osteopathien wie die primäre Osteoporose oder die Immobilisationsosteoporose sind knochenabbauende Vorgänge und gehen mit einer
verstärkten Osteoklastenaktivität einher, die zu keiner AP-Erhöhung führt.

7.2 Alkalische Leukozytenphosphatase

Vork: Vorwiegend in Neutrophilen, selten in Metamyelozyten, nicht in den übrigen
hämatopoetischen Zellen nachweisbar

↑ bei: Osteomyelosklerose, Polycythaemia vera, essenzieller Thrombozythämie,
reaktiver Granulozytose

↓ bei: Chronischer Myelose, paroxysmaler nächtlicher Hämoglobinurie

7.3 Alpha-Amylase

Funkt: Verdauungsenzym für Kohlenhydrate

Ind: Pankreatitis, Differenzialdiagnostik unklarer Oberbauchbeschwerden,
Erkrankungen der Parotiden

Bildung: **Synthese in Pankreas und Speicheldrüsen. Der Großteil wird exogen
sezerniert, nur ein Bruchteil gelangt ins Blut.** Die Alpha-Amylase wird mit
dem Urin ausgeschieden.

Norm: **IFCC–Methode, 37°C**
Serum: < 100 U/l
Urin: < 550 U/l
Mehr als bei anderen Enzymaktivitätsbestimmungen hängen die Referenz-
bereiche von der angewandten Methode ab.

↑ **bei:**
- Akute **Pankreatitis** (3-6 h nach Auftreten der Symptome Anstieg im
Serum, nach 9-18 h im Urin; Normalisierung der Serumamylase nach
3-5 Tagen, der Harnamylase nach 8 Tagen)
- Chron. rez. Pankreatitis (solange noch keine exkretorische Insuffizienz
besteht)
- **Parotitis** (übersteigt normalerweise das 2-3 fache des oberen
Normwertes nicht)
- Niereninsuffizienz (keine sichere Korrelation bekannt)
- Akuter Alkoholismus (meist Anstieg der Speichelamylase, selten infolge
Pankreatitis)
- Tumoren
- Nach ERCP

↓ **bei:** Eine Hypoamylasämie durch verminderte Konzentrationen des salivären
Anteils findet man bei adipösen Gesunden. Familiäres Auftreten geringer
Pankreasamylasekonzentrationen wird als Ausdruck einer genetischen
Variante angesehen.
Zur Diagn. der Pankreasinsuffiz. ist eine Hypoamylasämie nicht zu verwerten.

Mat: Serum, Heparinplasma, Urin, Pleuraerguss, Aszites

Met: Über 200 versch. Bestimmungsverfahren, am häufigsten eingesetzt werden

Chromogene Verfahren

$$\text{Stärke/Chromophor-Komplex} \xrightarrow{\alpha\text{-Amylase}} \text{Spaltprodukte (blau)}$$

Maltogene Verfahren

$$\text{Maltotetraose (oder andere Oligomaltoside)} \xrightarrow{\alpha\text{-Amylase}} \text{Maltose}$$

Isoenzymbestimmung
Inkubation der Amylase mit Weizenkeimlektin oder monoklonalen
Antikörpern gegen Amylase S führt zur weitgehenden Inhibition des
S-Isoenzyms, während die Aktivität des P-Isoenzyms erhalten bleibt.

Iso: Isoenzyme: **P**-Isoenzym (pankreatisch), **S**-Isoenzym (salivär, aber auch in Speichel, Tränen, Schweiß, Muttermilch)
Pankreas und Speicheldrüsen tragen normalerweise je 50% zur Serumaktivität bei.

7.4 CHE (Cholinesterase)

Funkt:
- **Acetylcholin acetylhydrolase** (spezifische CHE, wahre CHE, CHE I)
  - Spaltet an den Nervenendingungen freigesetztes Acetylcholin und vermittelt so den Nervenimpuls über die Synapse auf das Endorgan.
  - Nur Cholinester werden hydrolysiert, die Aryl- und Alkylester hingegen nicht.
  - Kommt vor in Erythrozyten, der grauen Substanz des ZNS, in den sympathischen Ganglien der motorischen Endplatte der Muskelzellen in Lunge und Milz, **nicht** aber **im Plasma**
- **Acylcholin acylhydrolase** (unspezifische CHE, Pseudo-CHE, CHE II, S-Typ CHE)
  - In Plasma, Leber, Darmschleimhaut, Pankreas, Milz, weiße Substanz ZNS
  - Spaltet neben den Cholinestern auch Benzylcholin, Butyrylthiocholin, Aryl- und Alkylester
  - Die Funktion des im Serum vorkommenden Enzyms ist unbekannt

Klinisch ist nur die **Acylcholin acylhydrolase**, die vom Kliniker **als Cholinesterase (CHE)** bezeichnet wird, von Bedeutung. Nur diese wird im Folgenden behandelt.

Ind:
- **Verdacht auf Leberparenchymschädigung** mit **eingeschränkter Funktionsleistung**
- Bei anamnestischem Hinweis auf eine Cholinesterasevariante vor der Gabe von Muskelrelaxantien
- Bei verlängerter Apnoe nach operativen Eingriffen
- Vergiftung mit Pestiziden, Kontrolle Pestizid-exponierter Arbeiter

Bildung: Leber

Norm: **DGKC-Methode, 37°C**
Erwachsene: 4,9 - 12,0 kU/l

Frauen bei Schwangerschaft/
oraler Kontrazeption: 3,7 - 9,1 kU/l

↑ **bei:**
- Gesteigerter Proteinsynthese (nephrotisches Syndrom, exsudative Enteropathie)
- Diabetes mellitus
- KHK
- Fettleber
- Hyperlipoproteinämie

↓ **bei:**
- Hereditärer CHE-Mangel (teilweise Bildung atypischer Cholinesterasen)
- Akut toxische **Leberschäden** (z.B. Knollenblätterpilzvergiftung)
- Chronische Lebererkrankungen (chronisch aktive Hepatitis, Leberzirrhose)
- Lebertumoren
- Vergiftungen mit Insektiziden (z.B. E 605 ⇒ Blockade der CHE-Aktivität)
- **Akute-Phase-Reaktionen**
- Schwere Krankheitsbilder mit kataboler Stoffwechsellage

Mat: Serum

Met: Kinetische Messung unter Anwendung von Acetylthiocholinester als Substrat

- Die Höhe der Serumaktivität der CHE hängt von der Leberparenchymmenge ab und ist ein empfindlicher **Indikator für die Proteinsynthese der Leber**
- Bei Synthesestörungen der Leber sind sowohl CHE als auch Quick erniedrigt
- Vergiftungen mit Thiophosphat-Insektiziden (z.B. E 605) werden erst dann klinisch sichtbar, wenn die CHE auf 60% des unteren Grenzwertes abgesunken ist.
- Hereditärer CHE-Mangel: macht sich nur beim Homozygoten bemerkbar (Muskelrelaxantien vom Succinyl-Typ werden nur verlangsamt abgebaut, es besteht die Gefahr einer relativen Überdosierung mit Atemlähmung).
- Eignung zum Screening auf Leberschäden, da eine CHE-Erniedrigung sonst nahezu immer leberbedingt ist.

7.5   CK (Creatin-Kinase)

Funkt: **Muskelspezifisches Enzym, das sich in abnehmender Konzentration in Skelettmuskulatur, Herzmuskel und glatter Muskulatur findet.**
Es katalysiert die Abspaltung des Phosphatrestes von Creatinphosphat, eine Energiespeicher des Muskelgewebes, und dient der Energiegewinnung.

Ind: **Hauptindikation: Verdacht auf Herzinfarkt**
zweitwichtigste Indikation: Diagnostik von Skelettmuskelerkrankungen

Norm: **IFCC-Referenzmethode, 37°C**
Männer: ≤ 170 U/l
Frauen: ≤ 145 U/l
Kinder < 6 Monate: ≤ 300 U/l
Kinder < 6 Tage: ≤ 700 U/l

↑ bei:
- **Herzmuskelerkrankungen**
  - Myokardinfarkt: Anstieg 4–8 h nach dem Infarktereignis, Maximum nach 16–36 h,
    - Abfall in den Normbereich nach 3–6 Tagen
    - Cave: 10% aller gesicherten Infarkte weisen keine CK-Erhöhung auf!
  - Myokarditis
- **Skelettmuskelerkrankungen**
  - Progressive Muskeldystrophie Duchenne
  - Polymyositis
  - Dermatomyositis
- **Muskelverletzung**
  - Traumen
  - i.m. Injektionen

Mat: Serum oder Heparinplasma

Met:

$$\text{Creatinphosphat + ADP} \xrightarrow{\text{Creatin-Kinase}} \text{Creatin + ATP}$$

In einer Hilfsreaktion wird das entstandene ATP verbraucht:

$$\text{ATP + Glucose} \xrightarrow{\text{Hexokinase}} \text{Glucose-6-phosphat + ADP}$$

$$\text{Glucose-6-phosphat + NADP}^+ \xrightarrow{\text{G-6-P-DH}} \text{6-Phosphogluconat + NADPH + H}^+$$

Mittels Photometer kann die Zunahme der NADPH-Konzentration bestimmt werden.

Iso: **3 Isoenzyme** mit je zwei Untereinheiten (M = muscle, B = brain)
- **MM - Skelettmuskel**
- **MB - Herzmuskel**
- **BB - ZNS u. glatte Muskulatur**

Beim Gesunden findet sich praktisch nur die CK-MM im Serum.

7.6 CK-MB

Funkt:
- Die CK-MB ist das **Leitenzym zur Diagnostik des akuten Herzinfarkts**. Die Bestimmung ist aber erst ab einer Gesamt-CK-Aktivität von etwa 200 U/l und höher sinnvoll.
- Beim **Myokardinfarkt** findet sich üblicherweise ein **Anteil** der CK-MB-Aktivität von **≥ 6% an der Gesamt-CK-Aktivität**.

Norm: **IFCC-Referenzmethode, 37°C**
Erwachsene:< 24 U/l

Met: Immuninhibitionstest: Durch Zugabe von Anti-CK-M-Antikörpern zum Serum werden die CK-M-Einheiten vollständig inhibiert. Anschließend wird die verbleibende Non-CK-M-Aktivität kinetisch gemessen, die, da CK-BB praktisch nicht vorkommt, der verbleibenden CK-B-Aktivität der CK-MB entspricht. Durch Multiplikation mit dem Faktor 2 ergibt sich die CK-MB-Aktivität der Probe.

Bes: Die Bestimmung der **CK-MB-Masse** ist im Vergleich zur CK-MB-Aktivität deutlich sensitiver und spezifischer für eine myokardiale Schädigung. Im Vergleich zur CK-MB-Aktivität zeigen sich meist raschere und ausgeprägte Anstiege. Hierdurch lassen sich auch kleine Myokardnekrosen, wie sie z.B. b Patienten mit schweren Formen der instabilen Angina pectoris auftreten, leichter diagnostizieren als mit den herkömmlichen Enzymaktivitäts-messungen.

7.7   Makro-CK

Cha-rakt: Kriterien zur Erkennung einer Makro-CK
- Persistierende Enzymaktivität ohne dynamische Aktivitäts-Zeit-Kurve
- Bei erhöhter Gesamt-CK ist ein CK-MB-Anteil > 25% hinweisend auf d Vorliegen einer Makro-CK

Ind: Abklärung unklarer CK-Erhöhungen

Met: Exakte Bestimmung nur durch Methoden, mit denen das Molekulargewich bestimmt werden kann, wie Elektrophorese oder Ausschlusschromatograph

Typen: **Typ 1**: Komplexe aus Immunglobulinen der Klassen IgA und IgG sowie CK-B ohne Krankheitswert, meist bei Frauen > 70 J.

Typ 2: Oligomere aus Creatinkinase-MiMi (CK-MiMi), z.B. paraneoplastisch bei Leberzirrhose oder Lyell-Syndrom

7.8   γ-GT (Gamma-Glutamyl-Transferase, GGT)

Funkt: Die biologische Bedeutung der γ-GT liegt wahrscheinlich in der Beteiligung am AS-Transport in die Zellen.

Ind:
- Verdacht auf, DD und Verlaufskontrolle von Leber- und Gallenwegs-erkrankungen
  - Höchste Sensitivität aller Cholestase anzeigenden Enzyme
  - Hohe Sensitivität für Lebererkrankungen, aber schlechte Spezifität
- Kontrolle des chronischen Alkoholismus in Kombination mit anderen Laboruntersuchungen

Vork: Größtenteils membrangebundenes Enzym vor allem in Leber, intrahepa-tischen Gallenwegsepithelien, Nieren, Pankreas, Milz, Dünndarm

Norm: **IFCC-Referenzmethode, 37°C**

Männer: ≤ 55 U/l
Frauen: ≤ 38 U/l
Kinder 1-12 Jahre: ≤ 22 U/l
Kinder 6-12 Monate: ≤ 39 U/l
Kinder 1-30 Tage: ≤ 132 U/l

↑ bei:
- Akute Hepatitis (mäßiger Anstieg)
- Chronische Hepatitis (meist etwa in Höhe von GOT und GPT)
- Leberzirrhose
- Fettleber (leicht bis mäßig erhöht)
- Lebertumoren, Lebermetastasen
- **Cholestase** (sensitiver als alkalische Phosphatase)
- Hormoneller Kontrazeption (AP ↑, γ-GT kann auch normal sein)
- Antikonvulsiva, Thyreostatika, anabole Steroide, Thiazide, Zytostatika, Antirheumatika, Tuberkulostatika u.a.
- Pankreatitis, Pankreas-CA
- Myokardinfarkt (in 50% leicht erhöht)

Mat: Serum, Plasma

Met:

$$\gamma\text{-Glutamyl-p-nitranilid} + \text{Glycylglycin} \xrightarrow{\gamma\text{-GT}} \gamma\text{-Glutamyl-glycylglycid} + \text{p-Nitranilin}$$

Die Extinktionszunahme bei 405 nm durch das gelbliche p-Nitranilin wird photometrisch gemessen.

7.9 Glucose-6-phosphat-Dehydrogenase

Funkt: Intraerythrozytäre Reduktion von Glutathion

Ind: Trotz gründlicher hämatologischer Vordiagnostik unklar gebliebene chronisch hämolytische Anämie

Patho-phys: **Verminderte Bildung von NADPH**
⇒ **verminderte intraerythrozytäre Reduktion von Glutathion (S-S) zu Glutathion (SH)**
⇒ **beschleunigter Abbau älterer Erythrozyten**
⇒ vermehrtes Auftreten von Heinz-Körpern (oxidiertes, denaturiertes Hämoglobin) in den Erythrozyten

Epi-
demiol: Wichtigster und häufigster der Erythrozytenenzymdefekte
Die normale Glc-6-PD Variante wird als Typ B (GdB) bezeichnet. Die klinisch
wichtigsten Defekte sind der Mittelmeertyp (Gd Mediterranean, fast
fehlende Aktivität) und die abnormen Varianten der schwarzen Bevölkerung
(Typ A$^+$: GdA$^+$, mäßige Aktivitätsminderung, Typ A$^-$: GdA$^-$, Restaktivität
5-15%).
Die geographische Verbreitung stimmt weitgehend mit den Malariaregionen
überein, weil ein Selektionsvorteil für Träger der Glc-6-PD-Mangel-
Erbanlage besteht: In den Mittelmeerländern, Afrika und der afroamerika-
nischen Bevölkerung liegt die Genfrequenz zwischen 10-20%. In Mittel- und
Nordeuropa sowie der weißen Bevölkerung Nordamerikas wird die Zahl der
Defektträger auf 0,1% geschätzt.

↓ bei: x-chromosomal dominant vererbter **Glc-6-PD-Defekt** in den Erythrozyten

Favismus: einige Stunden bis zwei Tage nach dem Genuss roher Saubohnen
(Vicia faba) krisenhafte Hämolysen mit Anämie sowie allgemeinem
Unwohlsein, Fieber, Erbrechen, Durchfällen, Subikterus, Hämoglobinurie,
Haut- oder Schleimhautblutungen. Auslösung auch durch **Medikamente**
wie Sulfonamide, Malariamittel, Phenacetin.

Bef: Sehr leichter Enzymmangel ⇒ Klinisch ohne Bedeutung
Mäßiger Enzymmangel ⇒ Hämolyse nur bei oxidativem Stress
Schwerer Enzymmangel ⇒ Schwerste hämolytische Krisen bei
oxidativer Belastung
Schwerster Enzymmangel ⇒ Permanente Hämolyse, die sich unter
oxidativer Exposition krisenhaft
verschlimmern kann

Anämie, **Heinzkörper**bildung, Korbzellen, ausgestanzte Zellen,
Hämoglobinurie

Met: Spektrophotometrische Messung der Enzymaktivitäten im Hämolysat
Zum Zeitpunkt einer akuten Hämolyse kann die Diagnose sehr schwierig sein,
da nach Destruktion der mangelhaft mit dem Enzym ausgestatteten Zellen
nur die mit relativ hoher Aktivität übrig sind. Eine Kontrolluntersuchung
kann angeraten sein.

7.10 PK (Pyruvat-Kinase)

Funkt: **Katalysiert den letzten Schritt der anaeroben Glykolyse**
PEP + ADP ↔ Pyruvat + ATP

Ind: Trotz gründlicher hämatologischer Vordiagnostik unklar gebliebene chronische hämolytische Anämie

Patho-phys: **Gestörte anaerobe Glykolyse**
⇒ **ATP-Mangel**
⇒ Rigidität der Erythrozyten nimmt zu, die Zellen schrumpfen
⇒ **beschleunigter Abbau der Erythrozyten** in der Milz

Epi-demiol: Zweithäufigster der Erythrozytenenzymdefekte (nach dem Glc-6-PD-Mangel)
Vorkommen gehäuft in Mittel- und Nordeuropa sowie Nordamerika

↓ bei: Autosomal rezessiv vererbter Enzymmangel

Bef: • **Homozygoter PK-Mangel**: variable Symptomatik von leichter, kompensierter, hämolytischer Anämie bis zu schwersten Hämolysen mit hochgradiger Anämie. Hepatosplenomegalie, Makrozytose, Pykno-Poikilozytose, relativ wenig Retikulozyten
• **Heterozygoter PK-Mangel**: Enzymaktivität beträgt 50% der Norm, klinisch unauffällig

Met: Spektrophotometrische Messung der Enzymaktivitäten im Hämolysat
Es besteht keine exakte Korrelation zwischen Enzymaktivität und Schweregrad der hämolytischen Anämie, weshalb die Enzymaktivität allein als diagnostischer Parameter unsicher bis ungeeignet erscheint. Orientierend gilt: die Mehrzahl der PK-Mutanten mit schweren hämolytischen Anämien haben Enzymaktivitäten von weniger als 30% der Norm.

7.11 Transaminasen

7.11.1 GOT = Glutamat-Oxalacetat-Transaminase
neu: AST = Aspartattransaminase

Funkt:

$$\text{L-Aspartat} + \alpha\text{-Ketoglutarat} \xrightarrow{\text{GOT}} \text{Oxalazetat} + \text{L-Glutamat}$$

Ind:
- Lebererkrankungen (akute u. chron. Hepatitis, Leberzirrhose, Fettleber, Lebermetastasen)
- Herzerkrankungen (Herzinfarkt; ⇒ nur GOT ↑, nicht GPT)

Vork:
- **Leber, Herz- und Skelettmuskel**, Nieren, Gehirn, Pankreas, Lunge, Leukozyten, Erythrozyten.
- Leberspezifität: nicht leberspezifisch
- subzelluläre Lokalisation: 80% Mitochondrien, 20% Zytoplasma

Norm: **IFCC-Referenzmethode, 37°C**
Männer: ≤ 35 U/l
Frauen: ≤ 31 U/l
Kinder 1-15 Jahre: ≤ 50 U/l

↑ bei:
- **Lebererkrankungen** (akut, chronisch)
- **Herzinfarkt** (Anstieg nach 4-8 h, Maximum nach 16-48 h, Normwerte wieder nach 3-6 Tagen)
- Skelettmuskelerkrankungen (z.B. progressive Muskeldystrophie), aber: Leitenzym der Skelettmuskelerkrankungen ist die CK

Mat: Serum

Met: Enzymatisch-photometrisch

$$\text{L-Aspartat} + \alpha\text{-Ketoglutarat} \xrightarrow{\text{GOT}} \text{Oxalazetat} + \text{L-Glutamat}$$

$$\text{Oxalazetat} + \text{NADH} + \text{H}^+ \xrightarrow{\text{Malatdehydrogenase}} \text{L-Malat} + \text{NAD}^+$$

7.11.2 GPT = Glutamat-Pyruvat-Transaminase
neu: ALT = Alanintransaminase

Funkt:

$$\text{L-Alanin} + \alpha\text{-Ketoglutarat} \xrightarrow{\text{GPT}} \text{Pyruvat} + \text{L-Glutamat}$$

Ind: Lebererkrankungen

Vork:
- überwiegend in der **Leber**
- Leberspezifität: weitgehend spezifisch für Lebererkrankungen
- subzelluläre Lokalisation: 85% Zytoplasma, 15% Mitochondrien

Norm: IFCC-Referenzmethode, 37°C

   Männer: ≤ 45 U/l
   Frauen: ≤ 34 U/l
   Kinder 1-15 Jahre: ≤ 25 U/l

↑ **bei:** **Lebererkrankungen**

Mat: Serum

Met: Enzymatisch-photometrisch

$$\text{L-Alanin} + \alpha\text{-Ketoglutarat} \xrightarrow{\text{GPT}} \text{Pyruvat} + \text{L-Glutamat}$$

$$\text{Pyruvat} + \text{NADH} + \text{H}^+ \xrightarrow{\text{Lactatdehydrogenase}} \text{L-Lactat} + \text{NAD}^+$$

7.12 GOT / GPT - Quotient, AST / ALT - Quotient, De Ritis-Quotient

> 1, insbes. bei Werten > 2	⇒ **Alkohol-Hepatitis, Leberzirrhose,** Metastasenleber, primäres Leberzellkarzinom, nicht-hepatische Erkrankungen (z.B. Myocardinfarkt, Trauma)
	⇒ Schwerwiegendere Leberschäden eher nekrotisierender Art
< 1	⇒ **Virale Hepatitis**
	⇒ Leichtere Leberschäden des Zytoplasmas eher entzündlicher Art

7.13 GLDH (Glutamat-Dehydrogenase)

Funkt: Glutamat ↔ α-Ketoglutarat + NH_3

Ind:
- **Beurteilung von Schwere** (Nekrose) **und Ausmaß einer akuten Leberparenchym-Schädigung** (je tiefgreifender eine Leberzellschädigung desto höher die GLDH-Aktivität im Blut, höchste Werte bei Pilzvergiftungen oder akuten Durchblutungsstörungen)
- Differenzialdiagnose der Lebererkrankungen

Vork: GLDH ist ein mitochondriales Enzym und findet sich vor allem in der Leber, ist in geringeren Konzentrationen aber auch in Niere und Hirn vorhanden.

Norm: **IFCC-Referenzmethode, 37°C**
Männer: ≤ 7,0 U/l
Frauen: ≤ 5,0 U/l

↑ bei:
- Lebererkrankungen mit Parenchymzellnekrosen
- Verschlussikterus
- Akute Intoxikationen (z.B. mit Pilzgiften)
- Akute Störungen der Leberdurchblutung (z.B. Lebervenenthrombose, akute Rechtsherzinsuffizienz)

Mat: Serum, Plasma

Met: Enzymaktivitätsbestimmung

7.14　(GOT + GPT) / GLDH – Quotient

Maßstab für die Schwere einer Leberschädigung auf zellulärer Ebene
Generell gilt: < 50 schwerer, > 50 leichter Leberzellschaden

> 50	⇒	**Akute** Virushepatitis, akute alkoholtoxische **Hepatitis** (GIDH kaum erhöht)
20-50	⇒	Akute Schübe bei chronischen Lebererkrankungen, cholestatische Hepatosen
< 20	⇒	**Verschlussikterus**, biliäre Zirrhose, Metastasenleber (GIDH mäßig/stark erhöht)

7.15　LDH (Laktat-Dehydrogenase)

Funkt: Laktat + NAD$^+$ ↔ Pyruvat + NADH + H$^+$

Ind:
- V.a. Herzinfarkt und Verlaufsbeobachtung des Herzinfarkts
- V.a. Lungenembolie
- Differenzierung des Ikterus
- V.a. hämolytische Anämie
- Diagnostik von Organschäden (quantitative Isoenzym-Bestimmung)
- Verlaufsbeurteilung maligner Tumoren

Iso: Das LDH-Molekül besteht aus 4 Polypeptidketten der zwei Typen M und H. Aufgrund der Zusammensetzung der Untereinheiten werden 5 Isoenzyme unterschieden:

LDH1	Herzmuskel, Erythrozyten	HHHH	H4
LDH2	und Nieren	HHHM	H3M
LDH3	Lunge, Milz, Lymphknoten, Thrombozyten, endokrine Drüsen	HHMM	H2M2
LDH4		HMMM	HM3
LDH5	Leber, Skelettmuskel	MMMM	M4

Norm: **IFCC-Referenzmethode, 37°C**
Erwachsene: ≤ 248 U/l
Kinder 1-15 Jahre: ≤ 400 U/l
Kinder < 1 Jahr: ≤ 450 U/l
Neugeborene: ≤ 780 U/l

Anteiligkeit der Isoenzyme
LDH 1   17-31%
LDH 2   35-48%
LDH 3   19-29%
LDH 4   3,8-9,4%
LDH 5   2,6-10%

↑ **bei:**
- **Herzmuskelerkrankungen**: Myokardinfarkt, Myokarditis, Perikarditis, Endokarditis, Herzrhythmusstörungen, nach diagnostischen und therapeutischen Maßnahmen am Herzen
- **Lungenembolie** (LDH3)
- **Hämatologische Erkrankungen**: hämolytische Anämie, megaloblastäre Anämie, perniziöse Anämie, intravasale Hämolyse, infektiöse Mononukleose (Lymphozyten)
- **Skelettmuskelerkrankungen**: Muskeldystrophie, Muskelentzündungen, Muskeltrauma, Speicherkrankheiten, toxische Muskelschädigungen

↑ **bei:**
- **Leber- und Gallenwegserkrankungen** (LDH5): akute Hepatitis, akute Parenchymzellschädigung durch Intoxikationen (typisches Muster: LDH > GOT > GPT)
- **Maligne Tumoren** (hoher Zellumsatz)

Mat: Serum, Plasma, Ergussflüssigkeit

Met: Enzymatisch-photometrisch

7.16 HBDH (Hydroxybutyrat-Dehydrogenase)HBDH

Funkt: Zwei Isoenzyme der LDH, nämlich LDH 1 und LDH 2 setzen nicht nur Laktat, sondern auch 2-Oxobutyrat zu Hydroxybutyrat um. Sie werden als HBDH bezeichnet.

Ind:
- **Spätdiagnostik des Myokardinfarkts**
- **Hämolytische Anämie**

↑ bei:
- Myokardinfarkt (Aktivität der HBDH > 40% der LDH-Aktivität; Anstieg nach 6-12 h, Maximum nach 30-72 h, Normalisierung nach 10-20 Tagen
- Hämolyse (Aktivität der HBDH > 60% der LDH-Aktivität)

Mat: Serum, Plasma, Ergussflüssigkeit

Met: Enzymatisch-photometrisch

Bes: Die Bestimmung der HBDH ist heute weitgehend durch die Bestimmung der 'neueren' kardialen Marker bzw. Strukturproteine ersetzt worden.

7.17 LDH / GOT - Quotient

Zur Abgrenzung des prähepatischen (durch Hämolyse oder Dyserythropoese bedingten) vom hepatischen Ikterus:
- LDH/GOT < 5 (37°C) ⇒ **Leber- und Gallenwegserkrankungen** (Ausnahme: erhebliche sekundäre Leberbeteiligung bei Anämie)
- LDH/GOT > 5 (37°C) ⇒ **hämolytische Erkrankungen** (Ausnahme: Infektiöse Mononukleose, einige Malignome der Leber)

7.18 Lipase

Funkt: **Pankreasspezifisches Enzym, hydrolysiert mit der Nahrung aufgenommene Triglyceride**

Ind: V.a. akute Pankreatitis (bei akutem Oberbauchschmerz), chronisch rezidivierende Pankreatitis

Bildung: Pankreas

Wer-tung:	• Weitaus höhere Spezifität (99%) und Sensitivität bei allen Formen einer Pankreatitis als die Amylase
	• Erscheint im Gegensatz zur Amylase nicht im Urin
	• Die Lipaseaktivität im Serum von Gesunden ist gering
	• Die akute Pankreatitis ist durch einen Anstieg von Amylase und Lipase bereits 3-6 h nach Beginn klinischer Symptome gekennzeichnet, Maximalkonzentration nach 20-30 h
	• Wird in Korrelation zu einer Verschlechterung des klinischen Befundes eine rasch absinkende Aktivität von α-Amylase, Lipase, CHE und ein Anstieg der LDH beobachtet, spricht dies für eine Pankreasnekrose.
	• Bei chronischer Pankreatitis sind die Sekretenzyme nur im akuten Schub erhöht; Flüchtige Serumanstiege lassen sich am ehesten durch wiederholte α-Amylase-Bestimmungen im Harn erfassen.

Norm: **Farbtest, 37°C**
Serum ≤ 59 U/l
Mehr als bei anderen Enzymaktivitätsbestimmungen hängen die Referenzbereiche von der angewandten Methode ab.

↑ bei: Akute **Pankreatitis**, akuter Schub einer chron. Pankreatitis, obstruktive chronische Pankreatitis, Niereninsuffizienz (Krea > 3 mg/dl)

Mat: Serum, Plasma, Aszites, Pleuraerguss

Met: Turbimetrisch, evtl. andere Verfahren (titrimetrisch, enzymatisch, Enzymimmunoassay)

7.19 SP (saure Phosphatase)

Funkt: Unter dem Begriff saure Phosphatase werden alle Phosphatasen zusammengefasst, die ihre maximale enzymatische Aktivität bei einem pH < 7,0 haben. Die im Serum messbare SP ist deshalb ein Gemisch vieler Enzyme, die vorwiegend aus Thrombozyten, Erythrozyten, Knochen, den Zellen des retikulo-endothelialen Systems und der Prostata stammen.

Ind: • Verdacht auf **Tumoren und Metastasen des Knochens**
• **Morbus Gaucher**

Vork: 5 Isoenzyme
- SP-1: Erythrozyten
- SP-2: hauptsächlich Prostata (Hemmung durch Tartrat)
- SP-3: Thrombozyten
- SP-4: Monozyten
- SP-5: Granulozyten, Gaucher-Zellen, Knochen

↑ bei:
- Erkrankungen des Skelettsystems, Morbus Paget, Hyperparathyreoidismus Knochentumoren und Knochenmetastasen
- Morbus Gaucher
- Prostatakarzinom, Prostatitis, Manipulation an der Prostata (rektale Untersuchung)
- Thrombosen, Embolien, Thrombozythämien, megaloblastäre Anämien (infolge Freisetzung der SP aus Blutzellen, besonders aus Thrombozyten)
- In-vitro-Hämolyse (Miterfassung der SP der Erythrozyten)

Mat: Serum, Plasma
Zirkadiane Werte, morgens werden die höchsten Werte gemessen
⇒ morgendliche Abnahme; Entnahmeröhrchen dürfen kein Heparin oder Oxalat enthalten, denn beide hemmen die Aktivität der sauren Phosphatase

Met: Messung der Enzymaktivität

Bes: Die Bestimmung der Sauren Phosphatase hat in der Routinediagnostik stark an Bedeutung verloren.

7.20 Leucinaminopeptidase (LAP), Leucinarylamidase, Kathepsin III

Funkt: Enzym des Eiweißstoffwechsels das L-Peptide und Aminosäureamide und Aminosäurearylamide N-terminal hydrolysiert

Ind:
- **Leber- und Gallenwegserkrankungen**
- **Differenzierung unklarer AP-Erhöhungen**

Vork: Leber, Gallenwege, Pankreas, Niere, Darm, Testes, Mamma, Uterus

↑ bei:
- ↑↑↑: intra- und extrahepatische **Cholestase**, Hepatiden, alkoholtox. Leberzirrhose, Leberkarzinom, Echinokokkenbefall der Leber
- ↑-↑↑: akute Virushepatitis, maligne Tumoren in Geweben mit hohen LAP-Konzentrationen (z.B. Pankreas-Ca, Mamma-Ca, GIT-Tumoren)

Mat: Serum, Plasma

Met: Kinetische Enzymaktivitätsmessung

7.21 Enzymlokalisation

Hauptsächlich

- mitochondrial: GOT (70 %), GLDH, SP
- zytoplasmatisch: GPT, GOT (30 %), LDH, CK
- membranständig: GGT

7.22 Untersuchungen bei Verdachtsdiagnosen

- Akute Virushepatitis: **GPT** und **GOT** erhöht, aber GPT>GOT; ferner: AP, γ-GT, GLDH
- Chronisches alkohol-toxisches Phänomen: **γ-GT**, **GOT**>GPT
- Fettleber: GPT, CHE
- Chronische Leberentzündung: GOT, GPT, CHE
- Lebertumoren: GOT, GLDH, γ-GT
- Leberzellnekrose: GOT, GPT, γ-GT, GLDH
- Lebersynthese: CHE, Albumin, Quick, Cholesterin
- Herzinfarkt: CK, CK-MB, kardiales Troponin T und Troponin I, Myoglobin
- Gallenkolik: AP, γ-GT
- Cholestase: γ-GT, AP, LAP, Bilirubin, GLDH, GOT, GPT
- Bauchspeicheldrüse: Amylase, Lipase

7.23 Halbwertszeiten der Enzyme

Enzym	Halbwertszeit
AP	3-7 d
Alpha-Amylase	9-18 h
CHE	10 d
CK	12 h
CK-MM	20 h
CK-MB	10 h
CK-BB	3 h
GLDH	16-18 h
GGT	3-4 d
GOT (AST)	12-14 h
GPT (ALT)	50 h
LDH-1	4-5 d
LDH-5	10 h
Lipase	7-14 h

7.24 Kardiale Marker

Marker	Anstieg	Maximum	Normalisierung
Troponin T oder I	3-8 h	24-48 h	7-14 d
Myoglobin	2-6 h	8-12 h	2 d
CK-MB	4-8 h	12-18 h	2-3 d
Gesamt-CK	4-8 h	16-36 h	3-6 d
GOT (AST)	4-8 h	16-48 h	3-6 d
LDH	6-12 h	24-60 h	7-14 d

8. Hämatologie

Erys:	Erythrozyten:	m: 4,3 - 5,6 x Mio/µl = 4,3 - 5,6 /pl w: 3,9 - 5,0 x Mio/µl = 3,9 - 5,0 /pl
Hb	m: 14-17,5 g/dl w: 12-15,5 g/dl	Hämoglobinkonz. im Blut, normalerweise ~ 15 g Hb in 100 ml Blut
	↑	Polyglobulie, Exsikkose, Polycythaemia vera
	↓	Anämie (bei mikrozytärer Anämie Hämoglobin stärker, bei makrozytärer Anämie Erythrozyten stärker verändert)
Hkt	m: 42-50% w: 37-45%	Hämatokrit: Anteil des Volumens aller roten Blutkörperchen (= Gesamt-Erythrozytenvolumen) am Gesamtblut in %
	↑	Polyglobulie, Exsikkose, Polycythaemia vera
	↓	Anämie (bei mikrozytärer Anämie Hämoglobin stärker, bei makrozytärer Anämie Erythrozyten stärker verändert)
MCV	84-98 fl	Mean corpuscular volume = mittleres Erythrozytenvolumen < 84 = Mikrozytose, > 98 = Makrozytose
	↑	Vitamin B12-Mangel, Folsäuremangel
	↓	Eisenmangel, Thalassämie, sideroblastische Anämie und andere Eisenverwertungsstörungen
MCH	28-34 pg	mean corpuscular haemoglobin = mittlerer Hämoglobingehalt der Erys < 27 = Hypochromasie
	↑	Vitamin B12-Mangel, Folsäuremangel
	↓	Eisenmangel, Thalassämie, sideroblastische Anämie und andere Eisenverwertungsstörungen
MCHC	32-36 g/dl	mean corpuscular haemoglobin concentration = mittlerer Hämoglobingehalt des Einzelerythrozyten gemessen in Gramm Hämoglobin pro dl Erythrozyten
	↑	Hinweis auf mangelnde analytische Präzision; hereditäre Sphärozytose, Sichelzellanämie
	↓	Fortgeschrittene hypochrome mikrozytäre Anämie

Retikulozyten: Vorläuferzellen der Erythrozyten

Leukos: Leukozyten: 4-10/nl = 4000-10000/µl = 4-10 x 10^9/l

- Granulozyten: 50-80%
  - neutrophile: 50-75%
  - stabkernige: 3-5%
  - segmentkernige: 50-70%
  - eosinophile: 2-4%
  - basophile: 0-1%
- Monozyten: 1-12%
- Lymphozyten: 25-40%

Throm- **Thrombozyten** = Blutplättchen
bos: 150-400/nl = 150000-400000/µl = 1,5 - 4,0 x 10^5/µl = 150-400 x 10^9/l
Kleine, von Megakaryozyten des Knochenmarks abstammende korpuskuläre Blutelemente mit einer Überlebenszeit von 8-12 Tagen.
Wesentliche Funktion bei der Blutgerinnung und der Fähigkeit zur Thrombozytenaggregation. Abbau in der Milz.

↑ **bei:** Starke Blutung, Infektionen, Entzündungen, Tumoren, postoperativ, Hämolyse, Polyzythämie, Leukämie, Splenektomie

↓ **bei:** - **Verbrauch**
Blutung, Infektion, Sepsis, Verbrauchskoagulopathien, medikamentös-toxisch, heparininduzierte Thrombopenie (Typ I und II), Hypersplenie-Syndrom, Autoantikörperbildung, hämolytisch-urämisches Syndrom (HUS, Gasser-Syndrom), thrombotisch-thrombozytopenische Purpura (TTP, Moschcowitz-Syndrom)
- **Verminderte Bildung**
nach Zytostatika-Medikation, Aplasie oder Infiltration des Knochenmarks, medikamentös-toxisch, Vit. B12-Mangel, Folsäuremangel, Eisenmangel
Selten auch bei Fanconi-Syndrom, Wiskott-Aldrich-Syndrom

8.1 BSG = BKS = Blutkörperchensenkungsgeschwindigkeit

Ind: **Suchtest bei entzündlichen und tumorösen Veränderungen**

Norm: Männer: ≤ 15 mm nach 1 h
Frauen: ≤ 20 mm nach 1 h

↑↑ **bei:** Infektionen, Entzündungen, Leukämien, Tumoren, Nekrosen, Gammopathien ('Sturzsenkung'), Autoimmunerkrankungen, nephrotisches Syndrom

↑ **bei:** Anämie, Schwangerschaft, postoperativ

↓ **bei:** Polyglobulie, Polycythaemia vera, Sichelzellanämie

Mat: 2 ml Citratblut

Bes:
- Zur Verlaufsbeurteilung akuter Erkrankungen weniger geeignet als CRP, da der Wert erst spät ansteigt und spät wieder abfällt.
- Der 2h-Wert hat keine zusätzliche Aussagekraft zum 1h-Wert, weshalb seine Bestimmung aufgegeben werden sollte.

8.2 Anämie, 'Blutarmut'

Ery-Masse ↓ : Unter einer Anämie ist eine Verminderung der Zahl und/oder des Hämoglobingehaltes der roten Blutkörperchen unter die Norm von
Männern: < 14 g/dl sowie
bei Frauen: < 12 g/dl zu verstehen.
Sie verursacht vor allem eine Störung des Sauerstoff-Transports und eine Insuffizienz der O_2-abhängigen Leistungen. Häufig geht sie mit erhöhtem Bilirubinanfall und sekundärer Hämochromatose einher.

Hypochrom, mikrozytär		Normochrom, normozytär		Hyperchrom, makrozytär	
Ferritin		**Retikulozyten**		**Vit. B12 / Folsäure**	
↓	n–↑	n–↓	↑	↓	n
Eisen-mangel-anämie	- Thalassämie - Eisenverwer-tungsstörun-gen - Hämoglobino-pathien - sideroblas-tische Anämie - Infektionen, chron. Entzdg., Tumorleiden (normalerweise normozytär und normo-chrom, wird aber in 1/3 der Fälle mikrozytär und hypochrom)	- Infektionen, chronische Entzündungen, Tumor-leiden (normalerweise normozytär und normo-chrom, wird aber in 2/3 der Fälle, initial fast alle) - Knochenmarkserkrankun-gen (Aplastische Anämie, fibröse/granulomatöse Prozesse, Leukämien, Lymphome, Metasta-sierung solider Tumore) - chronische Niereninsuffizienz (Erythropoetinmangel) - endokrine Ursachen - Lebererkrankungen	- Blutungs-anämie - Hämolyse	- Vit. B12-Mangel - Folsäure-mangel	- chronisch Leberer-krankunge - Nierener-krankunge - entzündlic Erkran-kungen - Intoxika-tionen

Mikrozytäre Anämie	**Normozytäre Anämie**	**Makrozytäre Anämie**
mit Bildg. von Mikro-zyten; v.a. die Kugelzellen-Anämie, Thalassämie, evtl. auch als Eisenmangel-anämie Ery-Zahlen nur grenzwer-tig vermindert, MCH und MCV jedoch deutlich.	Erythrozyten mit normalem zellulären Volumen.	hyperchr. Anämie mit Megalo- bzw. Mak-rozyten im Blut, Rechtsverschiebung, aber ohne Megaloblasten im Knochenmark. Vorkommen z.B. bei Leberzirrhose oder Hämochromatose. Makrozytär sind z. T. aber auch aplast. Anämien (z.B. nach Ben-zol-, Goldvergiftg.; bei Strahlenschäden) oder akute serogene hämolyt. Anämien.

Hypochrome Anämie	**Normochrome Anämie**	**Hyperchrome Anämie**
mit vermind. Hämogl.-gehalt der Ery. (auf den einzelnen Ery bezogen), d.h. mit Färbeindex deut-lich <1,0 u. HbE <27 pg. Störg. im Hämoglobinauf-bau. Meist als Eisen-mangelanämie, seltener als sideroachrestische Anämie.	mit normalem Färbeindex (1,0) und normalem HbE-Wert (ca. 30-32 pg). Vor allem die akute Blutungs-anämie und die aplastischen sowie die meisten hämo-lytischen Anämien fallen in diese Gruppe.	vermehrter Hämoglobingehalt der Ery-throzyten (auf den einzelnen Erythrozyte bezogen), d.h. mit Färbeindex > 1,0 und HbE > 34 pg. Die Zellbildung ist stärker gestört als die Hämoglobinbildung. Meist kommt es auch zur Bildung von Makro-, Megalozyten oder Megaloblasten.

8.3 Polyglobulie (Polycythämie)

Ery-Masse ↑

Vermehrung der Erythrozytenzahl im peripheren Blut mit erhöhten Hämatokrit- und Hämoglobinwerten bei meist normalem Plasmavolumen. Ursachen der Polyglobulie:

- Polycythaemia vera: benigne familiäre Polyzythämie, alle Zellen werden im Knochenmark vermehrt gebildet
- Sekundäre Polyglobulie: bei Exsikkose durch Verminderung des Plasmawassers

8.4 Retikulozyten

Def: Synonym: Proerythrozyt

Maß für die (effektive) Erythropoese

Junge rote Blutkörperchen als bereits kernloses Endprodukte der Erythropoese, in denen sich aber mit Supravitalfarbstoffen (Brillantkresylblau, Nilblausulfat) die aus Protoplasmaanteilen kernhaltiger Vorstufen bestehende Substantia reticulogranulofilamentosa darstellt. Sie sind im Vergleich zum reifen Ery reicher an Glykolyseenzymen und besitzen eine größere osmotische Resistenz.

Norm: Normwerte im Blut: 0,5–2,0%

↑ bei: Akute Hypoxie, akute Blutung, hämolytische Anämie, Substitutionstherapie einer Eisenmangelanämie

↓ bei: Eisen-, Vitamin B12- Folsäuremangel, myelodysplastisches Syndrom, Knochenmarkdepression, renale Anämie, Eisenverwertungsstörung bei Entzündungen, Tumoren

8.5 Erythrozytenresistenz (osmotische Resistenz)

Norm:
- Beginnende Hämolyse bei Zugabe von 0,46 – 0,42%iger NaCl-Lösung
- Komplette Hämolyse bei Zugabe von 0,34 – 0,30%iger NaCl-Lösung

↑ bei: Ausgeprägte mikrozytäre Veränderungen, vor allem bei **Thalassämie**

↓ bei: **Sphärozytose, Elliptozytose**

Mat: EDTA-Blut

Bes: Eine normale osmotische Resistenz schließt eine milde Form der Sphärozytose nicht sicher aus, in fast allen Fällen ist die osmotische Resistenz aber nach Inkubation des Blutes über 24 h bei 37°C vermindert.

8.6   Erythrozyten-Morphologie

Anisozytose: Auftreten sehr **verschieden großer** Erythrozyten im peripheren Blut. Unspezifisches morphologisches Merkmal sämtlicher Anämien in geringem Ausmaß auch unter normalen Bedingungen. Normale Form der Erythrozyten bei entsprechend verbreiterter Basis der Price-Jones-Kurve.

Anulozyten: **Ringform der Erythrozyten mit schmalem Hämoglobinring** in der Erythrozytenperipherie bei hochgradigem **Eisenmangel.**

Basophile Tüpfelung: Sonderform der Polychromasie. Die basophile Punktierung entspricht RNA-haltigen aggregierten Ribosomen und entsteht als Trocknungsprodukt des Blutausstriches durch tropfenförmige Entmischung der polychromatischen Substanz. Vermehrtes Auftreten geht stets mit einer Retikulozytose parallel und ist Ausdruck einer **verstärkten Regeneration** der Erythropoese oder einer Hb-**Synthesestörung.** Vorkommen z.B. bei **hämolytischen Anämien, Bleiintoxikation**, Thalassämien, Erythrozytenreifungs-störungen.

Cabot-Ringe: Schleifen-, ring- oder achtförmiger, rot gefärbter, fadenartiger intraerythrozytärer Einschluss. Es ist nicht sicher, ob es sich dabei um Reste des Kernmaterials, um toxische Produkte oder Artefakte handelt. Cabot-Ringe finden sich in erster Linie bei Milzlosigkeit, ferner bei überstürzter Blutneubildung, Störungen der Erythro-poese, extramedullärer Blutbildung, schweren Anämien, Thalas-sämie.

Dakryozyten: Tränentropfenform, 'tear-drop-Zellen' Tropfen- oder tennisschlägerförmiger Ery, der durch eine einzige Zellausziehung entsteht. Vorkommen besonders bei Osteomyelo-fibrose. Beim Auftreten von mehr als drei pro Blickfeld hinweisend auf extramedulläre Blutbildung.

Drepanozyten: **Sichelzellen bei Sichelzellanämie**
Erythrozyt, der das Hämoglobin HbS enthält, kurzlebig ist
(< 42 Tage) und sich unter Sauerstoffentzug (z.B. nach minuten-
langer venöser Stauung) sichelförmig umformt. Typisch für die
Sichelzellenanämie.

Fragmentozyten: Syn.: Schistozyten, Helmzellen
Fragmentozyten sind Bruchstücke von Erythrozyten, welche durch
mechanische Einwirkung an intrakapillär gespannten Fibrinfäden in
beschädigten kleinen Gefäßen oder an künstlichen Herzklappen
entstehen. Sie sind vielgestaltig, typischerweise aber halbmond-
oder krapfenförmig.
Fragmentozyten sind immer ein Warnsignal. Sie werden
insbesondere gefunden bei:
- mikroangiopathische hämolytische Anämie (**MAHA**):
  - hämolytisch-urämisches Syndrom (**HUS**)
  - thrombotisch-thrombozytopenische Purpura (**TTP**)
- disseminierte intravasale Gerinnung (**DIC**)
- **künstliche Herzklappen**
- schwere Verbrennungen
- Marschhämoglobinurie

Geldrollen-bildung: Syn.: Pseudoagglutination, Rouleau-Bildung, Sludge-Phänomen
reversible Erythrozytenaggregation in Form geldrollenartiger
Gebilde, mit Strömungsbehinderung des Blutes oder Gefäßver-
stopfung. Nach Verdünnung mit Kochsalz-Lösung auflösbar.
Vorkommen z.B. bei monoklonaler **Gammopathie**, nach
Verbrennung, bei **Lipämie.**

Heinz-Körper: = Heinz-Ehrlich-Körper, Heinz bodies
Denaturiertes, präzipitiertes Hämoglobin in den Erys in Form von
tiefblauen, kugeligen, exzentrisch gelegenen Gebilden. Nur
darstellbar mit Hilfe einer Supravitalfärbung mit Nilblausulfat oder
mit Kristallviolett. Vorkommen bei **toxischen hämolytischen**
Anämien, **nach Milzentfernung**, bei der hereditären Heinz-Körper-
Anämie (Hämoglobinanomalie) sowie bei disponierten
Neugeborenen infolge oxidativer Schädigung der Erythrozyten
durch Arzneimittel.

Jolly-Körperchen:	**Feulgenpositive Chromatinreste** ('Kernkugeln', DNA-haltige Kernreste) in Erythrozyten, meist einzeln und exzentrisch gelegen, in der Pappenheim-Färbung stellen sie sich bräunlich dar. Treten obligat bei Milzaplasie, **nach Milzexstirpation** und bei Dysspleinismus auf, evtl. auch bei überstürzter Erythrozytenregeneration (z.B nach hämolytischer Krise) sowie bei Erythrozytenreifungsstörunge (perniziöse Anämie).
Normozyten:	Normal große Erythrozyten mit normalem Hämoglobingehalt, zentraler Aufhellung und einem mittleren Durchmesser im fixierte Blutausstrich von 7,2 µm bei einem Normbereich von 6,0 - 8,5 µm
Mikrozyten:	Erythrozyten von **normaler Form**, aber mit **vermindertem Durchmesser** (unter 6 µm), oft hypochrom.
Makrozyten:	Erythrozyten von **normaler Form**, aber mit **erhöhtem Durchmesser** (über 8,5 µm), oft hyperchrom.
Megalozyten:	**Vergrößerte, leicht ovale**, hämoglobinreiche Erys eines Durchmessers von 10-20 µm. Fast nur bei megaloblastischer Anämie infolge Vit. B_{12} - und Folsäuremangels.
Ovalozyten:	= Elliptozyten: **Ovale Erythrozyten** mit einer Differenz beider Durchmesser von mindestens 2 µm. Vorkommen bei **Elliptozytose** (Dresbach-Syndrom). Dominant erbliches Auftreten von Elliptozyten im Blut. Meist belanglose Formabweichung, bis 10% gelten als Normalbefund, be Vollträgern (ab 30% solcher Zellen) besteht Disposition zu hämolytischer Anämie.
Stomatozyten:	Stomatozyten haben die Form eines Stomas und können hereditär oder bei Alkoholismus und Lebererkrankungen vorkommen. Gesteigerte passive Permeabilität für Na^+- und K^+-Ionen.

Poikilozytose: Die Poikilozytose ('unterschiedliche Zellgestalt') beschreibt das Vorkommen **abnorm geformter,** z.B. **keulen-, sichel-, mantel-, birnenförmiger Erythrozyten,** sowie das Vorkommen von Erythrozytenfragmenten. Als Oberbegriff beinhaltet sie ebenfalls die diversen spezifischen Veränderungen der Zellform. Ursachen einer Poikilozytose sind verschiedene Störungen der Erythropoese (z.B. Knochenmarkschädigungen, extramedulläre Erythropoese, Hb-Pathien, perniziöse und Eisenmangel-Anämie), Hämolyse und andere periphere Läsionen der Erythrozyten, disseminierte intravasale Gerinnung, hämolytisch-urämisches Syndrom, Bluttransfusionen.

Polychromasie: Bezeichnet eine **grau-blaue Anfärbung** von Erythrozyten und ist typisch für beschleunigt freigesetzte **junge Erys** mit hohem RNA-Gehalt. Gewöhnlich geht sie mit einer erhöhten Retikulozytenzahl und einer leichten Makrozytose einher. Dieses 'regenerative' Blutbild wird bei Hämolyse und nach starken Blutungen beobachtet, ebenso bei Bleiintoxikation oder Thalassämie.

Sphärozyten: = Kugelzellen: **kugelig** wirkende **Erythrozyten** mit **vermindertem Durchmesser,** Verlust der bikonkaven Scheibenform und gleichmäßig dichter Hämoglobinfärbung **ohne zentrale Aufhellung.** Bei hereditärer Sphärozytose oder hämolytischen Anämien. Gelegentlich auch bei alkohol-induzierter Hepatitis, nach Splenektomie, bei Hypertriglyceridämie und Clostridieninfektionen.

Targetzellen: = Schießscheibenzellen, Kokardenzellen, Leptozyten Erythrozyt mit **abnormer Farbstoffverteilung** infolge einer Hämoglobinverdichtung im **Zentrum** sowie ringförmig am Rand. Erhöhte osmotische Resistenz.
Vorkommen vor allem bei Thalassämie, Leberzirrhose, toxisch hämolytischen Anämien, schwerer Eisenmangelanämie, nach Splenektomie, beim Zieve-Syndrom oder Hämoglobinopathien. Vereinzelt auch beim Gesunden.

8.7 Erythrozyten-Defekte

- **Hereditäre Sphärozytose**
  - Kugelzellanämie
  - **Synthesedefekt** des Strukturproteins **Spectrin**
  - Die Erythrozyten verlieren ständig Membranbestandteile und nehmen eine runde Form an.
- **Glucose-6-Phosphatdehydrogenasemangel**
  - **Reduktion von Glutathion intraerythrozytär vermindert**
  - "Oxidantienstress"
  - Meist ausgelöst durch Medikamente (z.B. ASS)
  - Heinz-Innenkörper nachweisbar (oxidiertes, denaturiertes Hämoglobin
- **Pyruvat-Kinase-Mangel**
  - Gestörte anaerobe Glykolyse (**ATP-Mangel**)
  - Beschleunigter Ery-Abbau in der Milz
  - Autosomal rezessiv vererbt

8.8 Hämatokrit

Def: **Anteil des Volumens aller roten Blutkörperchen** (Gesamt-Erythrozyten-volumen) **am Gesamtblut in %**, angegeben als Hämatokritwert

Ind: Anämie, Polyglobulie
Störungen des Wasserhaushaltes (Dehydratation, Hyperhydratation)

Norm: Männer: **42 – 50%**
Frauen: **37 – 45%**

↑ bei: **Polyglobulie, Dehydratation**

↓ bei: **Anämie, Hyperhydratation**

Mat: 1-2 ml EDTA-Vollblut oder 50 μl Kapillarblut

Met:
- Zentrifugation und Ablesung als prozentualer Anteil im unteren Anteil der Glaskapillare oder
- Automatisierte Errechnung durch Blutzellzählgeräte aus Ery-Zahl und MCV

Fehl:
- Falsch niedrig: Zentrifug. von Kapillarblut, Mikrozytose, hämolyt. Proben
- Falsch hoch: lange Stauung bei Blutentnahme, Leukozytose (bei automatisierter Bestimmung)
- Bei Blutungen innerhalb der ersten 4-6 h kein Abfall des Hämatokrits (gleichzeitiger Verlust von Plasma und zellulären Bestandteilen)

8.9 Hämoglobin

Funkt: Der **rote Blutfarbstoff** und seine Varianten. Im engeren Sinne das normale, in den Erythrozyten enthaltene, vor allem in Normoblasten und Retikulozyten gebildete HbA (bis 97% des Gesamt-Hb), HbA2 (< 3%) und das fetale HbF (<1%). Bedeutung beim Transport von Sauerstoff und Kohlendioxid sowie als Puffersubstanz.

Ind: Anämie, Polyglobulie
Störungen des Wasserhaushaltes (Dehydratation, Hyperhydratation)

Norm: Männer: 14,0 - 17,5 g/dl   8,7 - 10,9 mmol/l
Frauen: 12,0 - 15,5 g/dl   7,5 - 9,6 mmol/l

Umrechnungsfaktor: g/dl x 0,621 = mmol/l

$\uparrow$ **bei:** Polyglobulie, Dehydratation

$\downarrow$ **bei:** Anämie, Hyperhydratation

Mat: 1-2 ml EDTA-Vollblut oder 50 µl Kapillarblut

Met: Oxidation des Hb zu Hämiglobin (Methämoglobin) mittels der Cyan-Methämoglobin-Methode, folgende Färbung und photometrische Messung

8.10 Methämoglobin (Hämiglobin)

Funkt: Met-Hämoglobin **enthält oxidiertes, dreiwertiges Eisen** und ist **nicht zum Sauerstofftransport geeignet.**

Ind: V.a. Met-Hämoglobinämie (angeboren oder durch Intoxikation)

Norm: 0,2 - 1,0%

↑ bei:
- Angeborene Methämoglobinämie (angeborener Mangel an NADH-Reduktase oder Mangel an Cytochrom B5-Reduktase)
- Im Säuglingsalter bei starker Nitratbelastung durch reduzierte NADH-Reduktase-Aktivität bei stärkerer Oxidierbarkeit von HbF
- Intoxikation: direkte Umwandlung von Hb zu Met-Hb u.a. durch Anilinfarbstoffe, Chlorate, Sulfonamide

Mat: Venöses EDTA- oder Heparinblut

8.11 Hämoglobinelektrophorese

Ind: Die Hämoglobinelektrophorese erlaubt die Quantifizierung der normalen Hämoglobinarten sowie den Nachweis z.B. der Hämoglobinvarianten HbS, HbC, HbM und HbH. Die meisten der zahlreichen Hämoglobin-Anomalien sind mittels einfacher Elektrophorese aber nicht nachweisbar.

Norm:	HbA	$\alpha_2\beta_2$	95-97%	(HbA$_0$: 90%, HbA$_1$: 5 - 7%)
	HbA$_2$	$\alpha_2\delta_2$	1-3%	
	HbF	$\alpha_2\gamma_2$.	0,5-1%	(bei Erwachsenen; Neugeborene ≤ 85%, bis zum 6 Monat ≤ 10%)
Bew:	HbA$_2$	↑: β-Thalassämie (alle Formen)		
	HbF	↑: β-Thalassämie (alle Formen), HbF-Persistenz, Sichelzellanämie (HbS-Nachweis), megaloblastische Anämien, Leukämien		

Mat: EDTA-Blut

8.12 Thalassämie

Mittelmeeranämie, mikrozytär (MCV ↓, MCH ↓), **Synthesestörungen** der α- oder β-Kette. Erbliche Störung der Hämoglobinbildung infolge verminderter Synthese strukturell normaler Polypeptidketten (α, β, γ oder δ) des Hämoglobins mit resultierender hypochromer, eisenrefraktärer, hämolytischer Anämie.

Häufiger, 'klassisch': β-Thalassämie mit Synthesehemmung der β-Ketten und Hervortreten der normalen Nebenhämoglobine Hb A2 (α2δ2) und Hb F (α2γ2)

- **β-Thalassaemia major**, Beta-Thalassämie, 'klassische' Thalassämie, Cooley-Lee-Anämie:
  homozygote, schwere beta- Thalassämie mit Überproduktion von Hb F, oft schon im frühen Kindesalter schleichend beginnend und evtl. früh letal ⇒ β-Ketten fehlen gänzlich ⇒ Notwendigkeit von Bluttransfusionen
- **β-Thalassämie minor**: heterozygote, leichte beta-Thalassämie (β-Kette unterproduziert)
  Meist mit Überproduktion von Hb A2. Nur zeitweiliger und geringer Subikterus, mäßige Hepatosplenomegalie, typ. Blutbild (mikrozytäre hypochrome, evtl. basophil punktierte Erys, keine peripheren Erythroblasten, aber Blastenwucherung im Mark). Meist keine gröberen Skelettveränderungen.

Prognostisch ungünstiger: α-**Thalassämie**: ungenügende Produktion der α-Kette. Diese wird durch 4 α-Globin-Gene kodiert. Je mehr dieser Gene defekt sind, desto weniger α-Globin wird produziert und desto schwerer der Thalassämie-Subtyp.

Es kommt zur Bildung von β-und γ-Ketten im Überschuss und zur Bildung von Tetrameren einer Kettenart wie Hb H (β4) oder Hb Barts (γ4). Die homozygote alpha-Form führt meist zum intrauterinen Tod oder konnatalen Hydrops gravis.

8.13   Sichelzellanämie (HbS)

Syn.: Drepanozytose, Herrick-Syndrom

Vorwiegend in Afrika, aber auch im Mittelmeerraum vorkommende rezessiv erbliche, nur bei Homozygotie klinisch manifeste Hämoglobinopathie mit Bildung von Sichelzellen.

In der β-Kette des Hämoglobins wird in Position 6 eine Glutaminsäure durch Valin ersetzt, als Folge können die **Erys weniger Sauerstoff transportieren**, es kommt zu Sauerstoffmangel und Azidose. Die Erys weisen eine kürzere Lebenszeit auf.

Infolge **Sichelzellenbildung** in den Gefäßen und konsekutiven **Kapillarverstopfungen** kommt es zu krisenhaften **hämolytischen Anämien und Infarzierungen**. Ausgelöst werden die Krisen durch Sauerstoffmangel.
Bei Heterozygotie besteht eine **relative Malaria-Resistenz**.

8.14   Porphyrine

Vom Porphin abgeleitete natürliche Farbstoffe und deren Vorstufen. Meist kommen sie in Komplexen mit zweiwertigen Metallionen und proteingebunden vor (als Hämoproteine, Cytochrome und in Enzymen wie Katalase oder Peroxidase). Erhöhte Harnwerte bei Porphyrie.

Porphyrie, Porphyrin

Erblicher Enzymdefekt oder erworbene Stoffwechselstörung mit gestörter Porphyrin-Synthese im blutbildenden System (Knochenmark) und/oder in der Leber (erythropoetische, erythrohepatische, hepatische Porphyrie), wodurch es zu abnormer Bildung, Ablagerung in verschiedenen Organen und pathologischen Ausscheidung von Porphyrinen bzw. deren Vorstufen kommt.

Die wichtigsten Porphyrien

- **Porphyria acuta intermittens**

  Akute hepatische Porphyrie mit autosomal-dominantem Erbgang infolge erniedrigter Aktivität der Uroporphyrinogen-I-Synthetase und -III-Cosynthetase. Der Urin ist meist rot und nachdunkelnd, es kommt zur Porphyrinablagerung in Leber, Niere, Ganglien- und Körnchenzellen.
  Klinisch zeigen sich abdominelle Koliken, hepatische Dysfunktion, Paresen, Polyneuritis, Hypertension, Kreislaufstörungen, Depressionen.
  Hauterscheinungen bestehen nicht. Diese Form tritt meist erst nach der Pubertät auf und kann durch Medikamente oder Chemikalien provoziert werden.

- **Porphyria cutanea tarda**, chronische Porphyrie
  Erbliche oder erworbene (Stoffwechselgifte, Barbiturate, Hexachlorben-
  zol) hepatische Porphyrie-Form infolge überschüssiger Bildung von
  δ-Aminolävulinsäure und Porphobilinogen und Mangel an Uroporphy-
  rinogen-Decarboxylase.
  Der Urin ist oft dunkelrot. Protrahierter Verlauf. Symptome: milde
  Photodermatose mit Blasenbildung und Hyperpigmentierung, Hyalinosis
  cutis, Hypertrichose, Lebervergrößerung und -zirrhose, Hypersiderämie
- **Porphyria congenita**, Porphyria erythropoetica,
  Syn: Günther-Syndrom
  Rezessiv erbliche, erythropoetische Porphyrie-Form infolge Defektes der
  Uroporphyrinogen-III-Cosynthetase. Burgunderroter, nachdunkelnder
  Urin mit hohem Porphyringehalt. Symptome: fortschreitende
  Photodermatose mit Erythrodontie, später Verstümmelungen an Fingern,
  Nase, Ohrmuscheln, hämolytische Anämie, Milztumor. Beginn in der
  frühen Kindheit. Ungünstiger Verlauf.

Porphyrinämie
vermehrtes Auftreten von Porphyrinen im Blut bei Porphyrie
Porphyrinurie
Ausscheidung von Porphyrinen (im weiteren Sinne auch von Porphobilinogen
und Aminolävulinsäure) mit dem Harn. Die normale Koproporphyrin-
ausscheidung beträgt 100 μg/Tag, Uroporphyrin wird nur in Spuren
ausgeschieden. Hauptindikationen für die Bestimmung im Urin sind Verdacht
auf hepatische Porphyrie, erythropoetische Porphyrie oder Bleivergiftung.

8.15 Ikterus

Ikterus = **Gelbsucht**
gelbliche Verfärbung von Haut, Schleimhäuten, Skleren und inneren Organen
infolge einer **Bilirubinablagerung im Gewebe** bei Hyperbilirubinämie
ab ca. 2 mg/dl (> 34μmol/l) Gesamtbilirubin im Serum.

8.16 Kleines Blutbild

- Erythrozytenzahl
- Hb
- Hämatokrit
- MCV, MCH, MCHC
- Leukozytenzahl
- Thrombozytenzahl

8.17 Großes Blutbild

- **Kleines Blutbild**
- **Differenzialblutbild** (Rechts-/Linksverschiebung):
  lichtmikroskopisch-konventionelle oder automatisierte Methode zur
  Feststellung der prozentualen Anteile der Leukozytenpopulation sowie zu
  Beurteilung morphologischer Veränderungen von Erythrozyten,
  Granulozyten und Lymphozyten.
  Indikation des Differenzialblutbildes: Leukozytosen und Leukopenien,
  Infektionen, Intoxikationen, Tumorerkrankungen und Leukosen.

  - **Linksverschiebung**
    Vermehrung der jugendlichen Vorstufen der Neutrophilen:
    >5% stabkernige Granulozyten bei bakteriellen Infektionen,
    Intoxikationen, metastasierenden Tumoren, Leukämien, Hämolysen.
    Reaktiv mit vermehrt Stabkernigen, einigen Jugendlichen und
    wenigen Myelozyten z.B. bei akuten bakteriellen Infektionen. Als
    pathologische Linksverschiebung mit vermehrt Stabkernigen,
    Jugendlichen, Myelozyten und einigen Promyelozyten (**'buntes Bild'**)
    z.B. bei der CML.
  - **Rechtsverschiebung**
    Im Arneth-Leukozytenschema zeigt sich eine relative Vermehrung de
    reifen Zell- und Kernformen wie übersegmentierter neutrophiler
    Granulozyten im Blutbild. Vorkommen z.B. bei perniziöser Anämie,
    Panmyelophthisen.

- **Hiatus leucaemicus**
  Lücke in der Reifungsreihe der Granulozyten: Fehlen oder starke
  Verminderung der Zwischenstufen bei Vorherrschen von Myeloblasten
  und reifen Granulozyten. Folge des überstürzten Einbrechens der
  unreifen Zellen in die Blutbahn. Vorkommen z.B. bei akuten Leukämien.

Leukozytenverteilung: Quantitative Verschiebungen können nur bei einem
deutlichen Abweichen von der Norm verwertet werden. Qualitative
Veränderungen dagegen, besonders das Auftreten von deutlichen Atypien,
sind für die Beurteilung des Blutausstriches außerordentlich wichtig.
Normalverteilungswerte:

Granulozyten, stabkernige:	3–5%
Granulozyten, segmentkernige:	50–70%
Granulozyten, eosinophile:	2–4%
Granulozyten, basophile:	0–1%
Lymphozyten:	25–40%
Monozyten:	1–12%

8.18 Blutbildung

Die Bildung der Blutkörperchen (Erythropoese, Granulopoese) erfolgt während der Embryonalphase zunächst außerembryonal in mesodermalen Blutinseln des Dottersackes, später im Embryo in Mesenchymzellen der Leb und Milz und ab dem 6. Monat auch im Mesenchym des Knochenmarks. Nac der Embryonalphase erfolgt sie ausschließlich im Knochenmark und den lymphatischen Organen. Die Ahnenreihe der Blutzellen im Knochenmark beginnt mit pluripotenten Stammzellen, aus denen sich die zahlreichen Generationen der Erythropoese, Leukopoese und Thrombopoese entwickeln

	Stammzelle						Erythropoese	Thrombopoese
	Myelopoese/Leukopoese							
	Monozytopoese	Granulozytopoese			Lymphozytopoese			
Knochenmark	Monoblast ↓ Promonozyt ↓ Monozyt	Myeloblast ↓ Promyelozyt ↓ neutrophiler Myelozyt ↓ neutrophiler Metamyelozyt ↓ neutrophiler Stabkerniger ↓ neutrophiler Segmentkerniger	eosinophiler Myelozyt ↓ eosinophiler Metamyelozyt ↓ eosinophiler Stabkerniger ↓ Eosinophiler	basophiler Myelozyt ↓ unreifer Basophiler ↓ Basophiler	Prä-B-Zelle ↓	Prä-T-Zelle ↓	Proerythroblast ↓ Makroblast ↓ basophiler Normoblast ↓ polychromatischer Normoblast ↓ oxyphiler / orthochromatischer Normoblast ↓ Retikulozyt	Megakaryoblast ↓ Promegakaryozyt ↓ Megakaryozyt ↓
Peripheres Blut	Monozyt	stabkernige u. segmentkernige Neutrophile	Eosinophiler	Basophiler	B-Lymphozyt	T-Lymphozyt	Retikulozyt ↓ Erythrozyt	Thrombozyten
Gewebe	Makrophage	Neutrophile	Eosinophiler	Basophiler	B-Lymphozyt, Plasmazellen	T-Lymphozyt		

Morphologie und Merkmale der Leukozyten

Zelle	Größe	Kern			Zytoplasma	
		K-P-Relation	Kern-Form	Chromatin	Farbe	Granula
Stab-kerniger	mittel 15 µm	Kern < Plasma	stabförmig, Einschnürung auf <1/3 der breitesten Stelle	grobschollig, intensiv gefärbt	neutrophil, unauffällig	unspez. feine Azurgranula
Seg-ment-kerniger	mittel 15 µm	Kern < Plasma	segmentiert, Einschnürung > 1/3	grobschollig, intensiv gefärbt	neutrophil, unauffällig	unspez. feine Azurgranula
Eosino-philer	mittel 16 µm	Kern < Plasma	je nach Ausreifung, oft "brillenförmig" (doppelt segmentiert)	grobschollig	neutrophil, überlagert mit Granula	eosinophile Bläschen, gelb-orange, das Zytoplasma meist voll ausfüllend
Baso-philer	mittel 14 µm	Kern ≅ Plasma	seltsam, meist kaum zu beschreiben, kleeblattförmig, plump segmentiert	grobschollig	neutrophil, ganze Zelle wirkt oft blaß violett	basophile Bläschen, oft nur als Randsaum, blau-violett bis schwarz, nicht immer leicht zu erkennen, manchmal den Kern überdeckend
Mono-zyt	groß 16-20 µm	Kern ≅ Plasma	eingebuchtet, gelappt, vielgestaltig	wolkig, locker, blasse Färbung ('Zuckerwatte')	basophil, blaß grau-blau; häufig Vakuolen	unspez. feine Azurgranula
Lym-phozyt	klein 12 µm	Kern > Plasma	rund bis oval, geschlossen, ggf. eingebuchtet	dicht schollig, intensiv gefärbt 1-4 Nukleolen (meist nicht sichtbar)	basophil, klar blau; Zytoplasma meist schmal und halbmondförmig	unspez. feine Azurgranula
Plasma-zelle	mittel/groß 10-20 µm	Kern < Plasma	Kreisrund, exzentrisch gelegen	grobtropfig mit hellen Aussparungen (Radspeichenstruktur)	basophil, weitsäumig, unregelmäßig begrenzt, perinukleäre Aufhellung	Russel-bodies (Vakuolen als Speicherorganellen für Immunglobuline)
Blasten	mittel ± 15 µm	Kern > Plasma	vielgestaltig, häufig rund oder oval und an einer Seite leicht eingebuchtet	zart, locker, netzförmig, meist 1-5 Nukleolen	mittel- bis tiefblau, oft perinukleäre Aufhellung, häufig Zytoplasma-Ausziehungen	keine Granula

Morphologie und Merkmale der neutrophilen Granulozyten und ihrer Vorstufer

Zelle	Myeloblast	Promyelozyt	Myelozyt	Jugendlicher (Metamyelozyt)	Stabkerniger	Segmentkerniger	Übersegmentierte
Ø	15 µm	20-25 µm	18-20 µm	15-20 µm	15 µm	15 µm	15 µm
Nukleus	rundlich, locker	rundlich, leicht eingebuchtet, mäßig dicht	leicht eingebuchtet, mäßig dicht	Bohnen-/Nierenform', dicht	C- oder S-förmig, keine Segmente, sehr dicht	3-5 Segmente, pyknotisch	>5 Segmente, pyknotisch
Nukleoli	1-5	1-5	Ø	Ø	Ø	Ø	Ø
Zytoplasma	basophil	basophil	basophil bis oxyphil	oxyphil	oxyphil	oxyphil	oxyphil
grobe Progranula (Reifungsgranula)	Ø	++	+ - ++	Ø	Ø	Ø	Ø
feine, ausgereifte Granula	Ø	Ø	Ø - +	++	++	++	++
Teilungsfähigkeit	+	++	++	(+)	Ø	Ø	Ø
% der weißen Zellen im Blut	-	-	-	<2%	2-5%	50-70%	<2%

Abweichungen von der Normalverteilung

	Myeloblast	Promyelozyt	Myelozyt	Jugendlicher	Stabkerniger	Segmentkerniger	Übersegmentierte
Rechtsverschiebung					+	+++	++
leichte Linksverschiebung				+	+	+++	
starke Linksverschiebung			+	+	++	++	
chron. Myelose	+	+	++	++	++	++	
akute Leukämie	+++	+		+	+	++	

8.19   Erythropoetin

Funkt:	Stimulation von Reifung und Differenzierung der Erythrozytenvorläuferzellen und der Hämoglobinsynthese
Ind:	• DD von Anämien und Polyglobulie • Tumormarker bei paraneoplastischer Erythropoetinbildung
Vork / Bildung:	Erythropoetin wird in der **Niere** gebildet. Auslösender Reiz einer vermehrten Bildung und Ausschüttung ist eine Gewebshypoxie.
Norm:	6 – 25 U/l
↑ bei:	• **Hypoxie** (pulmonal, cardiovaskulär, Anämie, Blutung, CO-Vergiftung) • **Paraneoplastisch** • Im 2. und 3. Trimenon der Schwangerschaft (physiologisch)
↓ bei:	• **Chronische Niereninsuffizienz** • **Polycythaemia vera**
Mat:	Serum, Heparinplasma
Met:	ELISA, RIA
Bes:	Tageszeitliche Schwankungen: Minimum am Morgen, Maximum um 24.00 Uhr

8.20   ALA = ALS = δ-Aminolävulinsäure

Funkt:	Vorstufe in der Hämbiosynthese
Ind:	• V.a. Porphyrie • V.a. Bleiintoxikation
Norm:	250 – 6400 µg/24h
↑ bei:	Akute intermittierende **Porphyrie**, Porphyria variegata, hereditäre Koproporphyrie; **Bleiintoxikation**
Mat:	24 h-Sammelurin

8.21 Bilirubin im Serum

Funkt: **Abbauprodukt des Hämoglobins**
- **Gesamtbilirubin**
  Gesamtmenge des direkten und indirekten Bilirubins
- **Indirektes Bilirubin/unkonjugiertes Bilirubin**
  Bei der indirekten Hyperbilirubinämie liegt ein vermehrtes Bilirubin-
  angebot vor, die Glukuronidierungskapazität der Leber ist überfordert
- **Direktes Bilirubin/konjugiertes Bilirubin**
  Liegt teils frei, teils im kovalenten Komplex mit Albumin vor;
  ist normalerweise nicht im Serum vorhanden, kann aber durch die
  Nachweisverfahren bis zu 0,3 mg/dl vorgetäuscht werden

Ind: Diagnostik und Verlaufskontrolle des Ikterus

Norm:

	Gesamtbilirubin	indirektes Bilirubin	direktes Bilirubin
Erwachsene	≤ 1,0 mg/dl (≤ 17,1 µmol/l)	≤ 0,7 mg/dl (≤ 12 µmol/l)	≤ 0,3 mg/dl (≤ 5,1 µmol/l)
Neugeborene	≤ 13 mg/dl (≤ 222,3 µmol/l)	↑ ↑	normal

Umrechnungsfaktor: mg/dl x 17,1 = µmol/l

↑ bei:
- Indirektes Bilirubin: hämolytische Anämien, Icterus neonatorum, Morbus
  haemolyticus neonatorum, Gilbert-Syndrom
- Direktes Bilirubin: akute Virushepatitis, Leberzirrhose, Fettleber,
  Lebertumoren, Leberabszess, intra- und extrahepatische Cholestase,
  Dubin-Johnson-Syndrom

Mat: Serum

Patho: Bilirubin entsteht beim Abbau von Hämoglobin im reticuloendothelialen
System, in der Milz und in den Kupffer'schen Sternzellen der Leber. In den
Mikrosomen der Leberzellen wird Bilirubin konjugiert, hauptsächlich mit
Glucuronsäure. Das unkonjugierte Bilirubin ist lipid-, aber nicht
wasserlöslich.

Bes: An den Konjunktiven erkennt man einen Ikterus, wenn das Gesamtbilirubin
i.S. > 2 mg/dl (> 34 µmol/l) beträgt. Bilirubin bindet sich an die elastischen
Fasern der Haut und bewirkt so die Gelbfärbung. Die
Differenzierung des direkten/indirekten Bilirubins ist ab einem
Gesamtbilirubingehalt von 2 mg/dl sinnvoll.

Bilirubinstatus beim Ikterus

Ikterusform:	Pathophysiologie	Direktes B.	Indirektes B.	Gesamt-B.	Erkrankung
prähepatisch:	Kapazität der Leber zur Glukuronidierung unzureichend	↔	↑	↑	Hämolyt. Anämie
hepatisch:	Bilirubinverwertungsstörung	↑	↑	↑	Hepatitis
posthepatisch:	Abflussbehinderung d. direkten Bilirubins	↑	↔	↑	Cholestase

DD: **Weiterführende Untersuchungen zur Differenzialdiagnostik des Ikterus**
- Vorwiegend unkonjugierte Hyperbilirubinämie
  - Hämolyse: freies Hb im Plasma, Haptoglobin, Retikulozyten, LDH
  - Rhabdomyolyse: CK
- Vorwiegend konjugierte und unkonjugierte Hyperbilirubinämie (Anteile variabel)
  - Leberschaden: GOT, GPT, CHE
  - Gallenwege: γ-GT, AP

8.22 In-vitro-Prüfung serologischer Blutgruppenverträglichkeiten ('Kreuzprobe')

Majortest:
- Inkubation von **Spendererythrozyten** mit **Serum des Empfängers**
- Feststellung, ob das Empfängerserum Antikörper gegen die Spendererythrozyten enthält (eine Transfusion darf nur dann erfolgen, wenn der Test einwandfrei negativ ausfällt)

Minortest:
- Inkubation von **Spenderserum** mit **Erythrozyten des Empfängers**
- Feststellung, ob das Spenderserum Antikörper gegen Empfängererythrozyten enthält
- Da bei jeder Blutspende ein aktueller Antikörpersuchtest des Spenderserums durchgeführt wird, kann auf den Minortest in aller Regel verzichtet werden.

8.23   ABO-System und Kompatibilität

Blutgruppe	Kompatible EKs (Erythrozytenkonzentrate)	Kompatible FFPs (frischgefrorene Plasmen)
O	O	O, A, B, AB
A	A, O	A, AB
B	B, O	B, AB
AB	AB, A, B, O	AB

8.24   ABO-Blutgruppenbestimmung

Blut- gruppe	Erythrozytenantigene: Reaktion mit den Testseren				Serumgegenprobe: Agglutination von Testerythrozyten			
	Anti-A	Anti-B	Anti-A1	Anti-H	A1	A2	B	O
O	-	-	-	+	+	+	+	-
A1	+	-	+	-	-	-	+	-
A2	+	-	- / (+)	+	-	-	+	-
B	-	+	-	-	+	+	-	-
A1B	+	+	+	-	-	-	-	-
A2B	+	+	- / (+)	(+) / -	-	-	-	-

8.25   Rhesus-Faktor-Bestimmung

Prinzip: Umfangr. Blutgruppensyst.: **Rh** (nach Wiener) bzw. **CDE** (n. Fisher and Race). Die Bestimmung der Rhesus-Antigene, bei denen es sich wahrsch. um Polypeptide handelt, erfolgt mittels Hämagglutination nach Zugabe spezifischer Antiseren zu den zu untersuchenden Erythrozytensuspensionen. **Führendes Merkmal** ist das **Rhesus-Antigen D**. Es kommt bei 85% der weißen Bevölkerung in Europa vor. Diese Individuen werden als Rh-positiv bezeichnet (Genotyp DD oder Dd). Die antigene Eigenschaft setzt sich aus mehreren Partialantigenen zusammen und ist bei 1-2% aller Rh-positiven Individuen unvollständig ausgebildet. Um das gesamte Rh-Mosaik zu bestimmen ist ebenfalls eine Austestung der deutlich geringer immunogen wirksamen Antigene C,c und E,e erforderlich. Daneben ist eine große Zahl weiterer hoch- und niedrigfrequenter Rh-Antigene bekannt. Aufgr. versch. Theorien über ihren Vererbungsmodus existieren versch. Nomenklaturen.

8.26 Leukozytose

Def: **Vermehrung der Leukozyten**-Zahl im peripheren Blut auf Werte
> 10 / nl = > 10000/µl

Vork: **Infektionskrankheiten, lokalen Entzündungen, Leukämie**
Zentral ausgelöste Leukozytose bei Zwischenhirnaffektionen (z.B. Ventrikelblutung), physiologische Leukozytose während der Schwangerschaft, nach schwerer körperlicher Arbeit (= myogene Leukozytose, BewegungsLeukozytose), nach dem Essen (postprandiale Leukozytose), beim Säugling u. Kleinkind, während oder nach Corticosteroid- oder Lithiumtherapie.

Diff: Im Differenzialblutbild unterscheidbar als Granulo-, Lympho-, Monozytose. Meist besteht eine absolute Granulozytenerhöhung.
Reaktiv kann der Wert bis 30/nl, ggf. auch bis 100/nl ansteigen. Bei Blutkrebs kann es zu Erhöhungen bis 500/nl kommen. Eine Unterscheidung allein anhand der Leukozytenzahl ist nicht möglich.

8.27 Leukopenie = Leukozytopenie

Def: **Verminderung der Leukozyten**-Zahl im peripheren Blut auf Werte
< 4 / nl = < 4000/µl

Vork:
- Massiver Leukozytenverbrauch bei bakteriellen **Infektionen**
- Virusinfektion
- Infolge **vermehrten Leukozyten-Abbaus in der Milz**
- Durch **Knochenmarksschädigungen/-depressionen**:
  Bildungsstörungen (familiäre Granulozytopenien, Vitamin B12-Mangel, Myelodysplasien), Autoimmunerkrankungen (SLE, reaktive Arthritis, Sjögren-Syndrom, Felty-Syndrom), medikamentös induzierte toxische Neutropenie **Agranulozytose:**
  - Typ I: allergische Reaktion vom Immunkomplextyp gegenüber dem Medikament, dosisunabhängig
  - Typ II: medikamentös-toxische Schädigung der granulopoetischen Vorläuferzellen im Knochenmark, dosisabhängig.
    Medikamente mit gesichertem oder wahrscheinlichem Agranulozytoserisiko sind Analgetika, Antibiotika, Antikonvulsiva, Antidepressiva, Antihistaminika, Antimalariamittel, Thyreostatika, blutdrucksenkende Medikamente, Diuretika, Allopurinol.

Diff: Bei nur geringgradig verminderten Gesamtleukozytenzahlen wird die absolute Granulozytopenie durch eine relative Vermehrung von Lymphozyte und Monozyten verdeckt. Meist ist die Ursache des Leukozytenmangels eine Granulozytopenie.

8.28 Granulozytose

Def: Vermehrung der Granulozyten

Vork: Neutrophilie, Eosinophilie, Basophilie

8.29 Agranulozytose

Def: Syn: Agranulosis

Hochgradige **Verminderung** der **granulierten Leukozyten** (Granulozytopenie) und Störung der Granulozytopoese mit **sekundärer hochgradiger Abwehrschwäche**. Sonderform der Leukopenie. Meist hoch akutes, mit Fieber und Angina tonsillaris beginnendes Krankheitsbild mit ausgeprägter Neigung zu Infektionen. Im Differenzialblutbild findet man entweder hochgradig verminderte oder überhaupt keine neutrophilen Granulozyten.

Vork:
- Infolge **allergischer Überempfindlichkeitsreaktionen** auf verschiedene Arzneimittel (z.B. Analgetika, Antibiotika, Sulfonamide, metallhaltige Präparate)
- In der Folge **entzündlicher Prozesse**
- Durch Paraproteine
- Bei **Knochenmarkschädigung durch Arzneimittel** (medikamentös induziert, meist iatrogen) in 2 Formen:

  I: rasch auftretend, mit Granulozytopenie, durch Sensibilisierung bedingt z.B. nach Aminophenazon

  II: dosisabhängig und meist allmählich einsetzend als toxische Knochenmarkschädigung.
  Klinisch zunächst Störung des Allgemeinbefindens und Fieber, später Schleimhautgeschwüre, Hautnekrosen, regionale Lymphome, evtl. geringer Milztumor; als Blutbefunde ferner relative Lympho- und Monozytose. Fehlende bis gesteigerte Granulopoese.
  Als ätiologisch unklare Sonderform: zyklische Agranulozytose mit 3-4 Wochen dauernden leukopenischen Phasen und günstiger Prognose.

- Infantile hereditäre Agranulozytose: autosomal-rezessiv erbliche, familiäre Agranulozytose des Säuglingsalters mit hypoplastischem Knochenmark, Reifehemmung der Myelopoese, meist auch mit vollständigem Schwund der Granulozyten sowie mit entzündlichen Hauterscheinungen. Schlechte Prognose.

8.30 Neutrophilie

Def: **Vermehrung der neutrophilen Granulozyten**

Vork:
- Akute und chronische Infektionen (Bakterien, Pilze, Protozoen)
- Stress
- Akute Erkrankungen (Verbrennungen, Intoxikationen, Hämolyse, Hämorrhagie, akute kardiovaskuläre Erkrankungen)
- Chronische Erkrankungen (Autoimmunerkrankungen, myeloproliferatives Syndrom, metastasierende Malignome, Hyperkortisolismus)
- Medikamente (Glucocortikoide, Kontrazeptiva)

8.31 Neutropenie

Def: **Verminderung der neutrophilen Granulozyten** auf < 2000 pro µl (extrem: Agranulozytose)
Neutropenien > 1000/µl sind meist asymptomatisch, zwischen 1000 und 500/µl nimmt das Infektionsrisiko stetig zu, bei Werten unter 500/µl kommt es regelmäßig zu Infektionen, insbesondere bakterieller Art bis zur Sepsis.

Vork: **Infektionen, Malignome, Medikamente, Knochenmarksschädigungen**
sonstige Erkrankungen: Lupus erythematodes, Hypersplenismus, Leberzirrhose, kongenitale Neutropenien, zyklische Neutropenie, megaloblastäre Anämien

8.32   Eosinophilie

Def: **Vermehrtes Vorkommen eosinophiler Granulozyten** im Blut (normal 2-4% bzw. 100-400/μl), Knochenmark und/oder Geweben.

Vork:
- **Allergien**
- **Wurmerkrankungen**
- Als **"Morgenröte der Heilung"**
- Kollagenosen
- Chronisch myeloische Leukämie
- Nach Infektionen und Vergiftungen
- Lymphogranulomatose
- Familiäre Eosinophilie ohne Krankheitswert

8.33   Basophilie

Def: = Basozytose: **vermehrtes Vorkommen basophiler Granulozyten** im peripheren Blut und/oder Knochenmark

Vork: Seltener Befund, z.B. bei chronisch-myeloischer Leukämie oder als Präleukämie bei myeloproliferativen Krankheiten

8.34   Monozytose

Def: **Vermehrung der Monozyten** im peripheren Blut

Vork: Monozytären Abwehr- oder Überwindungsphase eines Infektes, Tuberkulose Lues, subakute bakterielle Endokarditis, verschiedene chronisch entzündliche Krankheiten

8.35   Monozytopenie

Def: **Verminderung der Monozyten** im peripheren Blut

8.36   Lymphozytose

Def: = Lymphozythämie
- Absolut: **erhöhte Lymphozytenzahl im Blut**
- Relativ: Erhöhung des Lymphozytenanteiles im Differenzialblutbild bei Neutropenie und normalen Lymphozytenzahlen.

Akute infektiöse Lymphozytose (Smith-Syndrom): gutartige, fieberhafte, vermutlich durch ein lymphotropes Virus verursachte Krankheit (v.a. im Kleinkindalter) mit hochgradiger Lymphozytose, flüchtigen katarrhalischen Erscheinungen (Husten, Schluckbeschwerden, Bindehautentzündung), evtl. mit morbilli- oder skarlatiniformem Exanthem

Vork: Als lymphozytäre Reaktion bei Kontakt mit einem Antigen, insbesondere reaktiv während der letzten Phase eines Infektes bei **Virusinfektionen**, Röteln, Mumps und Keuchhusten.
Ferner bei **anderen Infektionskrankheiten**, Hepatitis, Viruspneumonie, Pocken, Windpocken, Malaria, Tuberkulose, Syphilis, charakteristisch bei Bang-Brucellose, hochgradig bei Mononucleosis infectiosa und akuter infektiöser Lymphozytose. Ebenfalls bei leukämischen Verlaufsformen der lymphatischen Leukämie.

8.37 Lymphozytopenie

Def: = Lymphopenie
- Absolut: **Verminderung der Lymphozytenzahl** im Blut < 1000/µl
- Relativ: Verminderung des Lymphozytenanteiles im Differenzialblutbild unter 25% bei Granulozytose (bei normalen Lymphozytenzahlen).

Vork: **Akute Infektphase, Stress, Hyperkortizismus** / Cushing-Syndrom, Anwendung von Glucocorticoiden, Zytostatika-Medikation, angeborene **Immundefekte**, familiäre Lymphopenie mit Agammaglobulinämie (Schweizer Typ)

8.38 Thrombozytose / Thrombozythämie

Def / Vork: **Thrombozytose**: beim Blutnormalen die reaktive Vermehrung der Thrombozyten nach Blutung, Operation, starker körperlicher Tätigkeit, entzündlichen Erkrankungen etc.

Thrombozythämie: hochgradige, bleibende Vermehrung der Thrombozyten im Blut, v.a. bei myeloproliferativen Erkrankungen

8.39 Thrombo(zyto)penie

Def: Verminderung der Plättchenzahl im peripheren Blut

Vork: Infolge verkürzter Thrombozytenüberlebenszeit (Thrombozytolyse, gesteigerter Verbrauch, erhöhte Thrombozytoklasie) oder als Bildungsstörung, häufiger erworben, selten angeboren (Fanconi-Anämie, Hegglin-Syndrom, Wiskott-Aldrich Syndrom).

8.40   Infektionen

- Bakteriell: **Leuko**zytose im Vordergrund
- Viral: **Lympho**zytose im Vordergrund

8.41   Granulozytenpathomorphologie

- **Alder-Kernanomalie**
  Azurphile Granula in Granulozyten, z.T. auch in Makrophagen und Lymphozyten. Betroffene Patienten leiden oft an Gargoylismus oder Dysostosis
- **Auer-Stäbchen**
  Azurophile Kristalle im Zytoplasma weißer Blutkörperchen (Myeloblasten, Promyelozyten, Paramyeloblasten) bei akuter myeloischer Leukämie
- **Döhle-Einschlusskörper**
  Blaue Granulozyteneinschlüsse bei schweren Infektionen (Streptokokken), Verbrennungen, aplastischer Anämie und toxischen Einflüssen
- **Pelger-Huetsche Anomalie**
  Fehlende Segmentierung des Kerns von Granulozyten ohne Krankheitswert, autosomal dominant vererbt
- **Pseudo-Pelger-Zellen** (Syn: Mikromyelozyt)
  Bei Infektionen, Leukosen und Knochentumoren auftretende, der Pelger-Zelle ähnliche Granulozytenform
- **Toxische Granulation**
  Verstärkung der neutrophilen Granula mit groben basophilen Granula oder Schollen, häufig auch mit Plasmavakuolisierung und Verminderung der Peroxidase-positiven Granula.
  Bei schweren Infektionen, Vergiftungen, Verbrennungen und Tumorerkrankungen
- **Übersegmentierung**
  Megaloblastische Anämie (Vitamin B12-Mangel, Folsäuremangel)

8.42 Lymphozytenpathomorphologie

- **Gumprechtsche Kernschatten**
  Durch die Blutausstrichtechnik **gequetschte weiße Blutkörperchen**,
  die im Differenzialblutbild (oder Knochenmarkausstrich) als verwaschene,
  unregelmäßige Flecken ohne deutliche Kernstruktur sichtbar sind. Vor
  allem als (infolge ihrer besonderen Zerbrechlichkeit entstandene)
  Lymphozyten-Schatten bei chronischer lymphatischer Leukämie.
- **Türk-Reizformen**
  Vor allem bei Virusinfekten auftretende 'jugendliche lymphatische
  Plasmazellen' mit nierenförmigem oder atypisch eingebuchtetem Kern.
- **Downey-Zellen** (Syn.: Pfeiffer-Zellen, monozytoide Zellen)
  Bei Mononucleosis infectiosa vorkommende atypische mononukleäre,
  lymphomonozytäre Blutzellen (polymorph, gelappt, mit chromatin-
  reichem, oft randständigem Kern)

8.43 Leukämie

'Weißes Blut'
Sammelbegriff für maligne Entartung und Reifungsstörungen weißer
Blutzellen (Leukozyten) mit Auftreten unreifer, von der Norm morphologisch
und biochemisch unterscheidbarer Zelltypen vor allem in Blut und Organen
der Blutbildung.
Die Krankheitserscheinungen entstehen allmählich durch Verdrängung
normaler Blutzellen und Infiltration atypischer Zellen in Organen. Anämie,
Blutungen (infolge Thrombozytopenie), Infektionen (durch Abwehrschwäche)
sind mögliche Manifestationen, ebenso Reizerscheinungen, Vergrößerungen
und Funktionsminderungen befallener Organe.
⇒ Lymphatisch: Entgleisung in der Lymphozyten-Reihe
⇒ Myeloisch: Granulozytenreihe gestört

8.44 Akute Leukämien

Akute Leukämie = unreifzellige Leukose
- Bösartige, ohne intensive Therapie innerhalb kurzer Zeit letal verlaufend Leukämie
- Verminderte Ausdifferenzierung der Leukozyten
- Anämie und Thrombozytopenie, die Leukozytenzahl ist aber keineswegs immer erhöht (manchmal ist die Leukozytenzahl sogar erniedrigt und unreife, leukämische Zellen sind daher im Blutausstrich ggf. schwer auffindbar)
- Knochenmarksuntersuchung unabdingbar
- Zu Beginn ist das Knochenmark von abnormen, unreifen Zellen durchsetzt, dann kommt es zur hämatogenen Streuung und Infiltration der parenchymatösen Organe
- Eine massive Durchsetzung der Leber ist charakteristisch

8.44.1 Akute lymphatische Leukämie (ALL)

- Syn: akute lymphoblastische Leukämie
- Häufigste Leukämie des Kindesalters
- Unterscheidbar nach morphologischen Kriterien sowie in eine lymphoblastäre und eine undifferenzierte Form
- Unterscheidbar nach immunchemischen Untersuchungen der Oberflächenantigene in B-, T- und O-Typen, je nach Beziehung zu B- und T-Lymphozyten
- Durch Kombinationen von Zytostatika in zeitlich festgelegten Schemata konnten beträchtliche therapeutische Erfolge erzielt werden. Ggf. Knochenmarkstransplantation. Schädelbestrahlung bei Meningoence-phalomyelopathia leucaemica (Blasteninfiltration des ZNS und der Meningen, wobei sich die Blasten durch die Blut-Liquor-Schranke dem Zugriff der Chemotherapeutika entziehen ⇒ das ZNS muss gesondert chemotherapeutisch angegangen werden)
- Die Anwendung von Immunotoxinen befindet sich im Versuchsstadium

FAB-Klassifikation der ALL

L1	**Kindlicher Typ** Kleine Zellen, regelmäßige Kernform, homogene Chromatinstruktur, keine Nukleolen
L2	**Erwachsenen-Typ** Mittelgroße bis große Zellen, unregelmäßige Kernform, heterogene Chromatinstruktur, ein oder mehrere Nukleoli
L3	**Burkitt-Typ** Große Zellen, regelmäßige Kernform, homogene Chromatinstruktur, prominente Nukleoli

Zytochemie: alle PAS (Perjodsäure-Schiff-Reaktion) grobschollig positiv

8.44.2 Akute myeloische Leukämie (AML)

- Zweithäufigste Leukämie des Kindesalters
- Unterscheidung nach morphologischen Kriterien der atypischen Zellen in myeloblastäre, promyelozytäre und myelomonozytäre Leukämie, ferner unter Einbeziehung zytochemischer Methoden
- Die Behandlungserfolge durch Therapie-Schemata mit Zytostatika sind geringer als bei der akuten lymphatischen Leukämie
- Insbesondere bei jungen Patienten kommt auch die Knochenmarktransplantation in Frage
- **Auerstäbchen** (in Myeloblasten und Promyelozyten)
- Hiatus leucaemicus im Blutbild nachweisbar (keine Zwischenstufen der Zelldifferenzierung; die ausgereifte Zellen stammen noch von der normalen, nicht leukämischen Granulozytopoese ab)
- Massive Splenomegalie, Lymphknoten nur selten vergrößert
- Klinisch: Müdigkeit, Gewichtsverlust, Infektanfälligkeit, Blutungsneigung

Sonderform: 'Schwelende Leukämie'
Langsame Verlaufsform akuter - meist myeloischer - Leukämie, nachweisbar durch niedrige DNS-Stoffwechselaktivität in den Knochenmarkszellen.

FAB-Klassifikation der AML

	Zytochemie: (Myelo-)peroxidase (POX), unspezifische Esterasen (E)	**POX**	**E**
M0	Morphologisch und zytochemisch nicht differenzierbar, nur einzelne myeloische Marker positiv		
M1	Myeloblastär ohne Ausreifung: einzelne Granula, mind. 3% Myeloperoxidase-positiv	+	
M2	Myeloblastär mit Ausreifung: viele azurphile Granula	++	
M3	Promyelozyten-Leukämie: meist zahlreiche Auer-Stäbchen	+++	
M4	Myelomonozytär: wie M2, jedoch >20% Promonozyten M4EO: Variante mit abnormer Eosinophilie	++	++
M5	Monozyten-Leukämie M5a: unreife, geringdifferenzierte Form, überwiegend Monoblasten M5b: reife Form, überwiegend Promonozyten, im BB Monozytenvermehrung		++
M6	Erythroleukämie: Erythroblasten > 50% im KM		
M7	Megakaryoblastenleukämie		

8.45 Chronische Leukämien

- Leukozytenzahl deutlich erhöht
- Bereits im Blutausstrich diagnostizierbar (charakteristische Veränderungen sichtbar)

8.45.1 Chronisch lymphatische Leukämie (CLL)

- Als lymphozytäres Lymphom niedrigen Malignitätsgrades zu den Non-Hodgkin-Lymphomen gerechnete Leukämie mit Häufung im Alter zwischen 60 und 70 Jahren
- Neben den allgemeinen Symptomen der Leukämie finden sich vor allem generalisierte Lymphknotenschwellungen sowie eine Hepatospleno-megalie
- Immunchemisch unterscheidbar ist die CLL vom B-Lymphozyten-Typ (häufig) und vom T-Lymphozyten-Typ (selten, ca. 3%)
- Im Blut: zunehmende relative und absolute Lymphozytose

- Allmählich eintretende Anämie
  - durch leukämische Verdrängung oder durch
  - Autoimmunhämolyse
- Thrombozytopenie (durch Verdrängung der Megakaryozytopoese)
- Infektanfälligkeit (durch Verdrängung normaler immunkompetenter B- und T-Zellen)
- Charakteristisch: **Gumprechtsche Kernschatten** (gequetschte Kerne von Lymphozyten)

8.45.2 Chronisch myeloische Leukämie (CML)

- Leukämie mit Häufung im mittleren Lebensalter (83% zwischen 20 und 60 Jahren)
- In den meisten Fällen ist das - erworbene - **Philadelphia-Chromosom** nachweisbar
- Durchsetzung des Knochenmarks mit myeloischen Zellen (vorwiegend Promyelozyten und Myelozyten)
- Peripheres Blut ist massiv mit Zellen aller Reifungsstufen überschwemmt
- Blastenschub führt zur Verdrängung der funktionsfähigen Zellpopulation (Granulozytenmangel ⇒ hohe Infektgefährdung)
- Häufig extreme Splenomegalie (bis 5000 g), ebenfalls Hepatomegalie
- Varianten: die seltene Eosinophilenleukämie und die (umstrittene) Basophilenleukämie
- Verlauf: schleichender Beginn, durch Strahlentherapie (v.a. Milzbestrahlung) und Zytostatika wird zwar eine deutliche Senkung der meist hohen Leukozytenzahlen, jedoch nur eine geringe Erhöhung der mittleren Überlebenszeit erreicht. Die Erkrankung endet im Blastenschub. Neuerdings gute Erfolge mit Interferon

Leukämie	ALL	AML	CLL	CML
Ätiologie (begünstigende Faktoren)	ionisierende Strahlen, alkylierende Subst., Trisomie 21	ionisierende Strahlen, alkylierende Substanzen, Benzol, Klinefelter, Pätau	familiäre Häufung, vorwiegend Männer (2:1) Trisomie 12	ionisierende Strahlen
Alter	**Kinder:** 85%, meist < 4J Erw.: 15%, meist > 75J	**Erwachsene:** 80-90% Kinder: 10-20%	meist 60-70 J (über 90% der Fälle > 50 J)	meist 20-60 J, im Mittel 47-50 J bei Diagnosestellung

Inzidenz	1 per 100 000	Kontinuierl. Anstieg mit Alter: <1 per 100 000 bei <30J >10 per 100 000 bei > 80J	3 per 100 000 m: w = 2:1	2 per 100 000
Blutbild: **Leukos**	Lymphoblasten **Hiatus leucaemicus**	Myeloblasten **Hiatus leucaemicus**	↑↑ Lymphozyten	↑↑↑ alle Reifestufe ('buntes Bild'), bis z leukämischen Thromben
Thrombos **Erys**	↓↓ **Anämie**	↓↓ **Anämie**	~↓ **Anämie**	~↓ **Anämie**
Sonstiges		Auerstäbchen (dünne, stabförmige Zytoplasmaeinschlüsse inf. Fehlformation der Granula)	Gumprecht-Kern-schatten (gequetschte Kerne von Lymphozyten) periportale Leberinfiltrationen	Philadelphia-Chromosom bcr/abl-Rearrangeme Alkalische Leukozyten-Phosphatase ↓↓, diffuse Leberinfitrationen
Klinik u. **Besonderes** **alle:** LK-**Schwellung**	Meningiosis leucaemica (Befall der Hirnhäute)	DIC (am häufigsten bei der Promyelozytenleukämie M3); Blutungen (GIT, Pulmo, craniell, Retina)	Infektneigung (z.B. Herpes Zoster), oft symptomarm, gelegentlich Mikulicz-Syndrom (Parotis-u. Tränendrüsenbefall)	Hepato-/Splenomega ⇒ Oberbauchbeschwerden
Therapie	so früh wie möglich, so aggressiv wie möglich	so früh wie möglich, so aggressiv wie möglich	so früh wie nötig, so schonend wie möglich	so früh wie möglich, so lange wie nötig
	Chemotherapie, evtl. Bestrahlung, Knochenmarktransplantation, symptomatisch	Chemotherapie, evtl. Bestrahlung, Knochenmarktransplantation, symptomatisch	Chemotherapie, evtl. Bestrahlung, monoklonale Antikörper (Alemtuzumab, Rituximab), Knochenmarktransplantation, symptomatisch	Interferon-alpha, Chemotherapie, Imatinib (Hemmstoff der Tyrosinkinase), Knochenmarktransplantation, symptomatisch
Prognose	besonders gut im Kindesalter; gesamt: 30% Heilungen, 70-80% Remissionsrate, 5JÜR 80%, 10JÜR50%	60-80% Remissionen unter Chemotherapie 5JÜR 30-60%	keine Aussicht auf Dauerheilung MÜZ: 6-8 J.	MÜZ: 5 J., Stadien: 1. chronisch stabil 2. Akzeleration 3. terminaler Blastenschub

8.46 Myeloproliferative Syndrome (MPS)

Bei den myeloproliferativen Erkrankungen führt eine maligne Transformation auf der Ebene der pluripotenten Stammzellen zu einer klonalen Proliferation der Hämatopoese mit Akkumulation atypischer und unreifer Zellen vorzugsweise in Knochenmark und Blut. Grundsätzlich sind Leuko-, Erythro- und Thrombopoese pathologisch verändert. Abhängig von der bevorzugt betroffenen Zellreihe erfolgt die Zuordnung zu den einzelnen Subgruppen. Die Prognose ist infaust.

	Chronische myeloische Leukämie	Idiopathische Myelofibrose	Polycythaemia (rubra) vera	Essenzielle Thrombozythämie
Peripheres Blut				
- Leukozyten	↑↑↑	↑↑ - ↑	n-↑	n-↑
- Linksverschiebung	↑↑↑, Basophile,Eosionophile	↑↑ rote Vorstufen	n-↑	n-↑
- Hämoglobin/Ery	n	n - ↓	↑↑	n
- Thrombozyten	n - ↑↑ (50%)	n-↑	n - ↑↑ (60%)	↑↑↑
ALP-Index	↓	n-↑	n-↑	n-↑
Knochenmark				
- Granulopoese	↑↑↑	↑↑ - ↑	↑	n
- Erythropoese	n - ↓	↑ - ↓	↑↑	n
- Megakaryopoese	n - ↑↑	↑ - ↓	↑	↑↑↑
- Fibrose	n - ↑	↑ - ↑↑↑	n - ↑	n - ↑
- Speichereisen	↓	n - ↑	↓↓	n
Philadelphia-Chromosom	>90%	-	-	-
bcr/abl-Rearrangement	>95%	-	-	-
LDH	↑↑	↑↑	↑	n-↑
Vit. B12	↑↑	n - ↓	↑	n
Splenomegalie	(↑)-↑↑	↑↑↑	n-↑	n-(↑)
myeloische Metaplasie	↑↑	↑↑↑	n-↑	n-↑
Besonderheiten:	Philadelphia-Chromosom, alk. Leukophosphatase ↓	Punctio sicca	Pralles Mark	
Gemeinsamkeiten:	‚Buntes Bild' im Blutausstrich			weißes Diff-BB meist unauffällig

8.47 Myelodysplastische Syndrome (MDS)

Erworbene klonale Erkrankungen der Knochenmarksstammzellen, die zu einer Störung der Ausreifung der Zellen im Knochenmark und im Blut zu einer refraktären Anämie, Thrombozytopenie, Neutropenie, gelegentlich aber auch Leukozytose führen **Leitbefund** ist die **Mono-, Bi- oder Trizytopenie** bei normaler oder erhöhter Zellularität des Knochenmarks. Häufig fallen die Patienten auch wegen therapiere- fraktären makrozytären Anämien auf. Bis zu 90% der Patienten sterben an den Folgen der Erkrankung. Haupttodesursachen sind Infektionen, thrombozytopene Blutungen und die Entwicklung einer akuten myeloischen Leukämie. Basistherapie ist die Substitution der Blutzellen (Erythrozyten, Thrombozyten) sowie die frühzeitige medikamentöse Behandlung von Infektionen. Behandlungsziel im fortgeschrittenen Stadium ist die Reduktion bzw. Elimination der Blastenpopulation durch Chemotherapie und/oder Stammzelltransplantation.

FAB-Subtyp	Blastenanteil Blut	Blastenanteil Knochenmark	Weitere Veränderungen
Refraktäre Anämie (RA)	≤ 1%	< 5%	
Refraktäre Anämie mit Ringsideroblasten (RARS)	≤ 1%	< 5%	Ringsideroblasten >15% im KM
Refraktäre Anämie mit Blastenexzess (RAEB)	< 5%	5–20%	
Chronisch myelomonozytäre Leukämie (CMML)	< 5%	5–20%	Periphere Monozyten > 10^3/µl
RAEB in Transformation* (RAEB/T)	≥ 5%	21–30%	Fakultativ Auer-Stäbchen
WHO-Subtyp	**Blastenanteil Blut**	**Blastenanteil Knochenmark**	**Weitere Veränderungen**
Refraktäre Anämie (RA)	≤ 1%	< 5%	Einlinien-MDS (erythropoetische Dysplasie)
Refraktäre Anämie m. Ringsideroblasten (RARS)	≤ 1%	< 5%	Einlinien-MDS (erythropoetische Dysplasie, > 15% Ringsidero- blasten im KM)
Refraktäre Zytopenie mit multilineärer Dysplasie (RCMD)	≤ 1%	< 5%	Mindestens bilineäre Dysplasie
Refraktäre Zytopenie mit multilineärer Dysplasie und Ringsideroblasten (RCMD-RS)	≤ 1%	< 5%	Mindestens bilineäre Dysplasie, > 15% Ringsideroblasten im KM
Refraktäre Anämie mit Blastenüberschuss 1 (RAEB-1)	< 5%	5–9%	Einlinien- oder Mehrlinien-MDS, keine Auer-Stäbchen
Refraktäre Anämie mit Blastenüberschuss 2 (RAEB-2)	5–19%	10–19%	Einlinien- oder Mehrlinien-MDS, evtl. Auer-Stäbchen
5q-Syndrom	< 5%	< 5%	Isolierter 5q-Defekt
Unklassifiziertes MDS (MDS-U)	≤ 1%	< 5%	Passt nicht in andere Kategorien

Tabelle Morph. Einteilungen nach FAB- (1982) und WHO-Klassifikation (1999) der myelodysplastischen Syndrome.

* Die Diagnose RAEB-t kann auch bei geringer Blastenzahl durch den Nachweis von Auer-Stäbchen gestellt werden.

9. Hämostase

Hämostase	Fibrinolyse
Aktivierung endogen und exogen	Aktivierung endogen und exogen
Bildung von Thrombin	Bildung von Plasmin
Bildung von Fibrin	Spaltung von Fibrin

9.1 Primäre Hämostase

Die primäre Hämostase läuft in zwei Schritten ab:

Der **erste Schritt** ist die **vaskuläre Blutstillung**. Durch mechanische Reizung am Ort der Verletzung kommt es **reflektorisch** zu einer **Verengung der Gefäße**, insbesondere der Arterien und Arteriolen. Außerdem werden aus dem Gewebe vasokonstriktorische Substanzen wie Serotonin, Kinine, Prostaglandine freigesetzt, die eine zusätzliche Vasokonstriktion bewirken. Der Blutstrom wird verlangsamt, was den **zweiten Schritt** der primären Blutstillung begünstigt, die **Thrombozytenaggregation**.

Ein Pfropf aus Blutplättchen bildet sich am Ort der Verletzung. Der erste Schritt hierfür ist die Adhäsion von Thrombozyten an Kollagenfasern, die bei der Verletzung des Gefäßendothels freigelegt worden sind. Für die Adhäsion ist die Anwesenheit des von Willebrand-Faktors notwendig. Durch die Adhäsion an subendotheliale Strukturen wird eine Stimulierung der Zellen eingeleitet, die als Thrombozytenaktivierung bezeichnet wird und zu einer Thrombozytenaggregation und -sekretion führt. Die gerinnungsaktiven Phospholipide der Plättchenmembran werden nach außen gekehrt (flip-flop-Mechanismus) und bilden die Matrix für die ablaufenden Gerinnungsprozesse. Ebenfalls kommt es zu einer Formänderung der Thrombozyten und zur Ausstülpung von Pseudopodien. Darüber hinaus werden die Inhalte der Speichergranula der Thrombozyten (Thromboxan A2, ADP, PAF, Serotonin u.a.) in das umgebende Milieu sezerniert, woraus eine weitere Aktivierung von Thrombozyten und plasmatischer Gerinnungskaskade resultiert.

9.2 Sekundäre Hämostase

Wichtigster Funktionsträger für diesen Abschnitt der Gerinnung sind die plasmatischen Gerinnungsfaktoren. Die **plasmatische Gerinnung** läuft in drei Phasen ab. Bei der ersten Phase wird ein endogenes und ein exogenes System unterschieden, je nachdem, ob die Aktivierung der Gerinnungsvorgänge durch Gewebsthrombokinase aus verletztem Gewebe (extrinsic) erfolgt oder durch thrombozytäre Thrombokinase (intrinsic). Statt Thrombokinase findet synonym auch der Begriff Thromboplastin Verwendung.

Phase 1

Intrinsic

Thrombozytäre Thrombokinase (insbes. Thrombozytenfaktor 3 = partielles Thromboplastin) bewirkt kaskadenartig die Aktivierung der Gerinnungsfaktoren XII, XI, IX. Der Faktor IX aktiviert zusammen mit Faktor VIII und Phospholipiden den Faktor X.
Dauer des Weges: Minuten (kommt nur zur Geltung, wenn der extrinsic-Weg nicht aktiviert ist)

Extrinsic

Gewebsthrombokinase (=Gerinnungsfaktor III) führt zur Aktivierung von Faktor VII, der zusammen mit Phospholipiden den Faktor X aktiviert.
Dauer des Weges: Sekunden (Leistung des Systems wird begrenzt durch den Faktor VII, der schnell verbraucht wird)

Phase 2 Der aktivierte Faktor X bewirkt zusammen mit Faktor V, Phospholipiden und Calcium die Aktivierung von **Thrombin** aus Prothrombin.

Phase 3 Thrombin aktiviert Fibrinogen und bewirkt die Bildung von **Fibrin**monomeren. Außerdem aktiviert das Thrombin auch den Faktor XIII, der für die Polymerisation der Fibrinfäden verantwortlich ist. Es entsteht ein **fester Wundverschluss**.

9.3 Globaltests

Mit Globaltests wird das **Gerinnungssystem als Ganzes** erfasst, es handelt sich um **relativ unspezifische Suchtests**, mit deren Hilfe lediglich im Sinne einer Ja-Nein-Aussage festgestellt werden kann, ob der Ablauf normal ist oder irgendwo im System ein Defekt besteht. Zur Gruppe der Globaltests gehören: Blutungszeit, Plasmarecalcifizierungszeit, Thrombelastogramm.

9.4 Gruppentests (Phasentests)

Der Gerinnungsablauf lässt sich in drei Phasen einteilen. Die Phasentests ermöglichen die Zuordnung einer Störung zum endogenen System, exogenen System oder der gemeinsamen Endstrecke der Gerinnung. Die Empfindlichkeit der Gruppentests ist höher als die der Globaltests. Dennoch werden Einzelfaktorenmängel erst bei Werten unter 30-50% der Norm erfasst. Der Begriff 'Gruppentests' ist ungebräuchlich geworden, meist werden die Tests, die ihre Bedeutung in vollem Umfang behalten haben, ebenfalls als Globaltests bezeichnet. Zu den Gruppentests zählen: Quick, Thrombinzeit, partielle Thromboplastinzeit

9.5 Faktorentests

Quantitative und qualitative Erfassung einzelner Gerinnungsfaktoren. Indiziert bei einem Verdacht auf einen angeborenen oder erworbenen Mangel oder Defekt eines oder mehrerer Gerinnungsfaktoren sowie zur Abklärung pathologischer Suchtests.

9.6 Stadien des Blutverlustes

1. Alles normal, nur Intravasalvolumen verringert (sofort)
2. Hämoglobin und Erythrozyten ↓ (nach 4-6 Std.)
3. Retikulozytenzahl ↑, MCH ↓ (nach 2-3 Tagen)

9.7 Blutungszeit

Def: Suchtest zur Erkennung von Störungen der **primären Hämostase**, also der **Blutstillung** (Vasokonstriktion + instabiler Thrombozytenpfropf). Gemeinsam ist allen Methoden, dass eine Stichinzision in die Haut erfolgt und die Zeit vom Eintritt der Blutung bis zu deren Stillstand gemessen wird. Die austretenden Blutstropfen werden in regelmäßigen Abständen mit einem Tupfer entfernt, um den Stillstand der Blutung sicher erkennen zu können. Die verschieden Methoden unterscheiden sich hinsichtlich Lokalisation, Ausrichtung, Länge, Tiefe und Anzahl der Inzisionen. Die Blutungszeit ist ein grob informativer Test und erfasst nur ausgeprägte Defekte. Eine normale Blutungszeit schließt Plättchenfunktionsstörungen daher nicht aus.

Ind:
- Zur Erkennung von Störungen der primären Hämostase
- Grobe Beurteilung der Thrombozytenfunktion, insbesondere bei (grenzwertigen) Thrombozytopenien
- Suchtest bei Verdacht auf hämorrhagische Diathese, insbesondere Thrombopathie und Willebrand-Syndrom

Norm:
≤ 6 min bei der Methode nach Marx (subaquale Blutungszeit)
2-7 min bei der Methode nach Ivy
3-9 min bei der Methode nach Simplate

↑ bei:
- **von-Willebrand-Jürgens-Syndrom**
- **Thrombozytopathien (Thrombozytenfunktionsstörungen)**
    - **angeboren:** (Morbus Glanzmann, Bernard-Soulier-Syndrom, Storage Pool Disease, Wiskott-Aldrich-Syndrom u.a.)
    - bei bestimmten **Grunderkrankungen:** z.B. schwere Urämie, ausgeprägte Leberzirrhose, Hyperviskositätssyndrom, hohe Konzentrationen monoklonaler Immunglubuline
    - **medikamentös** bedingt:
        - Plättchenaggregationshemmer (z.B. Abciximab, ASS, Clopidogrel, Ticlopidin)
        - Prostacycline
        - als Nebenwirkung z.B. bei NSAID, höhermolekulare Dextrane, Antibiotika
- **Thrombozytopenien** (bei einer Plättchenzahl unter 100.000/µl verlänger sich die Blutungszeit zunehmend mit abnehmender Plättchenzahl)
- **Vasopathien** / erhöhte Gefäßfragilität (=> Rumpel-Leede-Test)
- **Hämatokrit-Wert** (ein Hämatokrit < 30% kann die Blutungszeit verlängern)

Fehl:
Störmöglichkeiten/Fehlerquellen beruhen auf verschiedener Einstichtiefe, unterschiedlich durchbluteter Haut (Temperatur, Schockzustand), unterschiedlicher Hautdicke, Abflussstörungen (Ohrclips, Blutdruckman-schetten, Ärmelstau). Ferner sollten einige Tage vorher keine Acetylsalicyl-säurehaltigen Medikamente und Aggregationshemmer eingenommen werden.

9.8 Gerinnungsaktivierung infolge Gefäßverletzung

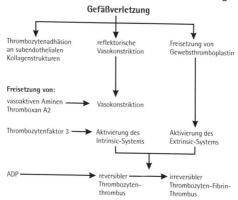

9.9 Gerinnungsfaktoren

Faktor	Name	Faktor	Name
I	Fibrinogen	X	Stuart-Prower Faktor
II	Prothrombin	XI	Rosenthal-Faktor
III	Gewebsthromboplastin	XII	Hagemann-Faktor
IV	Calciumionen	XIII	fibrinstabilisierender Faktor
V	Proaccelerin	XIV	Fitzgerald Faktor
VI	nicht bekannt	XV	Fletcher-Faktor
VII	Prokonvertin	vWF	von-Willebrand Faktor
VIII	antihämophiles Globulin A		
IX	antihämophiles Globulin B, Christmas Faktor		

9.10 Gerinnungsinhibitoren

AT III	Antithrombin III	⇒ hemmt Faktor IIa, IXa, Xa, XIa, XIIa
PC	Protein C	⇒ hemmt Faktor Va, VIIIa
PS	Protein S	⇒ Kofaktor von Protein C

9.11 Plasmatische Gerinnung

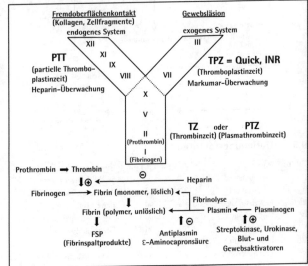

9.12 Quick-Test, Thromboplastinzeit, TPZ

Funkt: Der Quick-Test dient der Prüfung von Faktor VII (**exogener Teil des Gerinnungssystems**) sowie der Faktoren **X, V, II, I** (**gemeinsame Endstrecke der Gerinnung**).

Ind:
- DD: hämorrhagische Diathese
- V.a. **Vitamin K-Mangel**
- Überwachung der Therapie mit **Vitamin-K-Antagonisten** (Marcumar®, Warfarin®)
- Beurteilung der Synthesefunktion der Leber bei schweren **Leberparenchymerkrankungen**
- Präoperative **Screening**untersuchung auf Koagulopathie

Bildung: Leber

Norm: 70-120%

↑ bei: > 120%: häufig artifiziell nach erschwerter Blutentnahme oder Kälteeinwirkung

↓ bei: Quickwert ↓ (Verlängerung der Thromboplastinzeit)
- **Vitamin K-Mangel** (Therapie mit Vitamin K-**Antagonisten**, einseitige gemüsearme Ernährung, intestinale Malassimilation von Vitamin K, Leberzirrhose u. andere schwere Lebererkrankungen)
- **Verbrauch**s-, u. Verlustkoagulopathie, Hyperfibrinolyse
- Hereditäre Mangelzustände
- Fibrinogenmangel, Dysfibrinogenämie
- Hemmkörperhämophilie

Bedeutung der Werte

70-120%	Normaler Bereich, leichte Faktorenmängel nicht auszuschließen
50-70%	Bei normaler PTT noch normale Hämostase, eingeschränkte Syntheseleistung der Leber
30-50%	Hinweis auf hämorrhagische Diathese, kleine OPs noch möglich
15-30%	Therapeutischer Bereich der Kumarintherapie
5-10%	Ausgeprägte hämorrhagische Diathese, Neigung zu Spontanblutungen

< 4%	Gefahr lebensgefährlicher Blutungen ⇒ Prothrombinkomplex-Gabe

Mat: Citratplasma

INR: Angabe des Ergebnisses als International Normalized Ratio (INR).
Da Thromboplastine verschiedener Organe und Spezies zur Quick-Bestimmung eingesetzt werden, ist der ermittelte Wert nur für ein spezielles Thromboplastin zutreffend und nicht vergleichbar mit den Ergebnissen anderer Methoden. Zunehmend geht man dazu über, die TPZ in der stabilen Phase der oralen Antikoagulation mittels Kumarinen als Ratio anzugeben, wobei die Hersteller der Thromboplastine ihre Präparate zu einem internationalen WHO-Standard in Beziehung setzen. Mit diesem International Sensitivity Index (ISI) ermittelt sich die INR wie folgt:

$$INR = \frac{(TPZ\ Patienten-Plasma)ISI}{(TPZ\ Normal-Plasmapool)}$$

Der Vorteil der INR besteht in der verbesserten Vergleichbarkeit der Werte.

INR 1,0	Normalwert, keine Antikoagulation
INR 2,0 – 3,0	niedrig dosierte Antikoagulation
INR 3,0 – 4,5	hoch dosierte Antikoagulation

9.13 (Aktivierte) Partielle Thromboplastinzeit (APTT, PTT)

Funkt: Suchtest für Defekte des **endog. Gerinnungssystems** (Faktoren **XV, XIV, XII, XI, IX, VIII**) und der **gemeinsamen Endstrecke der Gerinnung (X, V, II, I)**. **Aktivierte** partielle Thromboplastinzeit (**APTT**)
Die Gerinnungsaktivierung mit partiellen Thromboplastinen, denen der Proteinanteil (Tissue-Faktor) fehlt, bedarf im Vergleich zur Aktivierung mittels Vollthromboplastinen einer längeren Zeitdauer. Um die Aktivierung zu verbessern, werden bei der APTT-Bestimmung Oberflächenaktivatoren wie z.B. Kaolin, Celit oder Ellagsäure zugesetzt, die bei der PTT keine Verwendung finden. Bei Bestimmung der APTT werden auch die Faktoren der Kontaktaktivierungsphase Präkallikrein und High Molecular Weight Kininogen erfasst. Da nahezu ausschließlich die Variante der aktivierten PTT-Bestimmung durchgeführt wird, werden die Begriffe APTT und PTT zum Teil synonym verwendet.

Ind:
- **DD: hämorrhagische Diathese**
- Überwachung der Therapie mit **Heparin**
- Überwachung der Substitutionstherapie bei **Hämophilie A und B**
- Präoperative **Screening**untersuchung auf Koagulopathie

Norm:
- Koagulometrie: **28–40 sec**
- Chromogene Methode: 90–120 sec

↑ bei: **Einzelfaktorenmangel**, **Verbrauch**skoagulopathie, **Heparin**-/Hirudingabe, erworbenes **Lupus-Antikoagulans**, **Hämophilie A und B**

↓ bei: Kann Ausdruck einer Hyperkoagulabilität sein

Mat: Citratplasma

Met:
- **Koagulometrie**
  Messung der Gerinnungszeit nach Zugabe von Thromboplastin, oberflächenaktiven Substanzen und Ca^{2+}-Ionen
- **Chromogene Methode**
  Aktivierung des Plasmas mit Sulfatid und Messung der Extinktionszunahme infolge Thrombinbildung

9.14 Thrombinzeit, Plasmathrombinzeit (TZ / PTZ)

Funkt: Die (Plasma) Thrombinzeit (PTZ/TZ) misst die **Umwandlung von Fibrinogen in Fibrin** durch Zugabe von Thrombin zum Testplasma und **erfasst** sowohl **Fibrinpolymerisationsstörungen** (Anwesenheit von Fibrinspaltprodukten) als auch eine **gesteigerte AT III-Wirkung** (Heparintherapie).

Ind:
- V.a. Fibrinpolymerisations-Störungen
- V.a. Fibrinogenmangel oder Dysfibrinogenämie
- Hyperfibrinolyse
- Überwachung der Therapie mit Urokinase, Streptokinase

Norm: 17–24 sec

↑ bei: Heparintherapie, Störung der Fibrinpolymerisation, Fibrinogenmangel, Dysfibrinogenämie

Mat: Citratplasma

Met: Koagulometrie: Bestimmung der Gerinnungszeit von Citratplasma nach Zusatz von Thrombin, wodurch die Gerinnungszeit direkt von der Fibrinogenkonzentration abhängig ist.

9.15 Reptilasezeit

Funkt: **Reptilase** (Syn: Haemocoagulase), ein **proteolytisches Enzym aus dem Gif**
der amerikanischen Lanzenotter, bewirkt nach Zugabe zum Plasma die
Umwandlung von Fibrinogen zu Fibrin, indem es aus dem Fibrinogen das
Fibrinpeptid A abspaltet.

Ind:
- Verlängerte Thrombinzeit mit Verdacht auf Hyperfibrinolyse
- Verbrauchskoagulopathie (da hierbei X-, Y-Fragmente der Fibrin-
  Fibrinogen-Spaltprodukte zu Verzögerungen führen)

Norm: 12 - 21 sec

↑ bei:
- Hypo-, Dysfibrinogenämie
- Hyperfibrinolyse
- Heparin beeinflusst die Reptilasezeit nicht

Th: Reptilase® wird als gerinnungsförderndes Mittel angewandt

9.16 Recalcifizierungszeit

Funkt: Nach Zugabe von Calciumionen wird im Plasma die Zeit bis zur Fibrinbildung
gemessen.
Es handelt sich um einen globalen Test, bei dem **alle Phasen des
Gerinnungsablaufes** erfasst werden. Eine verlängerte Recalcifizierungszeit
sagt lediglich aus, dass irgendeine Gerinnungsstörung vorliegt, die der
weiteren Klärung bedarf. Die Recalcifizierungszeit ist weitgehend durch die
Kombination der Phasentests Quick, PTT und PTZ abgelöst worden, wodurch
eine weitergehende Einordnung der Gerinnungsstörung erreicht wird.

Norm: 80 - 120 sec

9.17 Fibrinogen

Funkt: Faktor I der Blutgerinnung, β2-Globulin

Ind:
- V.a. **Fibrinogenmangel** bei hämorrhagischer Diathese
- V.a. **Dysfibrinogenämie** bei thrombophiler Diathese
- V.a. **Verbrauch**skoagulopathie, Hyperfibrinolyse
- Kontrolle einer Fibrinolysetherapie
- Verlaufskontrolle unter Therapie mit Asparaginase zur Beurteilung der
  Substitutionsindikation

Bildung: Retikuloendotheliales System von Leber und Knochenmark

Norm: 1,5 - 3,5 g/l (4,4 - 10,3 µmol/l)

↑ **bei:** **Akute Phase-Protein**, infektiöse / nichtinfektiöse Entzündungen, postoperativ, Tumorerkrankungen (bes. Pankreas- und Bronchialkarzinom), Verbrennungen, Urämie, Hypertonie, diabetische Stoffwechselentgleisung, Blutverlust, Störungen des Gallenabflusses

↓ **bei:** Synthesestörung
- Erworben: Leber**synthesestörung**, Vergiftungen, Asparaginase-Therapie, physiologisch beim Neugeborenen
- Hereditär: Dys-, Hypo- oder Afibrinogenämie (sehr selten)

Erhöhter Verbrauch: **Verbrauchskoagulopathie** mit / ohne Hyperfibrinolyse, fibrinolytische Therapie, schwere Blutverluste, Therapie mit Asparaginase

Mat: Citratplasma

Th: Therapeutisch angewendet, z.B. als Substitution bei Afibrinogenämie, Hypofibrinogenämie

9.18 Fibrin(ogen)-Spaltprodukte, D-Dimere

Funkt / Bildung: Plasmin spaltet sowohl **Fibrinogen** als auch **Fibrin** in deren **Spaltprodukte**, die mittels monoklonaler AK differenziert nachgewiesen werden können. Man spricht von Fibrinogenspaltprodukten (FSP) = Degradationsprodukten (FDP) oder von Fibrinspaltprodukten (D-Dimere).

Ind: Fibrinogen-Spaltprodukte:
Zustände mit Hyperfibrinolyse, z.B.:
- V.a. Hyperfibrinolyse als Ursache einer abnormen Blutung
- DD zwischen intravasaler Gerinnung und Hyperfibrinolyse
- sehr selten zur retrograden Beurteilung einer fibrinolytischen Therapie

D-Dimer-Antigen:
Intravasale Gerinnungsaktivierung mit sekundärer Hyperfibrinolyse
- V.a. **tiefe Beinvenenthrombose** und **Lungenembolie** (Ausschlussdiagnostik!)
- disseminierte intravasale Gerinnung und Verbrauchskoagulopathie
- Verlaufskontrolle von Grundleiden mit vermehrter intravasaler Fibrinbildung

Norm: < 0,5 mg/l

↑ **bei:** Leicht erhöhte Werte: 0,5–4,0 mg/l
Stark erhöhte Werte: > 4,0 mg/l
Intravasale **Fibrinolyse**, intravasale Gerinnung mit anschließender
Fibrinolyse, therapeutische Fibrinolyse (Streptokinase, Urokinase),
Thromboembolie, Thrombosen, Wundheilung, Leberzirrhose, Tumorleiden
medikamentös bedingt: Furosemid, ADH-Analoga, Nikotinsäurederivate

Bew: Bei Verdacht auf tiefe venöse Thrombosen wird zunehmend eine
Bestimmung des D-Dimer-Antigens durchgeführt. Ist die Konzentration de
D-Dimere im Normbereich bzw. unterhalb der jeweiligen Entscheidungsgrenze, so liegt mit etwa 95%iger Wahrscheinlichkeit kein Gefäßverschluß
vor. Allerdings wird hierbei vorausgesetzt, daß die Aktivität des
fibrinolytischen Systems normal ist. Die D-Dimer-Bestimmung bei Verdach
auf venöse Thromboembolien ist daher stets eine Ausschlussdiagnostik.

Mat: Citratblut

9.19 Hyperfibrinolyse

Steigerung der Fibrinolyse infolge vermehrter spontaner Bildung von
Plasminogen, die zu **Fibrinogenmangel** und damit zu **Blutungsneigung**
führt.

Thrombozytenzahl:	normal
Fibrinogenkonzentration:	vermindert
Fibrinspaltprodukte:	nachweisbar
Euglobulin-Lysezeit:	verkürzt

9.20 Thrombelastogramm (TEG)

Funkt: Das Thrombelastogramm gibt als **Globaltest** einen Überblick über die **Thrombozytenzahl und -funktion**, die **endogene Gerinnung** und die **Fibrinolyse**.
Auf einem fortlaufend transportierten Film wird die Bewegung eines Stahlstiftes, der in einer mit Testblut gefüllten Küvette hängt, übertragen. Solange das Blut flüssig ist, bewegt sich der Stift nicht, es wird ein strichförmiger Verlauf aufgezeichnet - diese Zeitspanne wird als Reaktionszeit **r** bezeichnet. Mit Beginn der Gerinnselbildung im Vollblut schert der Stift aus. Die Zeit bis zum Erreichen einer Amplitudengröße von 20 mm wird als Thrombusbildungszeit k bezeichnet. Die dritte Kenngröße ist die Maximalamplitude m_a. Sie wird in mm angegeben. Nach Erreichen der Maximalamplitude verschmälert sich die Kurve im Normalfall durch Einsetzen der Fibrinolyse.

Ind: • V.a. Gerinnungsstörung bei hämorrhagischer Diathese und normalen anderen Globaltests wie Quick, PTT, PTZ, Thrombozytenzahl, Fibrinogen, Blutungszeit
• Therapieüberwachung der Hemmkörperhämophilie

Norm: Reaktionszeit **r**: 10 - 16 min

Thrombusbildungszeit **k**: 4 - 6 min

Maximalamplitude m_a: 47 - 60 mm

Mat: 5 ml Vollblut, sofortige Verarbeitung erforderlich

9.21 Antithrombin III

Funkt: • Wirksamster **Inhibitor von aktivierten Gerinnungsproteinasen**, **physiologischer Gerinnungsinhibitor** (AT-III Mangel ⇒ Gerinnungsaktivierung, hohes Thromboserisiko)
• Bindet Heparin (Grundlage für den Nachweis von AT III mittels Affinitätschromatographie)
• Seine **Wirksamkeit wird durch Heparin verstärkt** (Heparin ist bei Fehlen von AT III unwirksam)

Ind:
- Verbrauchskoagulopathie
- Thrombophiliescreening
- Fehlende PTT-Verlängerung unter hochdosiertem Heparin
- Leberparenchymerkrankungen mit eingeschränkter Synthesefunktion
- Nephrotisches Syndrom
- Anpassung einer AT III-Substitutionstherapie
- Therapie mit Asparaginase

Bildung: Wird in der Leber sowie in Gefäßendothelzellen gebildet

Norm: 10 - 15 IU/l
relativ: 72-128% der Norm

↑ **bei:** Cholestase, Therapie mit Kumarinderivaten

↓ **bei:** Verbrauchskoagulopathie, Heparin, Ovulationshemmer, Lebersynthesestörung, nephrotisches Syndrom, hereditärer AT III-Mangel

Mat: 5 ml Citratblut, sofortige Verarbeitung im Labor oder sofortige Zentrifugation und Versand des tiefgefrorenen Materials

9.22 Protein C

Funkt: Vitamin K - abhängiger, in der Leber synthetisierter natürlicher **Inhibitor** d **Gerinnung**sfaktoren V und VIII. Die Aktivierung erfolgt durch an Thrombo modulin gebundenes Thrombin und Ca^{2+}. Diese Reaktion wird durch Prote S beschleunigt. Protein C aktiviert außerdem die Fibrinolyse durch Neutralisation von PAI I.

Ind:
- Thrombophiliescreening
- DIC
- Schwere Leberparenchymerkrankungen
- Vor Beginn einer Therapie mit Vitamin-K-Antagonisten (Cave: Hautnekrosen)
- V.a. Purpura fulminans beim Neugeborenen

Bildung: Leber

Norm: Protein-C-Konzentration: 2-6 mg/l
Protein-C-Aktivität: 70-140%

↓ bei: **Hereditärer Protein-C-Mangel**
- Heterozygoter Protein-C-Mangel: Protein-C-Aktivität 20-70%
- Homozygoter Protein-C-Mangel: Protein-C-Aktivität < 1%
- Typ I: verminderte Konzentration und Aktivität von Protein C
- Typ II: normale Konzentration, verminderte Aktivität von Protein C

Erworbener Protein-C-Mangel: Vitamin-K-Mangel, Leberparenchymerkrankungen, DIC

Mat: Plasma aus Citrat-Vollblut

9.23 Protein S

Funkt: Protein S ist ein Vitamin-K-abhängiger **Kofaktor von aktiviertem Protein C** und damit ein **Gerinnungsinhibitor**. Es ist zu 40% in seiner aktiven Form frei im Blut nachweisbar. Zu 60% ist es an C4b-bindendes Protein gebunden und damit biologisch inaktiv. Ein angeborener Mangel kann schon im frühen Kindesalter zum Auftreten von thromboembolischen Komplikationen führen.

Ind:
- Thrombophiliescreening
- Schwere Leberparenchymerkrankungen

Bildung: Leber

Norm:
Protein-S-Konzentration:	17-35 mg/l
Protein-S-Aktivität (freies Protein):	70-150%
Protein-S-Aktivität (Gesamtprotein):	70-140%

↓ bei:
- Hereditärer Protein-S-Mangel: Krankheitsbilder mit verminderter Synthese als auch mit ausreichender Synthese, aber mangelhafter Funktion
- Erworbener Protein-S-Mangel: Vitamin-K-Mangel, Leberparenchymerkrankungen

Mat: Plasma aus Citrat-Vollblut

9.24 APC-Resistenz / Faktor-V-Leiden-Mutation

Def: Erstmals 1993 beschriebener hereditärer Defekt, der zu einer **'Resistenz' gegenüber aktiviertem Protein C mit resultierender Hyperkoagulabilität** führt. Ursache ist in über 90% der Fälle eine Mutation im Faktor V-Gen (Faktor V-Leiden), die Faktor V vor der Inhibierung durch Protein C schützt. Etwa 5% aller Europäer sind Träger der Mutation.

Ind: Thrombophiliescreening (insbesondere bei ungeklärten oder rezidivierenden Thrombembolien bei Patienten < 45 Jahre)

Norm: > 2,3

↓ bei: APC-Ratio < 2,3 aber > 1,5 ⇒ Heterozygote Faktor-V-Mutation
APC-Ratio < 1,5 ⇒ Homozygote Faktor-V-Mutation

Mat: Citratplasma

Bew: • Heterozygote Defekte: 5-10 fach erhöhtes Thromboserisiko
• Homozygote Defekte: 50-100 fach erhöhtes Thromboserisiko

Bes: Bei APC-Resistenz findet sich ein Aminosäureaustausch von Arginin zu Glutamin an Position 506 des Faktor-V-Proteins. Dadurch kann die aktive Form d. Gerinnungsfak. V (FVa) schlechter gespalten werden und bleibt aktiv. Die Bestimmung der Anomalie im Gen für Faktor V ist die absolut sichere Methode zum Nachweis dieser Anomalie sowie zur zweifelsfreien Differenzierung zwischen hetero- und homozygoten Defektträgern.

9.25 Spontanlysezeit

Funkt: Man lässt 1 ml Vollblut in kleinem Röhrchen spontan o. dr. Thrombinzusatz gerinnen. Anschließende Beobachtung der Spontanlysezeit bei 37°C.

Norm: ca. 24 h

↓ bei: < 24 h: Hyperfibrinolyse

Mat: 1 ml Vollblut

9.26 Euglobulin-Lyse-Zeit

Funkt / Anw: Die Euglobulinfraktion, die das Fibrinogen und fast alle Fibrinolyse-faktoren enthält, wird durch Ansäuern aus Citratplasma ausgefällt, während die Fibrinolyseinhibitoren im Überstand bleiben. Durch Thrombin-lösg. wird der Niederschlag zur Gerinng. gebracht und die Zeit vom Gerinnungseintritt bis zur Auflösung des Gerinnsels gemessen. Parameter für die fibrinolyt. Aktivität des Plasmas nach Abtrenng. der bei Ausfällg. der Euglobulinfraktion im Überstand zurückbleibenden Antiplasmine. Die Methode gibt lediglich eine grobe Information über die fibrinolytische Kapazität des Plasmas.

Norm: Lyse in 5 - 24 h

↓ bei: Hyperfibrinolyse

9.27 Verbrauchskoagulopathie

Syn: disseminierte intravasale Koagulation oder Gerinnung (DIC, DIG)
Durch verschiedenartige Ursachen hervorgerufene **Aktivierung des Blutgerinnungssystems**, die zum **Verbrauch von Gerinnungsfaktoren und Thrombozyten** (mit Bildung kleinster Thrombosen) und somit zur **Blutungsneigung** führt, verstärkt durch die einsetzende **Hyperfibrinolyse**.

9.28 Plasminogen

Funkt: Plasminogen **spaltet Fibrin und Fibrinogen in Fibrin(ogen)-Spaltprodukte**, die ihrerseits wieder die Fibrinpolymerisation hemmen. Die Spezifität gegenüber Fibrin resultiert aus der Tatsache, dass sich Plasminogen während der Gerinnung an Fibrinfäden heftet und durch körpereigene Aktivatoren aktiviert wird.

Ind:
- Thrombophiliescreening
- Kontrolle des fibrinolytischen Potentials bei arteriellen und venösen Gefäßverschlüssen
- Überwachung einer fibrinolytischen Therapie
- Hämorrhagische Diathese mit V.a. Hyperfibrinolyse

Vork / Bildung: Plasminogen ist die inaktive Vorstufe des Plasmins. Durch die Spaltung einer Arginin-Lysin-Bindung und Umlagerung wird sie in Plasmin (Fibrinolysin) überführt. Diese Aktivierung erfolgt durch verschiedene Substanzen im Blut und in Geweben (Prostata, Lunge, Nebennieren, Gefäßendothel) sowie durch Urokinase und Streptokinase.

Norm: Konzentration: 0,2 g/l = 2,5 µmol/l
Aktivität: 70-120%

↑ bei: **Akute-Phase-Reaktion**, **paraneoplastisch** (Prostata, Lunge, Blase), Diabetes mellitus, Schwangerschaft, Ovulationshemmer mit hohem Östrogengehalt

↓ bei: **Fibrinolytische Therapie**, **Verbrauchskoagulopathie**, **Leberzirrhose**

Mat: Citratplasma

9.29 Hemmkörperhämophilie

Bei Hämophilie **vor allem nach wiederholten Transfusionen** durch **Hemmkörper gegen die Faktoren VIII oder IX** bedingte **zusätzliche Gerinnungsstörung**.
• Zirkulierende AK gegen Gerinnungsfaktoren
• Klinisches Bild ähnlich der Hämophilie (vermehrte Blutungsneigung)

9.30 Thrombasthenie

Syn: Glanzmann-Naegeli-Thrombasthenie
Autosomal-rezessiv erbliche, **hämorrhagische Diathese mit stark verlängerter Blutungszeit infolge Minderwertigkeit der Blutplättchen** (Membranstrukturfehler und/oder Enzymdefekt, **Störung der Agglomeration** durch ADP und Thrombin, mangelhafte Retraktionsinduktion) bei normalen Thrombozytenzahlen.
Typ I mit vermindertem, Typ II mit normalem ATP-Gehalt.
Symptome: Haut- und Schleimhautblutungen, verlängerte Blutungszeit, kein Milztumor

9.31 Heparin

Funkt / Anw:
In Mastzellen gebildeter, die **Blutgerinnung hemmender** und die **Fibrinolyse und Fettklärung fördernder Wirkstoff**. Im Blutplasma **bindet** Heparin **an Antithrombin III** und macht aus dem langsam wirkenden 'Progressivinhibitor' einen 'Sofortinhibitor-Komplex' der Blutgerinnung, dessen Anlagerungsgeschwindigkeit an **aktivierte Gerinnungsfaktoren** um mehr als 1000fach gesteigert ist. Der Heparin-ATIII-Komplex **inaktiviert die** Faktoren XIIa, XIa, Xa, IXa und IIa. Heparin wird durch Heparinase in Leber und Niere hydrolytisch gespalten. Therapeutische Anwendung findet Heparin als rasch wirkendes Antikoagulans zur Vorbeugung und Behandlung von Thrombosen und Embolien. Als Antidot finden Protamin und Toluidinblau Verwendung.

9.32 Kumarine

Funkt /
Anw: Kumarin: innerer Ester der Kumarinsäure, ein in vielen Pflanzen als Glykosid vorhandenes alpha-Pyronderivat, welches nach enzymatischer Glykosid-spaltung als ein pflanzlicher Duftstoff freigesetzt wird.

Anwendung unter anderem als Fluoreszenzindikator. Dient als Baustein synthetischer Antikoagulanzien (Kumarin-Derivate), Antibiotika (z.B. Coumamycin, Novobiocin) und Rodentizide.

Wichtigste Anwendung der Kumarine beim Menschen als Gerinnungs-inhibitoren
⇒ **Vitamin K - Antagonisten**
⇒ **Hemmen die Synthese der Gerinnungsfaktoren II, VII, IX, X** in der Leber
⇒ Antidot: Vitamin K

9.33 Faktorenmängel

- Hämophilie A: VIII
- Hämophilie B: IX
- Vit.-K-Mangel: II, VII, IX, X
- Leberparenchymschädigung: I, II, V, VII, IX, X
- Intestinale Malabsorption: führt zu Vit.-K-Mangel
- Quick-Test erfasst: VII, X, V, II, I
- Synthese-Lokalisation:
  - Alle außer Faktor VIII: ⇒ Leber
  - Faktor VIII: ⇒ Bestandteile des Faktors werden im Kapillarendothel synthetisiert

9.34 Hämophilie

- **Bluterkrankheit**
  Ein in 2 Formen vorkommender, X-chromosomal-rezessiv erblicher, seltener Gerinnungsdefekt im Sinne einer hämorrhagischen Diathese verschiedenen Schweregrades. Die Blutgerinnungsstörung beruht meist auf Minderaktivität der Faktoren VIII (= Hämophilie A) bzw. IX (= Hämophilie B). Sehr selten wurde ein gleichzeitiges Auftreten von Hämophilie A und Hämophilie B beschrieben.
  Anhand der Klinik werden folgende Schweregrade der Hämophilie unterschieden:

Faktorenrestaktivität	Schweregrad
25 - 50% der Norm	Subhämophilie
5 - 24%	milde Hämophilie
1 - 4%	mittelschwere Hämophilie
< 1%	schwere Hämophilie

- **Hämophilie A**
  (Hämophilia vera, klassische Hämophilie, Hämophilie I, **Faktor VIII-Mangel**) Frühzeitig auftretend, zum Teil schon bei Neugeborenen manifest. Kommt fast nur beim männlichen Geschlecht vor. Bei Mädchen bestehen eventuell Teildefekte aufgrund einer Faktor-VIII-Verminderung. Im Vordergrund stehen nach kleinsten stumpfen Verletzungen auftretende (mikrotraumatische) Blutungen, besonders in Gelenke und Muskeln. Therapie durch Substitution von Faktor-VIII-Präparaten.
- **Hämophilie B**
  (Christmas-Krankheit, Hämophilie II, Deuterohämophilie, **Faktor IX-Mangel**) Faktor-IX-Verminderung. Die Symptome entsprechen denen der A-Form. Die Symptome entsprechen denen der A-Form, wenngleich die Blutungsneigung der Hämophilie B etwas geringer ist als bei der Hämophilie A. Therapie durch Substitution von Faktor-IX-Präparaten.

9.35   von Willebrand - Faktor

Funkt: Als **Faktor VIII A** dem Faktor VIII C (Plasmagerinnungsfaktor VIII) immuno-
logisch sehr eng verwandter **plasmatischer Cofaktor der Blutplättchen-
aggregation**. Schützt den Faktor VIII durch Bindung an diesen vor
vorzeitiger Proteolyse. Brückenbildung bei der Plättchen-Adhäsion als
Bindeglied zwischen aktivierten Plättchen und Subendothel.

Ind: • Hämorrhagische Diathese
   • DD: Hämophilie, Thrombozytopathie
   • Kontrolle unter Therapie (DDAVP = 1-Desamino-8-D-Arginin-Vasopressin
   (Minirin®), vWF-haltiges Faktor-VIII-Konzentrat)

Bildung: In Gefäßendothel und Megakaryozyten

Nomen-klatur: Abkürzung	Bezeichnung	Biochemische Funktion
F VIII	Faktor VIII	prokoagulatorisch aktives Protein
F VIII: C	Faktor VIII: C	Aktivität des F VIII
F VIII: Ag	Faktor VIII-Antigen	Antigendeterminante des F VIII
vWF	von-Willebrand-Faktor	Makromolekül der primären Hämostase
vWF: Ag	von-Willebrand-Faktor Ag	Antigendeterminante des vWF
vWF: RCo	Ristocetin-Kofaktor-Aktivität	biologische Aktivität des vWF
F VIII/vWF Komplex	Faktor VIII / von-Willebrand-Faktor-Komplex	im Plasma zirkulierende Form des F VIII und vWF

Norm: vWF: Ag   50 - 150%   Konzentration der Antigendeterminante des vWF
   vWF: Rco   50 - 150%   Biologische Aktivität des vWF

Mat: Citratplasma
   (Da der vWF als Akute-Phase-Protein Konzentrationsschwankungen
   unterliegt, sind zur Diagnosestellung häufig mehrere Analysen erforderlich.)

Met:
- Konzentration als vWF: vWF-Antigen
  Elektroimmundiffusion nach Laurell, ELISA
- Aktivität als vWF: Ristocetin-Kofaktor
  Zu Patientenplasma gegebene Testthrombozyten werden durch das
  Antibiotikum Ristocetin aggregiert. Das Ausmaß der Plättchenaggre-
  gation korreliert mit der Ristocetin-Kofaktor-Aktivität.

  Ristocetin-Kofaktor: große Multimere des vWF

  - Von-Willebrand-Syndrom Typ 1-2c ↓
  - Von-Willebrand-Syndrom Typ 3   nicht nachweisbar

Syndr: **Von Willebrand-Jürgens-Syndrom**
Erbliche 'Thrombozytopathie Typ Jürgens' oder 'vaskuläre Pseudohämophilie
A' (von Willebrand): Autosomal-dominant oder rezessiv erbliche, hämor-
rhagische Diathese mit verlängerter subaqualer Blutungszeit und vermin-
derter Aktivität des Willebrand Faktors. PTT normal oder verlängert, Quick-
Test normal. In erster Linie Störung der primären Hämostase mit
Schleimhautblutungen. Nur selten Gelenkblutungen.

- **Typ I**: Verminderte Synthese des Faktors VIII:C und des vWF: Ag bei
  normaler Faktorenstruktur. Klinik: Schleimhautblutungen, Nasenbluten,
  GIT-Blutungen, Menorrhagien, häufig Hämatome.
  Symptome insbesondere bei diesem Typ nicht so schwer wie bei der
  Hämophilie, im Gegensatz zu dieser sind Gelenkblutungen selten.
- **Typ II**: Synthese eines defekten vWF, meist fehlen die großen Multimere.
  Stärkere Blutungsneigung als beim Typ I.
- **Typ III**: Patienten meist homozygot oder compound heterozygot für den
  Defekt. VWF:Ag und vWF:RC sind stark erniedrigt bzw. nicht nachweisbar.
  Faktor VIII:C kann auf Werte im Bereich der schweren bis leichten
  Hämophilie erniedrigt sein. Gruppe von Patienten mit sehr schwerer
  Blutungsneigung. Stark verlängerte Blutungszeit. Blutungstyp der
  Hämophilie sehr ähnlich, Auftreten auch von Gelenkblutungen und
  Muskelhämatomen.

10. Wasser, Elektrolyte

10.1 Störungen des Wasserhaushaltes

- Infolge Volumenänderungen des Extrazellulärvolumens (**Dehydratation, Hyperhydratation**)
- Infolge Änderungen der osmotischen Konzentration (**hypoton, isoton, hyperton**)

10.2 Extrazellulärraum

- ISR (Interstitialraum)
- IVR (Intravasalraum)
- Transzelluläre Räume (Liquor, Pericard-, Peritoneal- und Pleurahöhle)

10.3 Intrazellulärraum

- Im Vergleich zum Extrazellulärraum deutlich verschiedene Ionenkonzentrationen
- Vorherrschen von: K, Mg, Phosphat und Proteinat

10.4 Onkotischer = Kolloidosmotischer Druck

Patho: Durch die Wasserbewegung in die Serumprobe hinein entsteht auf der Kochsalzseite ein Druckabfall, der gemessen wird.
Der osmotischer Druck einer kolloidalen Lösung ist ein **Maß für den Gehalt an Makromolekülen**, da er vor allem durch die **Plasmaproteine** bestimmt wird. In biologischen Substraten ist der onkotische Druck wegen der Größe der Kolloide, z.B. der Proteine, relativ niedrig, weist aber substratentsprechend große Differenzen auf (beträgt z.B. im Plasma 25 mm, im Interstitium 2 mm Quecksilbersäule).

Norm: Der onkotische Druck beträgt bei Blutentnahme im Liegen 21 ± 2 mmHg.

10.5 Abschätzung von Änderungen der Wassermenge

- **Gesamteiweiß**-Konzentration
- **Hämatokrit** (oder Erythrozytenzahl)

10.6 Hyperhydratation

Zu Hypervolämie und Ödemen führender **übermäßiger Wassergehalt des Körpers**
- **Hyperton**: gesteigerter Wasser- und Salzgehalt
  (iatrogen bei Infusion von hypertoner Kochsalzlösung oder von Natriumbicarbonat-Lösung, Seewassergenuss)
- **Isoton**: Wasserüberschuss
  Großen Infusionen isotoner Kochsalzlösung, dekompensierte Herzinsuffizienz mit Ödembildung, dekompensierte Leberzirrhose, nephrotisches Syndrom, gestörte Natriumausscheidung im Harn
- **Hypoton**: "Wasserintoxikation"
  Wasserzufuhr im Übermaß (z.B. bei Infusion salzfreier Lösungen), Wasserausscheidung ↓ (z.B. bei inadäquater ADH-Sekretion)

10.7 Euhydratation (isoton)

Zustand beim Gesunden

10.8 Dehydratation

Mangel an Körperwasser in Form eines generellen, absoluten oder relativer Flüssigkeitsmangel im Extra- und Intrazellularraum, mit vermindertem Hautturgor, Oligurie und orthostatischen Beschwerden.
- **Hyperton**
  Der Verlust an H_2O ist größer als der Natriumverlust (Zustand von 'Hypersalämie', z.B. bei Verdursten, Fieber, osmotischer Diurese, Diabetes insipidus)
- **Isoton**
  Gleich großer Wasser- und Na-Verlust, z.B. bei großflächigen Verbrennungen, Diarrhö, Erbrechen, Blut- und Plasmaverlusten, NNR-Insuffizienz; die Symptomatik ähnelt der beim hämorrhagischen Schock
- **Hypoton**
  Der Verlust an Natrium ist größer als der von H_2O, z.B. bei Saluretika-Therapie, Nebennierenrindeninsuffizienz

10.9 Osmolarität

Maß der osmotisch wirksamen Konzentration, bezogen auf die **Volumen**einheit einer Lösung. Bei Nichtelektrolyten identisch mit der Molarität. Bei dissoziierten Stoffen entspricht sie der Molarität × Zahl der Ionen in 1 Mol und wird angegeben in Osmol/l Lösung.
Zahl der gelösten Teilchen **pro Liter.**

10.10 Osmolalität

Maß der osmotisch wirksamen Konzentration, bezogen auf das **Gewicht** einer Lösung. Sie entspricht der Konzentration der gelösten Ionen **pro kg H_2O** und wird ebenfalls in Osmol/l Lösung angegeben.

10.11 Erhöhte Serumosmolalität

- Fast immer durch **Hypernatriämie** bedingt
- Selten auch hervorgerufen durch Glucose, Harnstoff oder andere osmotisch wirksame kleine Teilchen wie z.B. Ethanol

10.12 Osmotische Lücke

Von einer osmotischen Lücke spricht man, wenn die Differenz zwischen der gemessenen Osmolalität und der aus molaren Konzentrationen errechneten Osmolalität:

Osmolalität [mosmol/kg]
= 2 x Na^+ [mmol/l] + Glucose [mmol/l] + Harnstoff [mmol/l]
mehr als 5 mosmol/kg oder bei

Osmolalität [mosmol/kg]
= 1,86 x Na^+ [mmol/l] + Glucose [mmol/l] + Harnstoff [mmol/l] + 9
mehr als 10 mosmol/kg beträgt.

Dies kann z.B. der Fall sein bei
- **Laktatazidose, Ketoazidose, renaler Azidose**
- **Alkoholvergiftungen** oder
- im **hämorrhagischen Schock**

Insbes. ist die Berechnung der osmotischen Lücke bedeutsam zur **Erkenng. und Verlaufsbeurteilg. von Vergiftungen mit Nichtelektrolyten**, die eine Erhöhg. der Plasmaosmolalität verursachen (z.B. Äthanol, Methanol, Ethylenglykol, Isopropanol, Dichlormethan). In die gemessene Osmolalität gehen diese Substanzen ein, werden aber in der Berechnung nicht erfaßt.

10.13 Anionenlücke

Die Anionenlücke errechnet sich aus der Konzentrationsdifferenz:

Na^+ [mmol/l] - (Cl^- [mmol/l] + HCO_3^- [mmol/l])

Referenzbereich: 8-16 mmol/l

Die Berechnung der Anionenlücke ist ein wichtiges Hilfsmittel zur **Differenzierung metabolischer Azidosen**.

Metabolische Azidose mit **vergrößerter Anionenlücke**: Eine Zunahme der Anionenlücke bedeutet, dass die metabolische Azidose durch einen vermehrten Anfall organischer Säuren (z.B. Laktat, Ketonkörper) verursacht wird, die Bikarbonat als Puffer verbrauchen.

Metabolische Azidose mit **normaler Anionenlücke**:
Bei einem verstärkten Verlust von Bikarbonat (primäre metabolische Azidose, primäre respiratorische Alkalose mit sekundärer metabolischer Azidose oder andere Ursachen eines Bikarbonatverlustes) bleibt die Anionenlücke durch eine verstärkte Retention von Chlorid normal.

10.14 Natrium

Funkt: Natrium kommt zu 98% extrazellulär und zu 2% intrazellulär vor. Die Konzentration ist extrazellulär 15fach höher als intrazellulär. Bei Hypernatriämien sind sowohl die Flüssigkeiten des Extrazellulär- als auch des Intrazellulärraums hyperton, bei Hyponatriämie sind beide hypoton.

Die Natriumkonzentration im Serum
- ist ein Maß für die Verfügbarkeit an freiem Wasser und die Funktion der Osmoregulation
- dient der Abschätzung der Größe des Extrazellulärraumes
- erlaubt jedoch keine Aussage über den Natriumgehalt des Körpers

Ind:
- Störungen der Flüssigkeits- und Elektrolytbilanzierung
- Abweichungen andrer Serumelektrolyte vom Referenzbereich
- Störungen des Säure-Basen-Haushalts
- Niereninsuffizienz
- Hypertonie

Norm: Erwachsene (Serum, Plasma): **136 – 148 mmol/l**
Kinder (Serum, Plasma): 130 – 145 mmol/l
Urin: 40 - 300 mmol/Tag

↑ **bei:**
- **Dehydratation: Hypernatriämie bei Hypovolämie**
  - **Verminderte Flüssigkeitszufuhr, vermehrte Flüssigkeitsverluste**: Fieber und Durchfälle
  - Renaler Diabetes insipidus: **ADH-Resistenz**, chronische **Pyelonephritis**, Zystennieren, Nephrokalzinose
  - Zentraler Diabetes insipidus: **ADH-Mangel, Schädelhirntraumen**
- **Hyperhydratation**: Hypernatriämie bei Hypervolämie durch **übermäßige Kochsalzzufuhr** (iatrogen, Meerwasserintoxikation), primärer Hyperaldosteronismus (**Conn**-Syndrom)

↓ **bei:**
- **Pseudohyponatriämie**: Euvolämie, Verdrängung von Plasmawasser durch hohe Konzentrationen von Plasmaproteinen und Lipoproteinen bei **Hyperlipoproteinämie**, Hyperproteinämie (**Plasmozytom, M. Waldenström**)
- **Hyperhydratation**: Hyponatriämie bei Hypervolämie, bei akuter und chronischer **Niereninsuffizienz, Herzinsuffizienz, akutem Myokardinfarkt**
- **Hyponatriämie bei Euvolämie**: SIADH, **Hirnblutungen, Meningitis**, Enzephalitis, Karzinome, **Tuberkulose, Pneumonie**
- **Dehydratation**: Hyponatriämie bei Hypovolämie; bei **Erbrechen, Diarrhoe**, Ileus, interstitieller Nephritis, Mineralkortikoidmangel (**M. Addison**), Diuretikatherapie

Mat: Serum, Plasma

Met: Flammenemissionsphotometrie, ionenselektive Elektrode

$Na^+ \downarrow$

Klinik

Die klinischen Symptome der Hyponatriämie werden primär nicht durch das Ausmaß, sondern die Geschwindigkeit des Na-Abfalls bestimmt:
Akute Hyponatriämien gehen mit einer raschen Vergrößerung des Hirnvolumens einher, während bei einer chronischen Entwicklung das Volumen der Hirnzellen durch Abgabe von osmotisch wirksamen Substanzen (K, Cl) in begrenztem Maß reguliert werden kann.
Neuropsychiatrische Symptome stehen im Vordergrund:
Kopfschmerzen, Lethargie, Muskelkrämpfe, Desorientierung, Halluzinationen, Krampfanfälle und Pyramidenbahnzeichen bis zum Papillenödem und Koma

Therapie

Behandlung nach klinischer Symptomatik in Abhängigkeit vom Hydratationszustand. Bei akuten Hyponatriämien ohne Wasserintoxikation mit neurologisch-psychiatrischen Symptomen muss wegen einer Mortalitätsrate von bis zu 50% rasch interveniert werden.

- Akute Hyponatriämie mit normal großem Extrazellulärraum: Infusionen mit 3-5% NaCl-Lösung. Da die Flüssigkeitsverschiebungen von intra- nach extrazellulär das Extrazellulärvolumen erheblich vergrößern und eine Herzinsuffizienz provozieren können, wird der gleichzeitige Einsatz von Schleifendiuretika empfohlen.
- Hypotone Hyperhydratation: kompliziert, da Diuretika die Hyponatriämie verstärken. Eine weitere Kochsalzzufuhr ist kontraindiziert. Versuchsweise Steigerung der Diurese mit einer Kombination von Furosemid und Acetacolamid. Letzte Lösung: Dialyse

$Na^+ \uparrow$

Klinik

Neurologisch-psychiatrische Ausfälle wie Reizbarkeit, Lethargie bis zu epileptischen Krampfanfällen und Koma korrelieren mit dem Schweregrad der Hypernatriämie und der Geschwindigkeit des Auftretens. Rasches Auftreten führt zu einer Schrumpfung de Hirngewebes, die über den Einriss von Brückengefäßen zu Blutungen führt, wodurch sich der Liquor blutig oder xanthochrom eiweißhaltig darstellt.

Therapie

- Hypertone Dehydratation: isotone Kochsalzlösung bis zum Verschwinden der orthostatischen Fehlregulation und anschließende Substitution mit 5%iger Glucose
- Hypertone Hyperhydratation Entfernung von Kochsalz über Diuretika und Ersatz de Flüssigkeit mit 5%iger Glucoselösung, wobei die Osmolalität nicht schneller als 2 mosmol/h gesenkt werden sollte

10.15 Kalium

Funkt: Kalium liegt vorwiegend in ionisierter Form vor. Die intrazelluläre Konzentration ist 40fach höher als die extrazelluläre. Der Konzentrationsgradient wird durch die Na-K-ATPase der Zellmembran aufrechterhalten. Die Regulation des Kaliumhaushaltes ist besonders von Nieren, Darm sowie dem Eiweiß- und Kohlenhydratstoffwechsel abhängig.

Ind:
- Akute und chronische Niereninsuffizienz
- Störungen des Säure-Basen-Haushaltes
- Einnahme von Laxantien und Diuretika
- Diabetes mellitus, Insulintherapie
- Herzrhythmusstörungen
- Hypertonie

Norm: Erwachsene: **3,6 – 5,2 mmol/l**
Kinder: 3,7 – 5,7 mmol/l
Neugeborene: 3,6 – 6,0 mmol/l

↑ bei:
- **Verteilungsstörung**
  Azidose, **Diabetes mellitus**, **Hämolyse**, hyperkaliämische periodische Paralyse
- **Erhöhung des Gesamtkörperkaliums**
  Akute und chronische **Niereninsuffizienz**, **Hypoaldosteronismus** (isoliert, M. Addison), **kaliumsparende Diuretika** (Spironolacton)

↓ bei:
- **Verteilungsstörung**
  Alkalose, Insulin, Katecholamine, hypokaliämische periodische Paralyse
- **Erniedrigung des Gesamtkörperkaliums**
  - Renale Verluste: **Hyperaldosteronismus**, **Diuretika**, **renale tubuläre Azidose**
  - Gastrointestinale Verluste: akute und chronische **Diarrhoe**, **Erbrechen**, **Magensaftdrainage**, Laxantienabusus

Mat: Serum, Plasma

Met: Flammenemissionsphotometrie, ionenselektive Elektrode

K$^+$ ↓	K$^+$ ↑
Klinik	**Klinik**
Tachykardie, Extrasystolen, Digitalisüberempfindlichkeit, Reflexe ↓, Adynamie bis zu Paresen, Obstipation bis zum paralytischen Ileus (auch Blasenlähmung)	Bradykardie, Erregungsleitungsstörungen mit AV-Block, später Asystolie und Kammerflimmern Reflexe ↓, Paresen, vertiefte Kussmaul Atmung (metabolische Azidose) oft symptomarmer Verlauf, es gibt kein zuverlässiges Symptom, welches auf d. Gefahr der Hyperkaliämie hinweist
EKG: ST-Senkung, flaches T, U-Welle, Extrasystolen	
	EKG: zeltförmig hohe T-Welle, Erregungsleitungsstörungen (AV-Block, Schenkelblöcke), QRS-Verbreiterung, QT-Verkürzung
Therapie	
• Kaliumreiche Ernährung (Bananen, Obstsäfte, Trockenobst)	
• Kalinor-Brause (KCl), 1 Tabl. = 40 mmol ⇒ bei normaler Nierenfunktion keine Gefahr der Überdosierung, UW: Dünndarmulzera ⇒ Gabe zum Essen, mit viel Flüssigkeit)	**Therapie**
• KCl parenteral Cave: nicht mehr als 20 mmol/h ⇒ Kammerflimmern Cave: nicht > 40 mmol/l über periphere Venen wegen Venentoxizität	• Glucose-Insulin-Infusionen (z.B. 500 ml Glc 10% mit 10-20 IE Altinsulin über 1 h), • Schleifendiuretika zur Förderung der Elimination (forcierte Diurese), Dialyse

10.16 Chlorid

Funkt: Chlorid liegt zu 88% extrazellulär und zu 12% intrazellulär vor. Es stellt neben Bicarbonat das Gegenanion von Na und K im Extrazellulärraum dar. Einen hohen Chloridgehalt weisen die Belegzellen der Magenschleimhaut und die Schweißdrüsenepithelien auf. Die renale Chloridausscheidung ist stark von der diätetischen Kochsalzzufuhr (NaCl) abhängig. Veränderungen der Na- und Cl- Konzentration verhalten sich häufig gleichsinnig. Chlorid- und Standardbikarbonatkonzentration verhalten sich häufig entgegengesetzt. Meist finden sich Hyperchlorämien und Hypochlorämien bei Störungen des Wasser- bzw. Natriumhaushaltes.

Ind:	• Störungen des Säure-Basen-Haushalts
	• Störungen des Elektrolythaushalts
	• Klassifizierung metabolischer Azidosen
	• Berechnung der Anionenlücke
Norm:	**95 – 110 mmol/l**
↑ bei:	• Längerer Dehydratation
	• **Durchfälle** $\Rightarrow HCO_3^-$- Verluste $\Rightarrow Cl^- \uparrow$
	• **Renale tubuläre Azidose**
	• Chronisch interstitielle **Nephritis**
	• Applikation von Karboanhydrasehemmern
	• **Kortikoidtherapie**
	• **Chronische Hyperventilation** (respiratorische Alkalose)
↓ bei:	• Starkes Schwitzen ohne ausreichende Cl^-- Zufuhr
	• **Erbrechen**/intestinaler Chlorverlust
	• **Diuretika**einnahme (Etacrynsäure, Furosemid)
	• Mineralkortikoidexzesssyndrom
	• Exzessive Alkalizufuhr
	• **Laktatazidose, diabetische Ketoazidose**
	• **Niereninsuffizienz**
	• **Ateminsuffizienz** (chronische Hyperkapnie)
	• Extreme Hypochlorämien: bei Selenintoxikationen
Mat:	Serum, Plasma
	24-h-Sammelurin
Met:	Ionenselektive Elektrode, coulometrische Titration, komplexometrisch, enzymatisch

$Cl^- \downarrow$	$Cl^- \uparrow$

Änderungen der Chloridkonzentration im Serum gehen meist parallel mit denen des Natriums. Isolierte Abweichungen von der normalen Serumchloridkonzentration findet man bei Störungen im Säure-Basen-Haushalt. Therapie bei Chloridmangelalkalosen: Infusion isotoner 0,9%iger NaCl-Lösung $\Rightarrow$ RAAS $\uparrow$, renaler Austausch von Bikarbonat gegen Chlorid

10.17 Calcium

Funkt: 99% des Körperbestandes an Calcium (ca. 1 kg) sind im Skelett gebunden. Das Ca^{2+} des Extrazellulärraumes wird täglich vollständig mit dem dynamischen Ca^{2+}-Pool des Skeletts ausgetauscht. Im Blutplasma liegt Calcium zu 50% als freies, ionisierte Ca^{2+}, zu 35% proteingebunden (hauptsächlich an Albumin) und zu 15% komplexgebunden (z.B. Bikarbonat, Laktat) vor. Der tägliche Calciumbedarf beträgt 6 mmol und entspricht dem Verlust über Nieren und Haut. Wichtigster Anteil in der Calciumhomöostase ist der biologisch aktive Anteil an freiem, ionisierten Ca^{2+}. Die Proteinbindung ist abhängig von der Eiweißkonzentration und dem pH-Wert. Von Protonen wird das Ca^{2+} aus der Proteinbindung verdrängt. Folglich führt eine Azidose zu einem Anstieg, eine alkalische Stoffwechsellage zu einem Abfall des freien ionisierten Ca^{2+}. Reguliert wird der Calciumstoffwechsel hauptsächlich durch PTH und Vitamin D.

Ind:
- **Gesamt-Calcium**
  - Osteoporose-Screening ab dem 50. Lebensjahr
  - Abklärung von tetanischen Syndromen
  - Abklärung von Spontanfrakturen, Knochenschmerzen
  - Nephrolithiasis, Urolithiasis
  - Neuromuskuläre Erkrankungen
- **Ionisiertes Calcium**
  - Spezielle Indikationen des ionisierten Calciums: Azidose, Alkalose, Dysproteinämie, Massentransfusion
  - Theoretisch empfindlichere Messgröße als das Gesamtkalzium mit 2-mal höherer Sensitivität für eine Hyperkalzämie. Nicht in jedem Labor verfügbar.

Norm:

Erwachsene:	**2,20 – 2,65 mmol/l**
Ionisiertes Ca^{2+} korrigiert auf pH 7,4:	1,15 – 1,32 mmol/l
Ca^{2+} im 24-h-Sammelurin, Frauen:	< 6,5 mmol/24h
Ca^{2+} im 24-h-Sammelurin, Männer:	< 7,5 mmol/24h
Ca^{2+} im 24-h-Sammelurin, calciumarme Kost:	< 4,0 mmol/24h

↑ **bei:**
- **Maligne Tumoren** (50%): **Knochentumoren** oder **Metastasen**, Plasmozytom, **paraneoplastisch**
- **Endokrine** Ursachen: primärer **Hyperparathyreoidismus** (30%), **Hyperthyreose, NNR-Insuffizienz**
- **Immobilisation**: Knochenabbau
- **Medikamente**: **Thiazid-Diuretika, Vitamin-D-Überdosierung**, Vitamin-A-Überdosierung, kalziumhaltige Kationenaustauscher
- Weiteres: Sarkoidose, Milch-Alkali-Syndrom, familiäre hypokalziurische Hyperkalzämie (wichtige DD vor ungerechtfertigter Parathyreoidektomie)

↓ **bei:**
- **Hypalbuminämie**: Leberzirrhose, nephrotisches Syndrom
- **Vitamin-D-Mangel, Rachitis**: Malabsorption (z.B. Sprue), Mangelernährung, Rachitis
- **Parathormonmangel**: Hypoparathyreoidismus
- **Nierenerkrankungen**: Niereninsuffizienz [sekundärer Hyperparathyreoidismus, renal tubuläre Azidose (Calciumverlust)]
- Weiteres: Pseudohypoparathyreoidismus, osteoblastische Metastasen, akute Pankreatitis, Glucocortikoid-Exzess, Medikamente (Schleifendiuretika, Laxantien, Antiepileptika)

Mat:	Gesamtcalcium:	Serum
	Ionisiertes Calcium:	heparinisiertes Vollblut oder Plasma
Met:	Gesamt-Calcium:	photometrisch
	Ionisiertes Calcium:	ionenselektive Elektrode

$Ca^+ \downarrow$	$Ca^+ \uparrow$
Klinik	**Klinik**
Tetanie, Krampfanfälle bei erhaltenem Bewusstsein, Parästhesien, Pfötchenstellung der Hände, Stimmritzenkrampf, Hyperreflexie mit Chvostek-Zeichen (beim Beklopfen des N.facialis im Bereich der Wange ist im positiven Fall ein Zucken der Mundwinkel auslösbar) u. Trousseau-Zeichen (nach Anlegen einer Blutdruckmanschette mit arteriellem Mitteldruck am Arm kommt es im positiven Fall nach einigen Minuten zur Pfötchenstellung)	häufig asymptomatisch Nephrolithiasis, Nephrokalzinose, Übelkeit, Obstipation, Fieber, Psychosen, Verwirrtheit b Koma, Herzrhythmusstörungen, Adynamie, Muskelschwäche bis zur Pseudoparalyse
	Hyperkalzämische Krise: Polyurie, Polydipsie, Erbrechen, Exsikkose, Somnolenz, Koma, psychotische Erscheinungen
EKG: QT-Strecken-Verlängerung	EKG: QT-Strecken-Verkürzung
Therapie	**Therapie**
bei Tetanie: Calcium i.v. (bei Hyperventilationstetanie: Beruhigung des Patienten, evtl. Tütenatmung) Langzeitbehandlung: orale Substitution von Calcium, evtl. zusätzlich Vitamin D	• Forcierte Diurese (5 l/Tag und mehr mit physiologischer Kochsalzlösung und Furosemid unter Kontrolle von Wasser und Elektrolyten sowie ggf. Substitution von Kalium)
	• Calciumzufuhr stoppen (Cave: Herzglykoside und Thiaziddiuretika)
	• Biphosphonate: bei tumorinduzierten Hyperkalzämien zur Hemmung der Osteoklastenaktivität
	• ggf: Glucokortikoide als Vit-D-Antagonisten, Hämodialyse

10.18 Phosphat

Funkt: Phosphat ist zu 85% in Knochen und Zähnen, zu 14% in Körperzellen und zu 1% im Extrazellulärraum. Energiereiche Phosphate (z.B. ATP) liefern Energie für Stoffwechselreaktionen. Auch dient Phosphat als Puffersubstanz in Blut und Urin.

Die diagnostische Bewertung erfolgt im Zusammenhang mit den Calcium-Werten, da Störungen der Nebenschilddrüse, des Vitamin-D-Stoffwechsels, der Nierenfunktion und Erkrankungen des knöchernen Skeletts in aller Regel Calcium und Phosphat gemeinsam betreffen.

Ind:
- Obligate Begleituntersuchung zur Beurteilung des Calcium-Stoffwechsels
- Spezielle tubuläre Defekte mit gestörter Phosphat-Rückresorption
- Vitamin-D-Stoffwechselstörungen (Vitamin-D-resistente / -abhängige Rachitis)
- Parenterale Ernährung, chronischer Alkoholismus
- Dialysepatienten

Norm:

Serum, Plasma (Erwachsene):	**0,84 - 1,45 mmol/l**
Serum, Plasma (Kinder > 12 Monate):	1,10 - 2,0 mmol/l
Serum, Plasma (Kinder < 12 Monate):	1,56 - 2,8 mmol/l
Phosphat im 24-h-Urin (Erwachsene: bei Kindern geringer):	21 - 85 mmol/Tag = 0,65 - 2,6 g/Tag
Phosphat-Clearance:	5,4 - 16,2 ml/min

↑ bei: **Chronische Niereninsuffizienz, Hypoparathyreoidismus,** Pseudo-Hypoparathyreoidismus, **Akromegalie**

↓ bei: Primärer **Hyperparathyreoidismus,** phosphatbindende Antazida-Therapie sekundärer Hyperparathyreoidismus: Hypokalzämie, Vitamin-D-Mangel, **Malabsorptionssyndrom** (Vit.D, Calcium), **Rachitis**

Mat:
- Serum, Plasma (nüchtern abnehmen, Serum/Plasma innerhalb 1 h von den Zellen trennen, sonst kommt es zur Phosphatfreisetzung aus den Erythrozyten infolge Hämolyse)
- Sammelurin

Met: Phosphat und Ammoniummolybdat bilden einen Komplex, der durch Ascorbat zu Molybdänblau reduziert wird. Die Intensität der entstandenen blauen Farbe wird photometrisch bestimmt.

P ↓

Klinik

- Muskelschwäche, Muskelschmerz. Die Muskelschwäche kann zur respiratorischen Insuffizienz führen.
- zentralnervöse Symptome wie Verwirrtsein, Konfusion, Konvulsionen, Koma
- Hämatologische Probleme wie hämolytische Anämie und eine Dysfunktion der neutrophilen Granulozyten können ebenfalls auftreten.

Therapie

- Leichte akute Hypophosphatämien mit Spiegeln über 0,5 mmol/l sind nicht behandlungsbedürftig.
- Bei schweren, auch asymptomatischen Hypophosphatämien, sollte P substituiert werden.
- Prinzipiell ist wegen der Gefahr einer akuten Hypokalzämie die orale Substitution vorzuziehen.
- Die i.v. Dosis sollte 2,5 mg Phosphat/kg nicht überschreiten.
- Oral werden 30 - 60 mmol Phosphat/d verabreicht.
- Bei Tubulustransportstörungen ist zusätzlich zur Phosphatgabe eine Vitamin-D-Substitution erforderlich.

P ↑

Klinik

- Reziproker Abfall der Ca^{2+}-Konzentration im Plasma, Abnahme der intestinale Calcium-Absorption
- Bei Tumorkalzinose, Pseudoxanthoma elasticum, kortikaler Hyperostose und Thyreotoxikose kommt es zu keinem Abfall des Calciums.
- Ektopische Kalzifizierungen, die in allen Organen stattfinden können.
- Akute oder chron. Niereninsuffizienz

Therapie

- Akute Hyperphosphatämien bilden sich bei normaler Nierenfunktion innerhalb von 24 h zurück.
- Steigerung der renalen Phosphatausscheidung durch Kochsalzinfusionen oder Acetacolamid
- Bikarbonatgaben hemmen die renale Phosphatrückresorption, können aber die Hypokalzämie-Symptomatik verstärken.
- Bei chronischen Hyperphosphatämien kann die intestinale Phosphatresorption durch phosphatarme Diät und/oder Phosphatbinder reduziert werden.

10.19 Definitive Einordnung aller Störungen des Wasser- und Elektrolythaushaltes

Nur unter Einbeziehung von:
- Bestimmung aller Elektrolyte in Serum und 24-h-Urin
- Berücksichtigung von Anamnese, klinischem Bild und Säure-Basen-Status

11. Urogenitalsystem

11.1 Urinstatus

Der Urinstatus besteht aus drei Untersuchungsteilen
- Makroskopischer Beurteilung
- Teststreifenbeurteilung
- Mikroskopischer Untersuchung

11.2 Makroskopische Beurteilung

Menge

Norm:	600-1800 ml/Tag
Anurie:	< 100 ml/Tag
Oligurie:	< 400 ml/Tag
Polyurie:	> 2500 ml/Tag

Farbe

Auffällige Urinfärbungen:

Wasserklar:	Polyurie, Diabetes mellitus, Diabetes insipidus
Intensiv gelb:	Flavine (z.B. hohe Dosen Vit. B2), Phenacetin
Gelb-orange:	Sehr konzentrierter Urin, Bilirubin, Urobilin, Fieber
Gelb-grün:	Bilirubin/Biliverdin, Pseudomonas-Infektionen (Fluoreszein)
Blau-grün:	Biliverdin, Pseudomonas-Infektionen (Pyozyanin), Methylenblau
Gelb-braun:	Bilirubin/Biliverdin, Rhabarber (in saurem Urin)
Rot:	Hämoglobin und Erythrozyten, Myoglobin, Porphyrine, Pyramidon, rote Beete
Rosa:	Rhabarber (in alkalischem Urin)
Rot-braun:	Methämoglobin (aus Hämoglobin)
Braun-schwarz:	Methämoglobin, Homogentisinsäure (Alkaptonurie, Oxidation durch Luftsauerstoff), Melanin, Porphyrine, L-Dopa, Methyldopa

Klarheit

Normaler Urin ist klar. Jede Trübung von frischem Urin ist pathologisch.

- Frischer Urin
  - helle Trübung: massenhaft Leukozyten, Bakterien, Hefen, Spermatozoen, Cystinkristalle
  - rotbraun (Bodensatz): Erythrozyten
  - braune Flocken: Stuhlvermengung bei Säuglingen
  - milchig: Fetttröpfchen (Chylurie, Lipurie)
- Nach einigem Stehen, insbesondere in Kälte
  - hell: Phosphate, Carbonate im alkalischen Urin
    Urate, Harnsäure in saurem Urin
    Oxalate (selten)
- Nach einigem Stehen in Wärme
  - wolkige Trübung: Bakterien
  - nach längerem Stehen Nubekula: Phosphate, Mucine, Epithelien der Harnwege (ohne pathologischen Befund)

Geruch

Der Uringeruch ist regelmäßig auffällig, wenn folgende Substanzen vermehrt mit dem Urin ausgeschieden werden:

Ketone	⇒	Diabetes, Hunger
B-Vitamine	⇒	bei medikamentöser Gabe
Nahrungsmittel	⇒	Zwiebeln, Knoblauch, Spargel, Kaffee
Ammoniakalisch	⇒	bei bakterieller Zersetzung

Ein stark ammoniakalischer Geruch weist auf eine bakterielle Zersetzung von Harnstoff hin.

Ggf. Dreigläserprobe

Die Dreigläserprobe hilft bei der Lokalisation einer Blutungsquelle.
Hierzu wird der Urin einer Miktion auf drei Portionen verteilt:

- Erste Portion blutig: Blutungen im Urethralbereich
- Ersten beiden blutig: Blutungen im Blasenbereich
- Alle blutig: Blutungen im Nierenbecken

11.3 Teststreifenbeurteilung

Der Nutzen von Urin-Teststreifen besteht weitgehend in der Erkennung von Infektionen und Blutungen im Urogenitalbereich sowie der Überwachung von Diabetikern. Er hat aufgrund besserer Praktikabilität und Spezifität die Untersuchung der Urine mit Reagenzglasproben auf Glucose, Protein, Bilirubin u.a. nahezu vollständig verdrängt. In den Reaktionsfeldern der Teststreifen sind alle zur Nachweisreaktion benötigten Chemikalien in stabilisierter Form enthalten. Wird der Teststreifen mit Urin befeuchtet lösen sich die Reagentien, so dass die Nachweisreaktionen mit den durch den Urin eingebrachten Substraten ablaufen können. Zur Erkennung und Differenzierung von Proteinurien ist aber die quantitative Messung von Leitproteinen im Urin spezifischer und empfindlicher.

Ind:
- Vorsorgeuntersuchung
- Nieren- und Harnwegsinfektionen (Nachweis von Granulozyten)
- (Mikro-) Hämaturie, Hämoglobinurie, Myoglobinurie
- Therapiekontrolle bei Diabetes mellitus: Glucose- und evtl. Ketonnachweis
- Azidosen, Alkalosen, Harnsteindiagnostik und -prophylaxe

Mat / Met:
Untersuchungsmaterial: frischer Urin
Durchführung der Untersuchung innerhalb von 2 h:
1. Der Teststreifenbehälter ist nach Entnahme der Teststreifen sofort wieder zu verschließen
2. Die Streifen nur kurz (maximal 1 Sekunde) in den Urin eintauchen, da sonst die Reagentien herausgeschwemmt werden können
3. Der überschüssige Urin wird abgestreift
4. Nach der vorgeschriebenen Zeit werden die Reaktionszonen mit den Farbskalen auf dem Teststreifenbehälter verglichen

Erfassbare Werte:
- pH-Wert, Glucose, Protein, spezifisches Gewicht
- Hämoglobin und Erythrozyten, Leukozyten
- Ketone, Urobilinogen, Nitrit
- Amylase
- Phenylbrenztraubensäure, Cystin und Homocystin, Sulfit

11.4   Mikroskopische Untersuchung

Ind:
- Routineuntersuchung des Urins
- Gezielte Untersuchung bei positiven Teststreifenergebnissen
- Verlaufskontrolle bei Nierenerkrankungen

Mat /   Spontanurin, möglichst (Nacht- oder) Morgenurin
Met: Durchführung der Untersuchung innerhalb von 4 h

Addis-Count: in einer genau festgelegten Zeitspanne unter forcierter Diures gewonnener Urin

Norm: **Sediment**
- Bis 2 Erythrozyten pro Gesichtsfeld
- Bis 5 Leukozyten pro Gesichtsfeld
- Vereinzelt hyaline Zylinder
- Bis 15 Plattenepithelien

Semiquantitative Urinzellzählung
- Bis 5 Erythrozyten pro µl
- Bis 10 Leukozyten pro µl

Addis-Count
- Bis 2000 Erythrozyten pro min
- Bis 4000 Leukozyten pro min

Bew: **Zylinder**
- **Zusammenballungen mehrerer Zellen**
  als 'Ausgussmodelle' der distalen Tubuli und der Sammelrohre
- Besondere pathognomonische Bedeutung, da sie erst bei pathologisch erhöhter Zellzahl und erhöhtem Proteingehalt in den Tubuli entstehen können und als starker Hinweis auf **Nierenparenchymschädigungen** gewertet werden müssen

Urinbestandteile	Auftreten bei Erkrankungen
Erythrozyten:	Glomerulonephritiden Tumoren der Niere und Harnwege Nieren- und Blasensteine
Leukozyten:	Pyelonephritis, Cystitis, Prostatitis, Urethritis Cave: gynäkologische Erkrankungen
Wachszylinder:	Schwere chronische Niereninsuffizienz, gelegentlich nach Nierenversagen

Bakterien:	Harnwegsinfektionen
Trichomonaden:	Vor allem bei Frauen
Pilze und Hefezellen:	Soor

11.5 pH–Wert

Ind:
- Unspezifischer Suchtest auf **Harnwegsinfektionen**
- **Azidosen** und **Alkalosen**
- Aufdeckung langer Lager- und Transportzeiten

Norm: pH **5,0 – 7,0** (leicht sauer), die normalen Extrembereiche liegen zwischen pH 4,8 - 7,5

↑ bei: Vegetarier (gemüsereiche Kost): alkalisch

↓ bei: Sauer: fleischreiche Ernährung, Abbau von endogenem Eiweiß, Hunger, bei hohem Fieber

11.6 Glucose

Ind:
- Suchtest auf **Diabetes mellitus** und **renale Glucosurie**
- Therapiekontrolle bei Diabetes mellitus

Norm:

| Spontanurin: | ≤ 150 mg/l | ≤ 0,83 mmol/l |
| 24-h-Sammelurin: | ≤ 300 mg/d | ≤ 16,65 mmol/l |

Umrechnungsfaktor: mg/l x 0,00556 = mmol/l
Normale Nierenschwelle: 1500 - 1800 mg/l

↑ bei: **Diabetes** mellitus, renaler Diabetes bei **tubulärer Nierenschädigung**, **Schwangerschaftsglucosurie** (vor allem im letzten Trimenon)

11.7 Protein

Ind:
- Suchtest auf Nierenerkrankungen aller Art
- Glomeruläre oder tubuläre Proteinverluste
- Infektionen des Nierenparenchyms, des Nierenbeckens und der ableitenden Harnwege
- Orthostatische Proteinurie
- Schwangerschaftsüberwachung

Eint: **Prärenale Proteinurien**
vermehrte Bildung und Ausscheidung von Paraproteinen
Bei Verdacht auf Bence-Jones-Proteinurie immer quantitative
Proteinbestimmung im Urin!

Urinproteine und mögliche Ursachen:

Hämoglobin	intravasale Hämolyse
Myoglobin	Rhabdomyolyse
Ig-Leichtketten	Plasmozytom

Renale Proteinurien
- **Glomeruläre Proteinurien** ⇒ höhermolekulare Plasmaproteine
  treten in den Harn über
  selektiv: nur Albumin und Transferrin passieren die Basalmembran
  nicht selektiv: neben Albumin und Transferrin passieren auch
  höhermolekulare Proteine wie z.B: Immunglobuline mit einem
  Molekulargewicht bis 150000 und höher die Basalmembran
- **Tubuläre Proteinurien** ⇒ hauptsächlich niedermolekulare Proteine
  erscheinen aufgrund einer verminderten Rückresorption im Urin
- **Mischformen** ⇒ glomerulär-tubuläre Mischproteinurien finden
  sich insbesondere bei fortgeschrittener Nierenschädigung

Leitproteine der renalen Proteinurie

Schädigung	Urinprotein
glomerulär, selektiv	Albumin
glomerulär, unselektiv	Albumin + IgG
tubulär	α1-Mikroglobulin

Postrenale Proteinurien
Infektionen und Blutungen (Nierenbecken, ableitende Harnwege)

Differenzierung mittels Urinproteinquotienten

Urinproteinquotient	renal		postrenal
α2-Makroglobulin / Albumin	renale Hämaturie		postrenale Hämaturie
(bei Hämoglobinurie und Albuminurie ≥ 100 mg/l)	< 0,02		> 0,02
IgG / Albumin	renale Proteinurie		postrenale Proteinurie
	< 0,2		> 0,2
	selektiv glomeruläre Proteinurie	nicht-selektiv glomeruläre Proteinurie	
	< 0,03	> 0,03	
α1-Mikroglobulin / Albumin	rein glomeruläre Proteinurie	glomerulär tubuläre Mischproteinurie	
	< 0,1	> 0,1	

Norm: < 150 mg/Tag; Grenzkonzentration im Morgenurin: 30 mg/dl

Bed: Morgendliche Proteinurien haben die größte pathologische Bedeutung, weil eine erhöhte Eiweißausscheidung zu anderen Tageszeiten auch durch Sport oder Stress verursacht werden kann.

Physiologische Proteinurie:	Bei Neugeborenen, nach Orthostase mit Hyperlordose, nach schweren körperlichen Anstrengungen, in der Schwangerschaft
Orthostatische Proteinurie:	Albumin, Transferrin, α1- und γ-Globuline
Nephrotisches Syndrom:	Vorwiegend Albuminausscheidung (5-40 g/d)
Chronische Pyelonephritis:	Vor allem α1-, β- und γ-Globuline
Entzündliche Erkrankungen:	α1-Globulin-Ausscheidung
Chylurie:	Hoher Albumingehalt und Fibrinogen-vermehrung

Glomeruläre Schädigung:	Albumin, Transferrin und ggf. Immunglobuline im Urin erhöht
Tubulusläsion:	β2 + α1 - Mikroglobulin im Urin erhöht, Retinol-bindendes Protein und β-NAG (N-Acetyl-β-D-Glucosaminidase)

Met: Streulichtmessung nach Präzipitation, Farbstoff-Bindungsmethoden, Cu-Protein-Komplexbildung

Bes: **Mikroalbuminurie**
In Reihenuntersuchungen konnte ein Zusammenhang zwischen einer Mikroalbuminurie und kardiovaskulären Risikofaktoren wie Übergewicht, Hyperlipidämie, Nikotin- und Alkoholkonsum, Hypertonie sowie peripherer Insulinresistenz festgestellt werden. Noch ist unklar, ob eine Mikroalbuminurie bei entsprechenden Patienten als frühes Kennzeichen der glomerulären Nephropathie, als Folge eines gesteigerten renalen Perfusionsdruckes oder als Ausdruck einer pathologischen Endothelfunktion zu werten ist. Die Mikroalbuminurie wird jedoch als weiterer kardiovaskulärer Risikofaktor betrachtet.

Einteilung und Entscheidungsgrenzen der Albuminurie

	Normal	Mikroalbuminurie	Makroalbuminurie
Erster Morgenurin	< 20 mg/l	20-200 mg/l	> 200 mg/l
24-h-Sammelurin	< 30 mg/d	30-300 mg/d	> 300 mg/d

11.8 Bence-Jones-Proteine

Niedermolekulare pathologische Eiweißkörper, die im Urin ausgeschieden werden. Es handelt sich um **leichte Ketten von Immunglobulinen** (Lambda- und Kappa-Typ) mit einem MG von ca. 22000.
Vorkommen bei 80% der Patienten mit **Plasmozytom**, häufig mit Auftreter anderer Paraproteine im Urin kombiniert. Eventuell auch bei der Makroglobulinämie Waldenström oder einer Paraproteinämie. Nachweis im Urin mittels Urin-Immunfixation (Nachweisempfindlichkeit: 20-30 mg/l) bzw. Urin-Elektrophorese (Nachweisempfindlichkeit: ca. 100 mg/l).

11.9 Erythrozyten

Ind: Suchtest auf Hämaturie

Def: **Hämaturie**
Ausscheidung intakter Erythrozyten im Harn. Nach Zentrifugation finden sich ein Bodensatz intakter Erys und ein klarer, normalgefärbter Überstand.
- Mikrohämaturie: nur mikroskopisch oder chemisch nachweisbare Erythrozyturie oder Hämoglobinurie
- Makrohämaturie: Blutbeimengungen von > 1 ml Blut pro Liter Urin

Norm: Bei Gesunden gelten bis **3** (max. 5) Erys **pro µl** als normal

↑ bei: **Prärenale Hämaturien**
- Durchblutungsstörungen (Herz-Kreislauferkrankungen, Nierenvenenthrombosen, arterielle Embolien, Marschhämaturie)
- Gestörte Gerinnung (Hämophilie, Thrombozytopenien, Thrombozytopathien)
- Medikamente (Marcumar-Überdosierung, Phenylbutazon)
- Essenzielle Hämaturie

↑ bei: **Renale Hämaturien**
- Primäre Nierenparenchymerkrankungen (Nephritis, Glomerulonephritis, Pyelonephritis)
- Sekundäre Nierenparenchymschäden (Amyloidose, Tuberkulose, Gicht, M.Schoenlein-Henoch, Lupus erythematodes)
- Tumoren, Wilms-Tumor, Cysten, Hämangiome, Nierenbeckensteine
- **Postrenale Hämaturien**
  - Steinleiden
  - Tumoren der ableitenden Harnwege
  - Entzündungen (Cystitis, Prostatitis, Urethritis)

11.10 Hämoglobin

Ind: Suchtest auf Hämoglobinurie

Def: Hämoglobinurie
Im Gegensatz zur Hämaturie, bei der intakte Erythrozyten ausgeschieden werden, enthält der Harn bei der Hämoglobinurie freies Hämoglobin. Ausscheidung des roten Blutfarbstoffes erfolgt infolge **intravasaler Hämolyse** und einer konsekutiven Hämoglobinämie.

Bei einer Hämoglobinurie bleibt der Überstand auch nach Zentrifugation rotbraun gefärbt. Im Sediment finden sich keine Erythrozyten, häufig aber Hämoglobinzylinder. Hämoglobinurien sind mikroskopisch nicht nachweisbar.

Norm: Normalerweise ist im Urin **kein** Hämoglobin nachweisbar

Rückresorptionskapazität der Tubuli für Hämoglobin: 1 g/l,
Normalwert für freies Hb im Serum bis 50 mg/l

↑ bei: • **Prärenaler intravasaler Hämolyse**
⇒ Wenn die Bindungskapazität des Haptoglobins im Plasma
⇒ Wenn die Rückresorptionskapazität der Tubuli für Hämoglobin erschöpft ist
• **Durch Hämolyse von Erythrozyten im Urin**
⇒ V.a. bei hypotonem Urin und
⇒ Bei längerem Stehenlassen insbesondere von alkalischem Urin

11.11 Myoglobin

Def: Myoglobin = 'Muskelhämoglobin'

Ind: Muskelerkrankungen, Rhabdomyolysen, Leistungsbeurteilung in der Sportmedizin

Norm: Normalerweise ist im Urin **kein** Myoglobin nachweisbar

↑ bei: **Muskelverletzung, Muskelnekrose, schwere körperliche Anstrengung**;
Das im Urin nachweisbare Myoglobin stammt fast ausschließlich aus der Skelettmuskulatur, während das im Serum nachweisbare Myoglobin aus der Skelett- oder Herzmuskulatur stammen kann.

11.12 Leukozyten

Ind: **Suchtest auf Entzündungen im Bereich der Niere und der ableitenden Harnwege**

Norm: Bei Gesunden höchstens **10** Leukozyten/µl

↑ bei:
- Nierenentzündungen: **Pyelonephritis** (akut und chronisch), Glomerulonephritis
- Entzündungen der ableitenden Harnwege
- Medikamente (z.B. Acetylsalicylsäure, Phenacetin)

11.13 Ketone

Ind:
- Diabetesdiagnostik
- Azidosen verschiedener Genese
- Hypokalorische Diät
- Schwangerschaftsgestose

Norm: Normalerweise sind im Urin **keine** Ketone nachweisbar

↑ bei:
- **Diabetiker** (schlecht eingestellte Stoffwechsellage ⇒ Hyperglykämie und Ketoazidose)
- **Nulldiät** (oder generell verminderte KH-Zufuhr ⇒ gesteigerter Fettsäureabbau führt zu einer Ketoazidose)

Fehl: Falsch-negative Befunde ergeben sich, wenn der Urin vor der Untersuchung zu lange steht und Acetessigsäure zerfällt und bakteriell abgebaut wird.
Falsch-positive Befunde werden unter Therapie mit L-Dopa festgestellt.

11.14 Bilirubin

Ind: **Suchtest auf Hepatopathien** (z.B. Hepatitis) und **obstruktive Gallenwegserkrankungen**, jedoch von untergeordneter Bedeutung.

Norm: Bei Gesunden ist Bilirubin im Harn **praktisch nicht nachweisbar**.

↑ bei: Intra- und extrahepatischer **Verschlussikterus**, **Parenchymikterus**, akute oder chronische **Hepatitis**, **Leberzirrhose**. Beim Rotor- und Dubin-Johnson-Syndrom ist während der ikterischen Phasen Bilirubin im Harn nachweisbar.

Patho: Bilirubin entsteht beim **Abbau von Hämoglobin** im reticuloendothelialen System, in der Milz und in den Kupffer'schen Sternzellen der Leber. In den Mikrosomen der Leberzellen wird Bilirubin konjugiert, hauptsächlich mit Glucuronsäure. Das unkonjugierte Bilirubin ist lipid-, aber nicht wasserlöslich.
Ab etwa 34 µmol/l (2 mg/dl) Bilirubin im Serum kommt es zum Ikterus. Bilirubin bindet sich an die elastischen Fasern der Haut und der Konjunktiven und bewirkt so die Gelbfärbung.

Met: Dem Teststreifennachweis liegt die Reaktion von konjugiertem (wasserlöslichen) Bilirubin mit einem stabilisierten Diazoniumsalz in stark saurem Milieu zugrunde.

Fehl: • Falsch-negativ: bei hohen Ascorbinsäure- und Nitritkonzentrationen im Urin oder wenn die Urinprobe vor der Untersuchung zu lange dem Sonnenlicht ausgesetzt war (Photolyse des Bilirubins)
  • Falsch-positiv: durch Medikamente, die durch ihre Eigenfarbe die Farbe des Reaktionsfeldes verändern

11.15 Urobilinogen

Funkt: **Abbauprodukt des Bilirubins**

Ind: • **Suchtest bei Störungen im Bilirubinstoffwechsel**
(Leberparenchymschäden, Störungen der Bilirubinexkretion, extra- und intrahepatische Cholestase)
  • **Differenzialdiagnose beim Ikterus**

Norm: ≤17 µmol/l   =   ≤ 1 mg/dl

↑ bei: Urobilinogen wird vermehrt im Urin ausgeschieden, wenn im enterohepatischen Kreislauf der Gallenfarbstoffe die Funktionskapazität der Leber eingeschränkt oder überlastet ist oder die Leber umgangen wird.
  • **Vermehrter Hämoglobinabbau** bei: **hämolytischer Anämie, perniziöser Anämie, intravasaler Hämolyse, Polyzythämie,** Resorption großer Blutextravasate
  • **Vermehrte Bildung von Urobilinogen im Darm** bei erheblicher **Obstipation,** Enterocolitis, **Ileus,** verstärkten Gärungsprozessen
  • Vermehrte Urobilinogenbildung und -resorption bei **Infektionen der Gallenwege**

↓ bei: Bei komplettem Verschlussikterus: fehlende Urobilinogenausscheidung

Patho: Die Bildung von Urobilinogen und Stercobilinogen aus Bilirubin erfolgt zu einem kleinen Teil in den ableitenden Gallenwegen, zum überwiegenden Teil aber im Darm durch bakterielle Reduktion.
Physiologischerweise wird das Urobilinogen völlig, das Stercobilinogen zu einem kleinen Teil rückresorbiert, über die Pfortader der Leber wieder zugeführt und dort weiter abgebaut. Das im Dickdarm gebildete Stercobilinogen wird mit dem Stuhl ausgeschieden, bis auf wenige Prozente, die über den Plexus haemorrhoidalis in den Systemkreislauf und in den Urin abgeschieden werden.

Verhalten von Bilirubin/Urobilinogen im Urin bei versch. Ikterusformen:

	Bilirubin	Urobilinogen
Prähepatisch	–	Norm oder ↑
Hepatisch	(+)	Norm oder ↑
Posthepatisch	+	Norm oder ↓

11.16 Nitrit

Ind: Suchtest auf Harnwegsinfektionen

Norm: **Kein** Nitrit im Urin

↑ bei: Ein positiver Test benötigt drei Voraussetzungen:
- Erreger in den Harnwegen reduzieren Nitrat zu Nitrit
- Genügende Nitratzufuhr mit der Nahrung
- Verweildauer des Urins in der Blase ist ausreichend für die Reduktion (4-6 Std.)

Aber: ein negativer Nitrit-Test schließt eine Harnwegsinfektion nicht aus

Fehl: Falsch-negativ: bei Ascorbinsäurekonzentrationen > 25 mg/dl im Urin oder bei antibiotischer Behandlung

11.17 Amylase

Ind: Durch die selektive Bestimmung von Pankreasamylase im Serum hat die **Untersuchung des Urins auf Amylase an Bedeutung verloren**.
Sie ist indiziert bei:
- Chronischer Hyperamylasämie
- Verdacht auf Makroamylasämie (durch Komplexbildung zwischen Plasmaproteinen und Amylase kommt es zu einer verminderten renalen Amylaseausscheidung auch bei gesunden Nieren. Die typische Konstellation einer Makroamylasämie umfasst eine hohe Plasmaamylase bei normaler oder verminderter Urinamylase und einen unauffälligen klinischen Befund. Makroamylasämien kommen bei beiden Isoenzymen vor, sind aber insgesamt selten.)
- Nachweis oder Ausschluss einer Niereninsuffizienz
- Verdacht auf diabetische Nephropathie

Norm: ≤ 550 U/l

↑ bei: Akute **Pankreatitis**, chronisch-rezidivierende Pankreatitis, **Parotitis**, Parotisaffektionen, **akuter Alkoholismus**, **nach ERCP**, Niereninsuffizienz, Tumoren.

Patho: Die α-Amylase wird von Pankreas und Speicheldrüsen synthetisiert, der Großteil wird exogen sezerniert, nur ein geringer Bruchteil gelangt ins Blut. Die α-Amylase wird mit dem Harn ausgeschieden.

Fehl: Bei sehr hohen Bilirubinkonzentrationen und bei stark braun gefärbtem Urin ist die Farbbildung auf den Teststreifen schlecht zu beurteilen. Stark gepufferte Urine mit extremen pH-Werten liefern unzuverlässige Ergebnisse.

11.18 Phenylbrenztraubensäure

Ind: Verdacht auf Phenylketonurie

↑ bei: **Phenylketonurie**

Patho: $C_6H_5CH_2 - CO - COOH$
Ketosäure, entsteht beim Abbau des Phenylalanins bei AS-Stoffwechselstörung:
Phe →//→ Tyr → Dopamin, Melanin, Katecholamine, Fumarat, Acetoacetat

Bed: Die Teststreifenuntersuchung hat seit der Einführung des Guthrie-Tests als Screening-Untersuchung in den Industrieländern deutlich an Bedeutung verloren.

11.19 Cystin + Homocystin

Ind: Verdacht auf Cystinurie oder Homocystinurie
Die Indikation ergibt sich bei Verdacht auf Cystinurie aufgrund typischer
Kristallformen im Urin, oder als Verdacht auf Homocystinurie bei nicht-
schattengebenden Nierensteinen oder reinem klinischen Verdacht auf
Homocystinurie (DD: Marfan-Syndrom).

Norm: Im Urin Gesunder nicht nachweisbar

↑ bei: **Cystinurie** oder **Homocystinurie**

Patho: • Cystinurie: typische Kristallformen im Urin
• Homocystinurie: Verdacht bei nicht schattengebenden Nierensteinen
(DD Marfan-Syndrom)

11.20 Sulfit

Ind: Suchtest auf Störungen der Sulfitoxidase

↑ bei: **Sulfitoxidasemangel**: seltene, angeborene Stoffwechselstörung

Met: Urin wird auf das Sulfit-Testpapier getropft. Eine Rotfärbung zeigt Sulfit an.
Cystein und andere Substanzen mit freien SH-Gruppen reagieren ebenfalls
positiv.

Fehl: • Falsch-negative Ergebnisse ergeben sich bei alten Urinproben.
• Falsch-positive Ergebnisse können durch das Medikament
2-Mercaptoäthansulfonat entstehen.

11.21 Urinkonzentration, Konzentrierleistung

- Beim Gesunden von **100 – 1400 mosmol/kg**
- Untersuchungsmaterial: Urinproben nach **mind. 12-stündigem Wasserentzug**
- Mittels Urinstix (nur orientierender Charakter):
  Das Testfeld "SG" bestimmt nicht das spez. Gewicht (physikalische Messgröße). Eine Urindichtebestimmung erfolgt mit dem Urometer.
- Mittels Urometer ("Urinspindel", Senkspindel, Aräometer):
  Zur Messung muss das Urometer frei schwimmen.
- Konzentrationsversuch: wesentlicher Teil des alten Vollhard'schen Wasser- und Durstversuchs, bei dem die Adiuretinsekretion und Adiuretinwirkung geprüft wird
- Ein bekannter Diabetes insipidus ist eine Kontraindikation für einen Durstversuch (schwere Dehydratation).

11.22 Clearance

Entfernung einer bestimmten exogenen oder endogenen **Substanz aus dem Blut** als spezifische Leistung eines Ausscheidungsorgans gemessen **in demjenigen Plasmavolumen, das pro Zeiteinheit von** einer **Indikatorsubstanz befreit** wurde.

$$C = \frac{\text{Urinkonzentration des Stoffes x Volumen des Urins}}{\text{Plasmakonzentration des Stoffes x Sammelzeit des Urins}}$$

Renale Clearance: Clearance als Nierenleistung des entsprechenden 'Klärwertes' definiert als dasjenige Blutplasma-Volumen in ml, das pro Minute durch die Nierenfunktion von einer bestimmten harnfähigen Substanz vollständig befreit wird.

Unterschieden werden als **glomeruläre** Clearance die Clearance von Substanzen, die in den Tubuli weder ausgeschieden noch rückresorbiert werden (z.B. Mannit, Natriumthiosulfat, Inulin, Polyfructosan S, Creatinin) und als **tubuläre** Clearance die Clearance von Substanzen, deren Ausscheidung nur durch die Tubuli erfolgt (z.B. p-Aminohippursäure = PAH). Bei beginnender Niereninsuffizienz sind die Fremdstoffe nutzenden Clearance-Methoden weniger aufschlussreich und werden durch Clearance-Bestimmungen endogen entstandener Substanzen ersetzt. Als **osmolale** Clearance wird das Plasmavolumen bezeichnet, das in 1 Minute von osmotisch aktiven Bestandteilen befreit wird.

11.23 Filtrationsleistung (GFR, glomeruläre Filtrationsrate)

Def: **Volumen des Glomerulusfiltrats pro Zeiteinheit**
GFR = U · V / P
(U = Urinkonzentration; V = Harnvolumen; P = arterielle Plasmakonz.)

Norm: ca. **125 ml/min**

Patho: Die GFR ist abhängig von effektivem Filtrationsdruck und vom Filtrationswiderstand der Glomerulusmembran (Dicke, Fläche, Porengröße). Beim Gesunden beträgt sie mit ca. 125 ml/Min. bzw. 180 l/Tag das 60-fache des Plasmavolumens.
Die Bestimmung erfolgt indirekt anhand der Clearance von Substanzen, die ausschließlich und uneingeschränkt filtriert, jedoch nicht rückresorbiert oder sezerniert und auch nicht in der Niere verstoffwechselt werden (Inulin, Creatinin oder Polyfructosan S).
Memo: "Inulin verhält sich zu Insulin wie Gustav zu Gasthof"

11.24 Sekretionsleistung (RPF, renaler Plasmafluss)

Def: Nierenplasmastrom, renaler Plasmafluss
Die die Niere pro Minute durchströmende Blutplasmamenge (in ml), errechnet aus der PAH-Clearance (PAH = Paraaminohippursäure).

Ind: Bleibt speziellen nephrologischen Fragestellungen vorbehalten

Norm: ca. **600 ml/min**

11.25 Creatinin

Ind:
- Suchtest zur Überprüfung der Nierenfunktion
- Verlaufskontrolle bei Nierenerkrankungen
- Kontrollparameter der Nierenfunktion bei Gabe nephrotoxischer Medikamente

Norm: Serum: Männer: 0,6-1,2 mg/dl   53,1-106,2 µmol/l   Referenzwert
             Frauen: 0,5-1,0 mg/dl   44,3-88,2 µmol/l   deutl.
                                                              methodenabh

Umrechnungsfaktor: mg/dl x 88,5 = µmol/l

Sammelurin:< 250 mg/dl (22125 µmol/l) in 24 h

↑ bei: **Störungen der Nierenfunktion**
Die Creatininkonzentration im Serum steigt erst an, wenn die **glomeruläre Filtrationsrate** auf **50% oder weniger** reduziert ist. Geringgradige Einschränkungen der Nierenfunktion sind daher am Serumcreatininwert nicht zu erkennen.

Patho: Creatinin spielt in Form des Creatininphosphates als Energiereserve im Muskel eine wichtige Rolle. Die **tägliche Ausscheidungsmenge** ist **der Muskelmasse proportional**, die stündlich ausgeschiedene Menge ist recht konstant.
Bei hohen Serumkonzentrationen kann Creatinin auch sezerniert werden.

11.26 Creatinin-Clearance

Ind: Bei normalem oder grenzwertigem Serumcreatinin *und*
- Therapie mit nephrotoxischen Medikamenten oder Medikamenten mit geringer therapeutischer Breite (zur Dosisanpassung)
- Diabetes mellitus, Hypertonie, Kollagenosen, Hyperurikämie, vermehrte Muskelmasse

Prinzip /	1.	Blutentnahme zur Bestimmung des Creatinins
Ablauf	2.	Sammeln eines 24-h-Urins:

Beginn morgens um 7:00 oder 8:00 Uhr. Zuerst wird die Blase entleert und der Urin verworfen. Ab diesem Zeitpunkt beginnt die bis zum nächsten Morgen um die gleiche Zeit andauernde Urinsammlung. Am Ende der Sammelzeit wird die Blase nochmals in das Sammelgefäß entleert.

3. Bestimmung der Creatininkonzentration im Sammelurin
4. Berechnung der Creatinin-Clearance:

$$C_{Crea} = \frac{\text{Urin-Creatinin [mg/dl] x Urinvolumen [ml]}}{\text{Serum-Creatinin [mg/dl] x Sammelzeit [min]}} \text{ [ml / min]}$$

Da die Creatininkonzentration und damit die Clearance abhängig von der Körpermasse ist, sollte die Clearance auf die Standard-Körperoberfläche von 1,73 m² einer 75 kg schweren Person normiert angegeben werden.

Die **Körperoberfläche** (KOF) des Patienten kann anhand von Größe und Gewicht aus entsprechenden Nomogrammen abgelesen oder mittels der **Dubois-Formel** ermittelt werden. Diese lautet:
Körperoberfläche [m²] = Gewicht$^{0.425}$ [kg] · Grösse$^{0.725}$ [cm] · 0.007184

Korrekturformel zur Umrechung von C_{Crea} auf die Standard-Körperoberfläche:

$$C = \frac{C_{Crea} \times 1,73}{\text{KOF des Patienten}} \text{ [ml / min / 1,73 m²]}$$

Norm:	Methoden-, alters- und geschlechtsabhängig. Als Referenzintervall für die GFR gilt näherungsweise: **80-160 ml/min/1,73m² Körperoberfläche**

↑ bei:
- **Erhöhte Muskelmasse**
- Akute (Crush-Niere) und chronische **Myopathien**
- Paroxysmale Myoglobinurie

↓ bei:
- **Verminderte Muskelmasse**
- **Niereninsuffizienz**

Mat: Serum und 24-h-Sammelurin

Patho: Im Alter trotz normalen Serumcreatinins verminderte endogene Creatinin-Clearance aufgrund verminderter Muskelmasse (die renale, körpergewichts-bezogene Creatininausscheidung nimmt entsprechend der Muskelmasse im höheren Lebensalter ab).

Bes: Abschätzung der Creatinin-Clearance bei Erwachsenen nach **Cockcroft** (die Formeln sind korrigiert auf eine Körperoberfläche von 1,73 m^2):

$$\text{Männer: } C = \frac{(140 - \text{Alter}) \times \text{Körpergewicht [kg]}}{72 \times \text{Serum-Creatinin [mg/dl]}} \quad [\text{ml} / \text{min}]$$

$$\text{Frauen: } C = 0{,}85 \times \frac{(140 - \text{Alter}) \times \text{Körpergewicht [kg]}}{72 \times \text{Serum-Creatinin [mg/dl]}} \quad [\text{ml} / \text{min}]$$

11.27 Berechnung der glomerulären Filtrationsrate (MDRD-Formel)

Als Alternative zur Bestimmung der endogenen Creatinin-Clearance wird zunehmend die Berechnung der glomerulären Filtrationsrate (GFR) mit Hilfe der so genannten MDRD-Formel empfohlen. Diese Formel wurde im Rahmen einer Studie validiert, die sich mit der "**M**odification of **D**iet in **R**enal **D**ieseases" beschäftigte. Neben den Serumkonzentrationen von Kreatinin, Harnstoff-N und Albumin gehen auch Alter, Geschlecht und ethnische Abstammung in die Berechnung ein.
Für den kaukasischen Typ lautet die Formel:

$$\textbf{GFR (ml / min)} = 170 \times (\text{Creatinin}^{-0{,}999} \text{ [mg/dl]}) \times (\text{Harnstoff-N}^{-0{,}170} \text{ [mg/dl]})$$

$$\times (\text{Albumin}^{0{,}318} \text{ [g/dl]}) \times \text{Alter}^{-0{,}176} \times 0{,}762 \text{ (nur bei Frauen)}$$

Die Berechnung der GFR mittels der MDRD-Formel erlaubt eine schnelle und verlässliche Aussage über die Nierenexkretionsleistung ohne die aufwendige und mit Ungenauigkeiten behaftete Urinsammlung.

11.28 Cystatin C

Ind:	Beurteilung der glomerulären Filtrationsrate (GFR). Verwendung insbesondere bei Personen mit einer moderaten Einschränkung der GFR zwischen 40 bis 80 ml/min sowie bei Kindern und älteren Personen.
Bildung / Patho:	Cystatin C ist ein niedermolekulares Protein aus 120 Aminosäuren. Es gehört zur Familie der Cystein-Proteaseinhibitoren und wird von allen Zellen gebildet. Die Bildungsrate ist relativ konstant, auch bei Entzündungszuständen. Cystatin C wird glomerulär filtriert, tubulär vollständig rückresorbiert und durch sofortigen Abbau eliminiert.

Die Cystatin C-Konzentration im Serum ist ein endogener **Marker der glomerulären Filtrationsrate**. Bei einer Einschränkung der GFR steigt die Cystatin C-Konzentration im Blut an.

Norm:	Bei Erwachsenen etwa im Bereich von 0,6 - 1,6 mg/l (methodenabhängig)
↑ bei:	eingeschränkte Nierenfunktion
Mat:	Serum
Met:	Nephelometrie / Turbidimetrie
Bes:	• Cystatin C ist unabhängig von Muskelmasse und Geschlecht sowie weitgehend unabhängig vom Alter (höhere Werte ab etwa 70 Jahren) • Da die interindividuelle Schwankungsbreite der Cystatin C-Konzentration im Blut geringer ist als die des Creatinins, besitzt der Marker eine höhere diagnostische Sensitivität und Spezifität, besonders bei Patienten mit moderater Einschränkung der GFR zwischen 40-80 ml/min und im creatininblinden Bereich • Bei Patienten mit einer dekompensierten Leberzirrhose ist Cystatin C ein wesentlich besserer Marker für die GFR als Creatinin und die Creatinin-Clearance

11.29 Phosphat-Clearance

Ind.   Verdacht auf
- tubuläre Syndrome mit Phosphatverlust
- primäre oder sekundäre Störungen der Nebenschilddrüsenfunktion

Prinzip / Das pro Minute von Phosphat geklärte Plasmavolumen wird ermittelt. Die
Ablauf   Bestimmung der Phosphat-Clearance (C_p) wird in zwei einstündigen
Sammelperioden nach folgendem Testablauf durchgeführt:

7:00 Uhr	Der Patient trinkt nüchtern 500 ml Tee
8:00 Uhr	Entleeren der Blase in die Toilette, nochmals 250 ml Tee trinken
9:00 Uhr	Entleeren der Blase in Sammelflasche 1, Blutentnahme zur Bestimmung von Phosphat
10:00 Uhr	Entleeren der Blase in Sammelflasche 2

Die Bestimmung von Phosphat erfolgt im Serum und in beiden
Sammelurinen. Außerdem wird das ausgeschiedene Urinvolumen beider
Sammelperioden gemessen.

Berechnung der Phosphat-Clearance:

$$C_p = \frac{\text{Urin-Phosphat [mg/dl] x Urinvolumen [ml]}}{\text{Serum-Phosphat [mg/dl] x Sammelzeit [min]}} \text{ [ml / min]}$$

Norm: 5,4 - 16,2 ml/min

↑ bei: Primärer **Hyperparathyreoidismus, Hypokalzämie, Rachitis, Fanconi-Syndrom, renale tubuläre Azidose, Phosphatdiabetes**

↓ bei: Akute und chronische **Niereninsuffizienz, Hypoparathyreoidismus,** Akromegalie

Bes: Die Phosphat-Clearance berücksichtigt nicht die Nierenfunktion. So ist sie z.B. bei primärem Hyperparathyreoidismus und eingeschränkter Nierenfunktion oft normal.

11.30 Harnstoff

Ind:
- Berechnung der osmotischen Lücke
- Abschätzung des Metabolisierungszustandes (anabol, katabol)

Norm: **10 - 50 mg/dl** (Serum, Plasma)

↑ bei:
- **Katabole Stoffwechsellage**
- **Hohe Proteinzufuhr**
- **Dehydratation**
- Schwere **Niereninsuffizienz**

Die Harnstoffkonzentration im Serum oder Plasma steigt erst an, wenn die GFR nur noch **20% – 50%** beträgt, durch die Konzentration des Harnstoffes im Blut sind also **nur sehr schwere Nierenstörungen** sichtbar.

↓ bei:
- **Schwere Lebererkrankungen**
- **Metabolische Azidose**

11.31 Harnsteine

- 10% der Bevölkerung der Industrieländer betroffen
- Kommen vor, obwohl der Urin Kristallisationshemmstoffe enthält (Glykoproteine, Glykosaminoglykane; Magnesium, Citrat, Pyrophosphat $P_2O_7^{4-}$)
- Steine in abnehmender Reihenfolge (nach Häufigkeit):
  - **Calciumoxalat**
  - Calciumphosphat
  - Magnesiumammoniumphosphat
  - Harnsäure und Urate
  - Cystin
  - Gemische dieser Substanzen
- Ursachen: Harnwegsinfektionen, verminderter Harnfluss, gesteigerte renale Ausscheidung, extreme pH-Werte, Mangel an Kristallisationshemmstoffen

12.   Gastrointestinaltrakt

12.1   Magensekretion

12.1.1   Magensaftanalyse

Ind: V.a. Anazidität, perniciöse Anämie, Magenkarzinom oder Zollinger-Ellison-Syndrom

Prinzip: **Gewinnung von Magensekret in mehreren Portionen** vor und nach maximaler Stimulation, Bestimmung der Säuresekretion in mmol H^+/h
- BAO-**Basalsekretion** $\Rightarrow$ basale Säuresekretion vor Stimulation (Ø aus 4 Proben)
- MAO-**Maximalsekretion** $\Rightarrow$ Säuresekretion nach Stimulation (Ø aus 4 Proben)
- PAO-**Gipfelsekretion** (peak acid ouput) $\Rightarrow$ Addition der Werte der beiden Proben mit der höchsten Säuresekretion und Multiplikation mit dem Faktor 2 zur Bestimmung des PAO

Bes:
- Wird heute **nur noch selten durchgeführt**
- Aufgrund der großen Variationsbreite nur bei deutlichen Abweichungen aussagekräftig

Memo: **Zellen und Produkte**
- Hauptzellen: Pepsinogen
- Belegzellen: Salzsäure, Intrinsic-Faktor
- Nebenzellen: pepsinresistene Glykoproteine (Schleim)

12.1.2   Gastrin

Funkt: Gastrin **regt die Absonderung von Magensäure**, mit zunehmender Konzentration auch von **Pepsin und Pankreassaft** an und **aktiviert die Magen-Darm-Muskulatur.**

Ind:
- Schweres peptisches Ulcusleiden, insbesondere mit Diarrhoe
- Rezidivulcera nach Magenteilresektion
- Schwere **Refluxösophagitis**, insbesondere mit Diarrhoe
- Chronische **Diarrhoe**
- V.a. MEN I oder IIa

Bildung: Von den G-Zellen der Schleimhaut des Magenantrums produziertes - und den Drüsen des Magenfundus und -korpus auf dem Blutweg zugeführtes Peptidhormon. Die Freisetzung wird ausgelöst durch Vagusreizung sowie durch Dehnungs- oder Chemorezeptoren im Magen. Die Sekretion wird gehemmt durch einen pH-Werte < 2 im Antrum.

Norm: ≤ 115 ng/l   ≤ 54,5 pmol/l
Umrechnungsfaktor: ng/l x 0,474 = pmol/l

↑ bei:	↑↑↑:	**Gastrinom**, verbliebenem Antrumrest nach Magenresektion, Typ-A-Gastritis
	↑↑:	G-Zell-Hyperplasie, hochdosierter Therapie mit Protonenpumpenhemmern, nach Vagotomie, Hyperthyreose
	↑:	H2-Blocker-Therapie, Antazida, Insulin, Koffein, Katecholamine
	n – ↑:	Peptisches Ulcus

Mat: Serum, Blutentnahme beim nüchternen Patienten

Bes:
- Lundh'sche Probemahlzeit (ballaststoffreich)
- Sekretionstest (Sekretin wird i.v. verabreicht)

12.1.3 Zollinger-Ellison-Syndrom (Gastrinom)

Zollinger-Ellison-Syndrom: gut- oder bösartiges, nicht-insulinproduzierendes Neoplasma (Adenom bzw. Karzinom) der Delta-Zellen des Pankreas mit vermehrter Gastrinproduktion (Gastrinom) und mit in schneller Folge auftretenden, z.T. atypisch gelegenen **peptischen Geschwüren infolge massiver Hyperazidität des Magensaftes** (Ulcus; außer an Magen u. Duodenum auch an Speiseröhre, Jejunum). Insbesondere besteht eine Steigerung der basalen Säureproduktion. Die Ulzera zeigen eine Perforationstendenz. Evtl. kommt es zu Durchfällen mit Fettstühlen und Exsikkose.
Gastrinom: Gastrin-produzierender Pankreastumor (Apudom) als Ursache des Zollinger-Ellison-Syndroms.

12.1.4 Sekretin-Provokations-Test

Substanz: Sekretin: von S-Zellen der Schleimhaut des Duodenums und Jejunums abgesondertes Peptidhormon, das bei Eintreffen des sauren Mageninhalts im Zwölffingerdarm in die Blutbahn freigesetzt wird und die Wasser-, Bicarbonat- und Insulin-Sekretion der Bauchspeicheldrüse anregt. Gleichzeitig wird die Gallensekretion in der Leber gefördert sowie die Magensäuresekretion gehemmt.

Ind:
- V.a. **Gastrinom**
- Postoperative Kontrolle nach Gastrinom-OP
- Erhöhte basale Gastrinspiegel

Prinzip: **Messung des Gastrin-Spiegels nach Gabe von Sekretin**

Ablauf:
1. Bestimmung von Gastrin im Serum
2. Gabe von 1–2 klinischen Einheiten/kg Körpergewicht Sekretin i.v.
3. Blutentnahme nach 2, 5, 10, 30 Minuten und Bestimmung des Gastrinspiegels

Bew:
- **Anstieg ≥ 100% bei erhöhtem Ausgangswert ⇒ nahezu beweisend für ein Gastrinom**
  (aber: falsch-negative Befunde in bis zu 10%)
- Andere Erkrankungen mit erhöhten basalen Gastrinspiegeln wie Magenausgangsstenose oder Ulcus duodeni ⇒ geringe oder keine Stimulation, kaum Gastrin-Anstieg
- Postoperativ: keine erhöhten Werte mehr nachweisbar

Bes: Protonenpumpenhemmer mindestens 1 Woche vor der Untersuchung absetzen, da diese zu erhöhten Gastrinspiegeln führen.

12.1.5 Pentagastrin-Test

Sub-stanz: Pentagastrin: synthetisches Pentapeptid mit der physiologisch wirksamen C-terminalen Aminosäuresequenz des Gastrins, **Stimulans der Magensaftsekretion.**

Ind:
- **V.a. medulläres Schilddrüsenkarzinom** (bei normalem Calcitonin-Spiegel)
- V.a. C-Zell-Hyperplasie (bei normalem Calcitonin-Spiegel)
- Postoperative Verlaufskontrolle bei Z.n. Thyreoidektomie aufgrund eines medullären Schilddrüsenkarzinoms
- Familienscreening beim medullären Schilddrüsenkarzinom oder MEN II zur Frühdiagnostik von C-Zell-Karzinomen

Prinzip: Pentagastrin stimuliert die Calcitonin-Sekretion. Bei Patienten mit **medullären Schilddrüsenkarzinomen steigt der Calcitoninspiegel nach Pentagastringabe stärker** an als bei Normalpersonen.

Ablauf:
1. Bestimmung des Calcitonins 10 min vor und unmittelbar vor Stimulation
2. Gabe von 0,5 µg/kg Körpergewicht Pentagastrin i.v.
3. Weitere Blutentnahmen zur Calcitoninbestimmung nach 1, 3 und 5 Minuten

Bew: Medulläres Schilddrüsenkarzinom: Anstieg auf ein Mehrfaches des Ausgangswertes

Männer:	Ausgangswert normal, Anstieg > 10 fach
Frauen:	Ausgangswert normal, Anstieg > 5 fach

normal:

Männer:	Anstieg auf < 100 pg/ml
Frauen:	Anstieg auf < 40 pg/ml

Bes: Zur Lokalistationsdiagnostik von Tumor oder Metastasen ist auch die Etagenkatheterisierung zur selektiven Blutentnahme für die Calcitonin-bestimmung möglich.

Da Calcitonin auch paraneoplastisch gebildet werden kann, muss zur sicheren Diagnosestellung zusätzlich ein kalter Knoten in der Szintigraphie nachgewiesen werden.

12.2 Exokrine Pankreasfunktion

12.2.1 Stuhluntersuchungen

Ind: Suchtests bei **Verdacht** auf **exokrine Pankreasinsuffizienz und Malabsorption**

Bew / Prinzip:
- **Menge**: Mittelwertsberechnung aus 3 aufeinanderfolgenden 24-h-Stuhlportionen
  ⇒ einfacher Suchtest auf Maldigestion und Malabsorption
- **FCT** (fäkales Chymotrypsin): bei schwerer Pankreasinsuffizienz fast immer niedrige FCT-Werte
- **Fett**: erhöhte Werte bei stark reduzierter Lipasesekretion des Pankreas

12.2.2 Chymotrypsin

Funkt: Endopeptidase zur Spaltung von Proteinen in Peptide

Ind: **Suchtest bei exokriner Pankreasinsuffizienz**

Bildung: Pankreas

Norm: > 3 U/g

↓ bei: **Schwere exokrine Pankreasinsuffizienz, Verschluss des Ductus pancreaticus, glutensensitive Enteropathie, Proteinmangelernährung**

Mat: 2 g Stuhl

Met: enzymatisch

Vorb: Zur Bestimmung der endogenen Chymotrypsin-Produktion Pankreasenzym-präparate 5 Tage vorher absetzten. Alkoholkarenz.

Bes: Wenig sensitiv zur Diagnostik chronischer Diarrhoen oder Malassimilationssyndrome. Bei beginnenden Formen einer exokrinen Pankreasinsuffizienz besitzt der Test keine Aussagekraft. Um verwertbare Ergebnisse zu erhalten, sollten Stuhlproben dreier unterschiedlicher Tage untersucht werden. Diarrhoe führt durch Verdünnung zu falsch-negativen Werten.

12.2.3 Pankreas-Elastase

Funkt: **Pankreatisches Verdauungsenzym**

Ind: **V.a. exokrine Pankreasinsuffizienz**

Bildung: Bildung im Pankreas und Abgabe in den Darm

Norm: > 200 mg/g Stuhl

↓ bei: 100 - 200 mg/g Stuhl: leichte bis mäßige **Pankreasinsuffizienz**
       < 100 mg/g Stuhl: schwere Pankreasinsuffizienz

Mat: Stuhleinzelprobe, geformt, erbsengroße Stuhlprobe genügt
(kein Sammelstuhl notwendig)

Met: Immunoassay

Falsch: • Falsch-niedrig: bei wässrigen oder dünnbreiigen Stühlen möglich

Bes: • Die Bestimmung der Pankreas-Elastase stellt den **neuen "Goldstandard" der nicht-invasiven Pankreasfunktionsdiagnostik** dar (Sensitivität 93%, Spezifität 93%)
• Der vorherige Goldstandard, der Sekretin-Pankreozymin-Test, eignete sich aufgrund der komplizierten Handhabung und der vielfältigen Störungsmöglichkeiten nicht zur Routinebestimmung
• Eine Substitutionstherapie mit Pankreasenzymen beeinflusst das Messergebnis nicht

12.2.4 Pankreolauryl®-Test

Ind: Suchtest bei **Verdacht auf exokrine** (lipolytische) **Pankreasinsuffizienz**

Prinzip: **Pankreolauryl, wird vom Pankreassekret hydrolysiert** und das entstehende freie Fluoreszein **im Dünndarm resorbiert**. Die folgende **Urinausscheidung** von Fluoreszein gibt einen **Anhalt für die exokrine Pankreasfunktion.**

Vorb: Medikamente zur Enzymsubstitution 3 Tage vor Beginn des Tests absetzen.

Ablauf: 1. Zu einem standardisierten Frühstück werden 2 Kapseln (zusammen 0,5 mmol) Fluoreszein-Dilaurat (Pankreolauryl®) eingenommen.
2. Die Fluoreszeinkonzentration im 10-h-Sammelurin wird photometrisch gemessen.

Bew: **Exkretionsquotient**

Normbereich: > 30%

Graubereich, Test-Wiederholung empfohlen: 20–30%

Hinweis auf eine exokrine Pankreasinsuffizienz: < 20%

Falsch: Falsch-positiv (niedrige Werte): unvollständiges Urinsammeln, unvollständige Einnahme von Frühstück und/oder Pankreolauryl®-Kapseln
falsch-negativ (hohe Werte): Pankreasenzymsubstitution

12.2.5 NBT-PABA-Test

Syn: **N-Benzoyl-L-Tyrosyl-p-Aminobenzoesäure-Test**

Ind: V.a. exokrine Pankreasinsuffizienz

Prinzip: **Beurteilung der PABA-Aufnahme (bei Pankreasinsuffizienz vermindert)**

Vorb:
- Soweit möglich 48 vorher keine Medikamente einnehmen
- Keine Nahrungsmittel mit Benzoesäure (Konservierungsmittel) essen
- 12 h vorher nüchtern
- Blase vor Beginn des Tests leeren

Ablauf: 1. Standardisiertes Frühstück: 200 ml Tee ohne Zucker, 1 Scheibe Brot mit Butter und Marmelade, 3 Tabl. Bentiromid®, (Kinder < 30 kg eine Tablette, zwei bei Kindern zwischen 30–45 kg), danach 500 ml Tee
2. Nach 5 h erneut 1 Scheibe Brot mit Butter und Marmelade
3. Sammelurin über 5 h nach Tabletteneinnahme (Menge registrieren)

Bew:
- Normal: Aufnahme von > 50% der zugeführten PABA
- Werte < 40% gelten als positiv im Sinne einer Pankreasinsuffizienz

Falsch: Falsch-positiv: Sprue, chronische oder akut-entzündliche Darmerkrankungen

12.2.6 Sekretin-Pankreozymin-Test

Ind: **V.a. exokrine Pankreasinsuffizienz**

Prinzip: Über eine Duodenalsonde wird **Duodenalsekret** selektiv **vor und nach maximaler Stimulation des Pankreas mit Sekretin und Pankreozymin** gewonnen. Bestimmt wird mehrfach das Sekretionsvolumen pro 20 Minuten sowie die Bicarbonatsekretion und die Enzymkonzentrationen der Fraktionen.

Bew: Leichte Insuffizienz: Volumen und Bikarbonat normal, Enzyme teilweise erniedrigt

Mittlere Insuffizienz: Volumen und Bikarbonat niedrignormal, alle Enzyme erniedrigt

Schwere Insuffizienz: Alle Parameter erniedrigt

Bes: Sehr aufwendig

12.3   Dünndarmfunktion

Begriffe: • **Digestion:** 'Verdauung', resorptionsgerechter Abbau der Nahrung
         • **Absorption:** 'Aufnahme' der Nahrungsbausteine aus dem Darmlumen durch die Haut/Schleimhaut
         • **Assimilation:** 'Angleichung', d.h. die Umsetzung der in den Organismus aufgenommenen anorganischen und organischen Stoffe in körpereigene Substanzen (Anabolismus)
         • **Steatorrhoe:** stark vermehrte Fettausscheidung (normal bis 7 g/Tag), z.B. bei Lipasemangel, Gallensäuremangel, abnormer Darmbesiedlung, akuter Diarrhoe, Malabsorption

12.3.1 Xylose-Toleranztest, Xylose-Test

Ind: **V.a. Malabsorptionssyndrom** (Sprue, chronisch entzündliche Darmerkrankungen)

Prinzip: **Prüfung** der **Kohlenhydrat-Resorptionskapazität** des Dünndarms (bei intakter Nierenfunktion) anhand der 5-Std.-Harnwerte nach oraler Belastung mit 5 oder 25 g D-Xylose.

Ablauf:
1. Patient > 12 h nüchtern lassen
2. Nierenfunktionseinschränkung muss vorher ausgeschlossen sein
3. Entleerung der Harnblase, dann
4. Gabe: 25 g D-Xylose (Kinder 5 g) in 500 ml (Kinder 100 ml) Flüssigkeit oral
5. Sammeln des Urins über 5 h
6. Blutentnahmen nach 60 und 120 min (bei Kindern nur nach 60 min)

Bew: **Normwerte**

5-h Sammelurin:	> 20% der verabreichten Menge an D-Xylose
Serum nach 1 h:	> 21 mg/dl
Serum nach 2 h:	> 30 mg/dl

Erniedrigter Xylose-Anstieg in Blut und Urin bei Malabsorption wie z.B. infolge Zöliakie, Sprue, entzündlichen Darmerkrankungen

Bes: Alternativ: Durchführung als **H2-Atemtest** (schneller und preiswerter)

12.3.2 Laktose-Belastungstest

Ind:
- **V.a. Laktasemangel** (primär, sekundär)
- Blähungen, Durchfall und Flatulenz nach Verzehr von Milch oder Milchprodukten

Prinzip: **Prüfung der Spaltung von Laktose in Glucose und Galaktose durch die Laktase des Darmes**

Ablauf:
1. Morgens nüchtern 50 g Laktose in 400 ml Wasser p.o.
2. Glucose-Bestimmung nach 30, 60, 90 u. 120 min

Bew: **Pathologisch**: Blutzucker-Anstieg (Glucose!) < **20 mg/dl nach 2 h**

Falsch:
Falsch-negativ:	bei Diabetes mellitus, pathologischer Glucosetoleranz
Falsch-positiv:	nach Magenresektionen oder bei gestörter intestinaler Motilität

Bes: Durchführung als H2-Atemtest / H2-Exhalationstest
(einfacher und spezifischer):
Nach Laktosegabe kommt es infolge bakterieller Fermentation unverdauter Laktose im Kolon zu einer vermehrten Abatmung von H_2 (> 20 ppm).

12.3.3 Schilling-Test (Vitamin B12-Resorptionstest)

Ind: **Ursachenklärung bei nachgewiesenem Vitamin B12-Mangel**

Prinzip: Vitamin B12-Resorptionstest

Ablauf: Je nach Fragestellung kann der Test in drei Stufen durchgeführt werden:
1. **Ohne** Intrinsic-Faktor-Zugabe
2. **Mit Intrinsic-Faktor-Zugabe**
3. Nach antibiotischer Therapie: Metronidazol für 5 d bei V.a. bakterielle Überwucherung

Durchführung auch als 'Doppelmarkierungsverfahren' möglich:
1. Orale Gabe eines mit 57Co-markierten Vitamin B12-Präparates (gebunden an Magensaft, d.h. an Intrinsic-Faktor).
2. Gleichzeitig wird 58Co-markiertes Vitamin B12 (in freier Form) und eine Ausschwemmdosis (1 mg) nicht-markiertes Vitamin B12 (als i.m. Injektion) verabreicht.
3. Anschließend werden im 24-Stunden-Urin die Aktivitäten der Isotope 57Co und 58Co gemessen.

Bew:
- Bei Gesunden werden > 9% beider Fraktionen ausgeschieden
- Bei **Fehlen des Intrinsic-Faktors** wird das **freie Vitamin B12** (58Co-Fraktion) **vermindert** (< 5%), das **gebundene** (57Co) jedoch **normal ausgeschieden**
- Bei **Malabsorption** sind dagegen **beide Fraktionen erniedrigt** (Darmschädigung; bakterielle Überwucherung ⇒ ggf. Testwiederholung nach antibiotischer Therapie)

Falsch: **Falsch-niedrig:** Nahrungsaufnahme vor oder während der ersten 3 h nach Testbeginn, Niereninsuffizienz
Falsch-positiv: bei bakterieller Fehlbesiedlung im Darm (sollte vor Durchführung des Tests behandelt werden)

Bes:
- Vitamin B12-Bestimmung immer vor Schillingtest (Durchführung des Testes = Beginn der Therapie!)
- Kontraindikationen beachten (z.B. Schwangerschaft)

12.4 Okkultes Blut im Stuhl

Ind:
- V.a. okkulten intestinalen Blutverlust
- **Suchtest auf kolorektale Karzinome**

Prinzip:
- 2 verschiedene Proben einer Stuhlportion werden an 3 aufeinanderfolgenden Tagen auf ein Testbriefchen gestrichen
- Nachweis aufgrund der Peroxidase-artigen Wirkung des Hämoglobins: Das Papier der Teststreifen ist mit Guajakharz präpariert, das mit H_2O_2 zu einem blauen Farbstoff oxidiert, falls der Prozess durch das Vorhandensein einer Peroxidase katalysiert wird.
- Der Test ist positiv, wenn auch nur eine der Proben eine Blaufärbung zeigt.

Ablauf:
1. 3 Tage vorher schlackenreiche Mahlzeiten (Vollkornbrot, Gemüse, Nüsse)
2. Keine myoglobinreiche Kost, keine hohen Vitamin C-Dosen

Bew: **Jeder Nachweis von Blut im Stuhl** ist verdächtig und **muss abgeklärt werden.**

Falsch:
Falsch-positiv: hämoglobin- oder myoglobinreiche Kost
Falsch-negativ: hohe Vitamin-C-Dosen

12.5 Mekoniumtest auf Albumin

Ind: **Neonatalscreening auf Cystische Fibrose (Mukoviszidose)**

Prinzip: Nachweis erhöhter Albuminkonzentrationen im Mekonium bei Mukoviszidose

Bes:
- Wegen der geringen Spezifität und Sensitivität wird der Test nur noch wenig angewandt
- 15-30% falsch-negative Ergebnisse
- Wird heute meist durch die wesentlich zuverlässigere Bestimmung des immunreaktiven Trypsins (IRT-Test) im Blut ersetzt. Neugeborene mit Mukoviszidose weisen in der Regel deutlich erhöhte Werte auf.
- Mekonium: während der intrauterinen Entwicklung des Kindes gebildeter Stuhl, wird normalerweise erst post partum abgesetzt und ist aufgrund des hohen Biliverdingehaltes schwärzlich-grün gefärbt

13. Liquor

13.1 Liquor makroskopisch

Normaler Liquor ist klar und farblos, **Trübungen** sind meist bedingt durc
eine **erhöhte Leukozytenzahl**

Spinngewebsgerinnsel: Schleierartiges Fibrinrinnsel in der stehenden
Liquorprobe, v.a. bei **tuberkulöser Meningitis**. Brauchbar als Ausgangs-
material für die bakterioskopische Direktdiagnose (Ausbreiten auf
Objektträger, Lufttrocknung, Ziehl-Neelsen Färbung).

Aber auch bei anderen entzündlichen Veränderungen tritt vermehrt
Fibrinogen in den Liquor über, so dass sich nach 24-stündigem Stehen ein
zartes Fibrinnetz ausbilden kann.

Blut im Liquor: DD einer punktionsbedingten artifiziellen Blutung von
Blutungen im Liquorraum durch portioniertes Auffangen des Liquors:

• artifizielle Blutungen: Blutbeimengungen nehmen von Portion zu
  Portion ab

• Blutungen im Liquorraum: alle Portionen sind gleichmäßig verfärbt

Xanthochromie: Gelbfärbung des Liquor cerebrospinalis bei **Subarachno-
idalblutung** (nach 4 Std.), **exzessiver Eiweißvermehrung** (Serumprotein-
Beimischung), **schwerem Ikterus**

13.2 Zellen im Liquor

Norm: Leukozyten: < 4/µl
Erythrozyten: nicht nachweisbar

**Mat /
Met:** Mechanisierte Zellzählung, auch semiquantitative Teststreifenmethoden
verfügbar.

Manuelle Differenzierung: Innerhalb von 60 min durchzuführen. Vorsicht
Infektionsgefahr! Frischer Liquor wird mit Eisessig verdünnt, in eine Fuchs-
Rosenthal-Zählkammer gefüllt und unter dem Mikroskop betrachtet. Die
Zählkammer besteht aus 16 großen Quadraten, von denen jedes in 16 klein
Quadrate unterteilt ist. Alle erkennbaren Leukozyten im gesamten
Netzbereich der 256 kleinen Quadrate werden ausgezählt.

Das Kammervolumen beträgt 3 µl. Aus historischen Gründen wird die ermittelte Zellzahl in der gesamten Fuchs-Rosenthal-Kammer manchmal nicht durch 3 geteilt und pro µl angegeben, sondern ohne Umrechnung als n/3-Zellen ('Drittelzellen'). Bei pathologischen Leukozytenzahlen ist eine Differenzierung mittels gefärbter Ausstrich- oder Zytozentrifugenpräparate durchzuführen.

Zellzahl: Bakterielle Meningitis: > 1000/µl
Virale Meningitis: > 100 - 1000/µl
Tuberkulose: < 400/µl

Infek-tions-Typ: Bakterielle Infektionen: Neutrophile / polynukleäre Zellen
Virale Infektionen: Lymphozytäre / mononukleäre Zellen
Hirntumoren/Metastasen: Nachweis pathologischer Zellen

Zeit-licher Ablauf: Akute Phase: Granulozyten
Subakute Proliferationsphase: Lymphozyten, Rückgang der Zellzahlen
Reparationsphase: Monozytäre und lymphozytäre Zellen

13.3 Liquorprotein

Norm: < 15 - 45 mg/dl

Bew: Ein vermehrter Liquor-Eiweißgehalt kann Folge einer Permeabilitätsstörung der Blut-Liquor-Schranke oder einer intrathekalen Immunglobulinproduktion sein. Der Eiweißgehalt kann daher ohne weitere Differenzierung nicht genauer interpretiert werden. Erfahrungsgemäß sind erhöhte Gesamtproteinkonzentrationen im Liquor aber fast immer auf Störungen der Blut-Hirn-Schranke zurückzuführen. Intrathekal gebildete Immunglobuline erreichen selten eine Konzentration von 50 mg/dl. Liegen Eiweißgehalt und Zellzahl im Referenzbereich, ist eine ZNS-Erkrankung aber in der Regel ausgeschlossen.

Anhaltswerte

Bakterielle Meningitis: > 1000 mg/dl
Virale Meningitis: < 100 mg/dl
Tbc, Enzephalitis: < 400 mg/dl
Kompressionssyndrom: < 4000 mg/dl
Polyradikulitis: < 2000 mg/dl

Albumin Quotient:

$$\frac{\text{Albumin im Liquor}}{\text{Albumin im Serum}}$$

Normwerte:

Alter	$Q_{Alb} \times 10^{-3}$
30. SSW	50
Geburt	25
1 Monat	15
6 Monate	5
20 Jahre	5
40 Jahre	7
60 Jahre	8

Albumin wird in der Leber gebildet, nicht im ZNS. Falls es dort nachgewiesen wird, stammt es aus dem Blut. Der Liquor-Serum-Quotient des Albumins stellt somit einen guten Parameter zur Abschätzung einer Schrankenstörung dar.

Einteilung der Schrankenstörungen unabhängig von der Ursache:

Schweregrad	$Q_{Alb} \times 10^{-3}$
leicht	bis 10
mittelgradig	bis 20
schwer	über 20

IgG-Quotient:	Liquor IgG

	Serum IgG

IgG kann sowohl aus dem Blut als auch aus dem Liquor stammen. Deshalb ist eine Erhöhung des IgG-Quotienten auch bei unauffälligem Albumin-Quotienten möglich. Die oberen Referenzbereichsgrenzen der Liquor-Serum-Quotienten für die Immunglobuline hängen von der Schrankenfunktion ab. Sie sind im **Quotientendiagramm nach Reiber** als **empirische Grenzlinie** zwischen **reiner Schrankenstörung** (überwiegend nicht entzündlich) und solchen mit **lokaler Immunantwort** (überwiegend entzündlich) dargestellt.

Bes: Eine pathologisch gesteigerte Ig-Synthese im ZNS führt meist zum Auftreten oligoklonaler Immunglobuline im Liquor, die im peripheren Blut nicht vorkommen. Sie sind in 25-40% der Fälle aller Infektionen des ZNS zu finden, spielen aber eine besondere Rolle bei der Frühdiagnose der **Multiplen Sklerose**. Mittels isoelektrischer Fokussierung werden Sie in einem hohen Prozentsatz als **oligoklonale Banden** im Liquor nachgewiesen. Bei der MS zeigt die polyspezifische Immunantwort eine geringe, aber diagnostisch relevante Menge von Antikörpern gegen Masern-, Röteln- und Zosterviren, was auch als 'MRZ-Reaktion' bezeichnet wird.

Zu unterscheiden sind monoklonale Immunglobuline, die beim Plasmozytom oder M. Waldenström gebildet werden und bei einer entsprechenden Schrankenstörung im Liquor nachgewiesen werden können.

13.4 Glucose u. Laktat im Liquor

Ind:
- DD bakterielle und virale Meningitis / Meningoenzephalitis
- Verlaufskontrolle cerebraler ischämischer Insulte

Norm:

Glucose im Liquor:	50-75 mg/dl bzw. 65%	(61-89% der Serum-Glucose)
Laktat ≥ 50 J	1,7 - 2,6 mmol/l	(15,5 - 23,6 mg/dl)
Laktat 16-50 J	1,5 - 2,1 mmol/l	(13,5 - 18,9 mg/dl)
Laktat 0,5-15 J	1,1 - 1,8 mmol/l	(9,9 - 16,2 mg/dl)

Bew:
- Akute **bakterielle** Meningitis: **Glucose** im Liquor ↓, **Laktat** im Liquor ↑↑
- Akute **virale** Meningitis: **Glucose** und **Laktat unauffällig**
- Laktat zeigt eine größere Trennschärfe als Glucose

Mat: Nativer Liquor mit gleichzeitiger Blutzuckerbestimmung

13.5 Unterscheidung des Liquors von Nasensekret

Ind: Bei Rhinorrhoe nach Schädeltraumen ist die differenzialdiagnostische Unterscheidung von Liquor und Nasensekret notwendig

	Liquor	Nasensekret
β-Trace-Protein	> 6 mg/l	< 1 mg/l
β2-Transferrin	nachweisbar	nicht nachweisbar
Glucose	> 50 mg/dl	< 10 mg/dl
Eiweiß	40 mg/dl	300 mg/dl

Glucose und Eiweiß haben sich in der Differenzialdiagnostik der Rhinorrhoe als unzuverlässig erwiesen und werden als Unterscheidungskriterium zwischen Liquor und Nasensekret nur noch sehr zurückhaltend verwendet.

14. Pleuraerguss, Aszites

14.1 Pleuraerguss

Untersuchungsmaterial: Pleuraerguss, Serum

< 30 g/l	**Gesamteiweiß Erguss**	> 30 g/l
< 0,5	**Gesamteiweiß Erguss / Serum**	> 0,5
< 200 U/l	**LDH- Erguss**	> 200 U/l
< 0,6	**LDH Erguss / Serum**	> 0,6
< 60 mg/dl	**Cholesterin**	> 60 mg/dl
Transsudat Kardial bedingt		**Exsudat** Parapneumonisch oder Malignom-bedingt

Untersuchungsmaterial: Pleuraerguss

positiv	**Bakterien**	negativ
negativ	**Tumorzellen**	positiv
< 3 µg/l	**CEA**	> 4,5 µg/l
< 20,9 µg/l	**CYFRA 21-1**	> 20,9 µg/l
< 4,6 mg/l	**β2-Mikroglobulin**	> 7,2 mg/l
Parapneumonisch		**Malignom-bedingt**

Ätio-logie:
- **Transsudat**
  - Meist kardial bedingt (Herzinsuffizienz, Perikarderguss)
  - Hypoproteinämie (Leberzirrhose, nephrotisches Syndrom)
  - Hypothyreose
- **Exsudat**
  - Neutrophil: infektiös (z.B. Pneumonie, Tbc, Empyem), Pleuritis exsudativa, sympathische Pleuritis (z.B. bei Pankreatitis), Lungeninfarkt
  - Eosinophil: Parasiten, Churg-Strauss-Syndrom, Lymphom
  - Blutig: Trauma, maligne Tumoren (insbesondere Bronchial-Ca, Mamma-Ca, Pleuramesotheliom), Lungenembolie

Bes: Je nach Ursache des Ergusses können folgende laborchemische Parameter i
Punktionsmaterial erhöht sein: Bakterien, Cholesterin, Triglyceride, Lipase,
Pankreasamylase, Speichelamylase, CEA, NSE, CYFRA 21-1, β2-Mikroglobuli
ANF, pos. Tumorzellennachweis

14.2 Aszites

Untersuchungsmaterial: Aszites, Serum

> 11 g/l	**Albumin-Differenz** (Serum minus Aszites)	< 11 g/l
< 160 U/l	**LDH** (Aszites)	> 160 U/l
< 0,6	**LDH-Quotient** (Aszites / Serum)	> 0,6
< 250/µl	**Neutrophile Granulozyten** (Aszites)	> 250/µl
Portal bedingt		**Malignom- oder Infektions bedingt**

Untersuchungsmaterial: Aszites

< 45 mg/dl	**Cholesterin**	> 45 mg/dl
< 100 mg/l	**Fibronektin**	> 100 mg/l
> 250 µl	**Granulozyten**	< 250 µl
> 4,5 mmol/l	**Laktat**	< 4,5 mmol/l
positiv	**Bakterien**	negativ
negativ	**Tumorzellen**	positiv
Infektions-bedingt		**Malignom-bedingt**

15. Bewegungsapparat

15.1 Knochengrundsubstanz

Osteoid (organische Matrix, wird von Osteoblasten gebildet)
- Enthält überwiegend Kollagen Typ I (gekennzeichnet, durch seinen hohen Prolin- und Hydroxyprolingehalt)
- Gerüst (Matrix), an dem das Calciumphosphat unter Mitwirkung der Osteoblasten extrazellulär angelagert wird
- Im Innern der Knochenkanälchen: Osteoidsynthese durch Osteozyten

Apatitkristalle (anorganischer Anteil, entsteht ebenfalls unter Mitwirkung der Osteoblasten)
- Parallel zu den Kollagenfasern angeordnet, bestehend aus Calciumphosphat ($Ca_3(PO_4)_2$), Calciumhydroxid ($Ca(OH)_2$), Calciumfluorid (CaF_2), Calciumcarbonat ($CaCO_3$), Calciumchlorid ($CaCl_2$)

15.2 Knochenaufbau-Marker

Ind: Osteoporose und ihre Therapie, tumorbedingte Knochenzerstörung, M. Paget, Hyperparathyreoidismus, Wachstumsstörungen, Rachitis

Mat:
- Serum (Gesamt-AP, Knochen-AP, Osteocalcin, PICP)
- Bestimmung der Gesamt-AP auch aus Plasma möglich

Met:
- RIA: Knochen-AP, Osteocalcin, PICP
- Photometrie: Gesamt-AP

15.2.1 Alkalische Phosphatase

Funkt: In der Regel stammt die im Serum nachweisbare Alkalische Phosphatase zu gleichen Anteilen aus der Leber sowie dem Skelettsystem. Erhöhungen finden sich insbesondere bei Cholestase sowie Erkrankungen des Knochens. Die gesteigerte Aktivität bei ossären Erkrankungen korreliert mit der vermehrten Osteoblastenaktivität beim Knochenaufbau/Knochenumbau.

Norm: **IFCC-Methode, 37°C**

Männer:	40 – 130 U/l
Frauen:	35 – 105 U/l
Kinder < 15 J:	40 – 390 U/l

DGKC-Methode, 37°C

Männer:	44 – 155 U/l
Frauen:	37 – 145 U/l

↑ **bei:** Virushepatitis, chronisch-aktiver Hepatitis, alkoholtoxischen Leberschäden, Lebermetastasen, medikamentös bedingten Leberschäden (z.B. Methyltestosteron, Erythromycin), Verschlussikterus, Cholangitis, Knochenmetastasen (Prostata, Mamma-, Bronchialkarzinom), Plasmozytom, Osteomalazie, Hyperparathyreoidismus, Pseudohyperparathyreoidismus, Vitamin D-Überdosierung, Rachitis, M. Paget (stark erhöht), Osteosarkom, Osteomyelosklerose. Gelegentlich erhöht bei Frakturen, Knochenoperationen, Knochennekrosen, Osteomyelitis, Akromegalie, Hyperthyreose.

↓ **bei:** Penicillamin- und Theophyllingabe

Bes: Osteopathien wie die primäre Osteoporose oder die Immobilisationsosteoporose sind knochenabbauende Vorgänge und gehen mit einer verstärkten Osteoklastenaktivität einher, die zu keiner AP-Erhöhung führt.

15.2.2 Knochen-AP (BAP, 'Ostase')

Funkt: **Knochenspezifische Fraktion der alkalischen Phosphatase, reflektiert die Aktivität der Osteoblasten und damit den Knochenaufbau**

↑ **bei:** z.B. bei M. Paget, Knochenmetastasen, Osteomalazie, Hyperparathyreoidismus, Wachstum, Frakturen

↓ **bei:** z.B. bei Hypoparathyreoidismus, hochdosierter Steroidgabe

Falsch: Falsch-hoch: Kreuzreaktivität mit AP-Isoenzymen bei starker Erhöhung insbesondere der Leber-AP

15.2.3 Osteocalcin

Funkt / Bildung: Marker hoher Spezifität zur Beurteilung der Aktivität der Knochenneubildung. Osteocalcin wird nur durch aktive Osteoblasten synthetisiert. Die Osteocalcin-Synthese wird durch Vitamin D3 beeinflusst. Osteocalcin wird auch als 'bone gamma-carboxyglutamic acid-containing protein' (BGP) bezeichnet. Die genaue Funktion im Knochenstoffwechsel ist unklar, diskutiert wird die Verhinderung einer vorzeitig einsetzenden Mineralisation des Knochens bei der Mineralisation des Osteoids.

Ind:
- V.a. und Therapiekontrolle bei Osteoporose
- V.a. Karzinome mit Knochenmetastasen
- V.a. primärer Hyperparathyreoidismus
- V.a. renale Osteopathie
- Beurteilung der Osteoblasten-Hemmung unter Steroid-Therapie

Norm: 2 - 15 ng/ml

↑ bei: Vermehrter Knochenumbau mit erhöhter Osteoblastenaktivität (z.B. Fraktur, Hyperparathyreoidismus, Knochenmetastasen, Osteomalazie, primäre Osteoporosen (< 1/3 der Fälle), high-turnover-Osteoporose, M. Paget (normal - ↑))

↓ bei: Verminderte Osteoblastenaktivität (z.B. bei Glucokortikoidosteopathie), low-turnover-Osteoporose, rheumatoide Arthritis

Mat: Serum oder Plasma, immer morgens beim nüchternen Patienten abnehmen

Met: Immunoassay

Falsch: Falsch-hoch: Niereninsuffizienz
Falsch-niedrig: verzögerte Verarbeitung der Proben, unzureichende Kühlung

Bes: Die Osteocalcin-Konzentration unterliegt tageszeitlichen Schwankungen. Physiologischer Osteocalcin-Peak-Wert am frühen Morgen.

15.2.4 Propeptide des Prokollagens I (PICP, PINP)

Funkt: Ca. 90% der Matrixproteine des Knochens bestehen aus Typ-I-Kollagen. Die Osteoblasten synthetisieren als Vorstufe Präkollagen, das an beiden Seiten noch durch Extensionspeptide gekennzeichnet ist. Nach Sekretion werden diese abgespalten und können als indirekte Marker der Osteoblastentätigkeit dienen.
PICP: Prokollagen I-carboxyterminales Propeptid
PINP: Prokollagen I-aminoterminales Propeptid
Beide entstehen äquimolar zum Typ I-Kollagen bei dessen Synthese.

Norm: 50 - 200 ng/ml bei Erwachsenen

↑ bei: Die PICP- und PINP-Spiegel korrelieren mit der Knochenneubildungsrate.

Falsch: Falsch-hoch: evtl. bei Wundheilungsvorgängen aufgrund gesteigerter Fibroblastenaktivität

Bes:
- Eingeschränkte Spezifität als Marker der Knochenneubildung, da Typ-I-Kollagen auch in Haut und Bindegewebe synthetisiert wird
- Höhere Stabilität gegen Wärme und Degradation als andere Marker
- PICP wird häufiger als Marker eingesetzt als PINP

15.3 Knochenabbau-Marker

Ind: **Tumorbedingte Knochenzerstörung, Verlaufs- und Therapiekontrolle vo** **M. Paget und Osteoporose**

Mat:
- Serum (für SP unbedingt hämolysefreie Abnahme)
- 24-h-Urin (Pyridinum Crosslinks, OH-Prolin: vor OH-Prolin-Bestimmung muss eine streng kollagenfreie Ernährung eingehalten werden)

Met:
- Photometrie: OH-Prolin, Gesamt-SP
- HPLC nach saurer Hydrolyse (Pyridinolin und Desoxypyridinolin)
- Immunoassay: freies Desoxypyridinolin im Urin

15.3.1 Pyridinium Crosslinks (PyD, DPyD)

Funkt: Pyridinoline sind **"crosslinks" aus Knochen- und Knorpelkollagen**. Desoxypyridinolin ist ein spezifischer "cross-link" aus dem Knochenkollagen Beurteilung der Osteoklastenaktivität. Die Bestimmung der Pyridinoline ha **die unspezifischere Hydroxyprolin-Bestimmung ersetzt.** Verlaufsparameter bei Osteolysen.

↑ bei: Knochenabbau bei Osteoporose, Hyperparathyreoidismus, M. Paget, Knochenmetastasen, multiplem Myelom, M. Cushing, Akromegalie

Mat: 10 ml des 2. Morgenurins. Probe vor Licht schützen. Keine Diät erforderlich Es besteht eine deutlich ausgeprägte Tagesrhythmik. Spontan-Urin-Proben sollten zwischen 10 und 12 Uhr gewonnen werden.

Met: HPLC

Bes: Erhöhte Pyridinolin- bei normalen Desoxypyridinolin-Werten können auf gesteigerten Abbau von Nicht-Knochen-Kollagen (Knorpel, Arthritis) hinweisen.

15.3.2 Hydroxyprolin (OH-Prolin)

Funkt: Hydroxyprolin wird **beim Abbau der Knochenkollagene (Typ I-Kollagen)** durch Osteoklasten **freigesetzt**. Nur 1/10 des beim Kollagenabbau entstehenden OH-Prolins werden, an Protein gebunden, im Urin ausgeschieden. Freies OH-Prolin unterliegt der tubulären Rückresorption. Die OH-Prolinausscheidung im Urin ist kein spezifischer Marker für den Abbau von Typ-I-Kollagen, sondern auch von anderen Kollagenen oder teilkollagenen Proteinen aus Haut, Bindegewebe und Knorpel. Eine vermehrte Neubildung von Knochenmatrix führt durch den Abbau neugebildeter Kollagene ebenfalls zu einer gesteigerten OH-Prolin-Ausscheidung.

↑ bei:
- Hoher Kollagen-/Knochenumsatz, z.B. infolge M. Paget, Plasmozytom, primärem Hyperparathyreoidismus, osteoklastisch wirksame Knochenmetastasen
- Durch Osteoklastenaktivität wesentlich stärker erhöht als durch Osteoblasten

↓ bei:
- Hypothyreose, Minderwuchs, Rachitis, chronisch konsumierende Erkrankungen

Falsch: Falsch hohe Werte: dermatologische Erkrankungen, Niereninsuffizienz, Arthritiden, OH-Prolin-reiche Nahrungsmittel (Gelatine, Fleisch)

Bes: Die Bestimmung der OH-Prolinausscheidung ist durch die Bestimmung der Pyridinium Crosslinks aus der Routinediagnostik verdrängt worden.

15.3.3 Tartratresistente saure Phosphatase

Funkt: Die Gruppe der sauren Phosphatasen umfasst verschiedene Isoenzyme. Ein Isoenzym mit hoher Knochenspezifität ist die tartratresistente saure Phosphatase, die ein **Syntheseprodukt der Osteoklasten** darstellt.

↑ bei: Erhöhte Aktivitäten der plasmatischen tartratresistenten sauren Phosphatase zeigen eine Steigerung der Osteoklastenaktivität an

Falsch: Falsch-hoch: bei Hämolyse durch Erythrozyten-SP, bei Koagulation durch Thrombozyten-SP
Falsch-niedrig: Heparin und Oxalat als Antikoagulantien hemmen die Aktivität der SP

15.3.4 Typ I-Kollagen Telopeptide

Funkt: Kollagenfibrillen werden im Rahmen eines physiologischen Reifungsprozesses in situ an den kurzen, nicht trihelikal organisierten, carboxy- und aminoterminalen Enden der α1- und α2-Ketten durch Hydroxypyridinium derivate mit einer helikalen Region einer benachbarten Kollagenfibrille verknüpft. Bei dem proteolytischen Abbau der Kollagen Typ I-Matrix werde diese durch Hydroxypyridiniumderivate verknüpften Enden der Kollagen α oder α2-Ketten im verknüpften Zustand freigesetzt und können durch Immunoassays im Serum bestimmt werden.
ICTP: carboxyterminal vernetztes Typ I-Kollagen
INTP: aminoterminal vernetztes Typ I-Kollagen

$\uparrow$ **bei:** Gesteigerte Knochenresorptionsrate

Mat: 10 ml eines 24-h-Sammelurins

Bes: Schwankungen bei Spontanurinproben. Über die Tagesrhythmik liegen noc keine ausreichenden Informationen vor.

15.4 Laborbefunde bei verschiedenen Knochenerkrankungen

Erkrankung	Serum			Renale Ausscheidung		
	Ca	P	AP	Ca	P	OH-Prolir
Prim. Hyperparathyreoidismus	$\uparrow\uparrow$	n–$\downarrow$	$\uparrow$	n–$\uparrow$		$\uparrow\uparrow$
Osteoklastische Neoplasien (u.a. Plasmozytom)	$\uparrow$	n–$\uparrow$	n–$\uparrow$	$\uparrow$	n–$\uparrow$	$\uparrow\uparrow$
M. Paget	n–$\uparrow$		$\uparrow\uparrow$			$\uparrow\uparrow$
Osteoporose	n–$\downarrow$		n–$\uparrow$	$\uparrow$		n–$\downarrow$
Osteomalazie (Malabsorption, Vit. D-Mangel)	n–$\downarrow$	n–$\downarrow$	$\uparrow$	n–$\uparrow$	$\downarrow$	n–$\uparrow$
Osteomalazie (renal, Niereninsuffizienz)	n–$\downarrow$	$\uparrow$	n–$\uparrow$	$\downarrow$	$\downarrow$	n–$\uparrow$
Osteoblastische Neoplasien	$\downarrow$	n–$\downarrow$	$\uparrow\uparrow$	n–$\downarrow$	n–$\downarrow$	$\uparrow$
Hypoparathyreoidismus	$\downarrow$	$\uparrow$		$\downarrow$		n–$\downarrow$

16. Hormone

16.1 Schilddrüse und Nebenschilddrüse

16.1.1 TSH (Thyreotropin)

Funkt /
Bildung: Das **Thyroidea-stimulierende Hormon** wird in der Hypophyse unter dem Einfluss des TRHs aus dem Hypothalamus synthetisiert und ins Blut sezerniert. Es führt zu einer **vermehrten Jodaufnahme der Schilddrüse** sowie zu einer **vermehrte Ausschüttung von T3 und T4.**

Ind:
- V.a. Hypo- oder Hyperthyreose
- Nachweis einer Euthyreose
- V.a. TSH-produzierende Hypophysentumoren
- In Kombination mit TRH-Belastungstest
- Verlaufskontrolle unter T4-Medikation

Norm: 0,3 - 4,0 mIU/l (relativ große methodenabhängige Unterschiede
⇒ Referenzbereich des eigenen Labors beachten)

↑ bei:			
	Primäre Hypothyreose:	T3 u. T4	↓
	Sekundäre Hyperthyreose (selten):	T4	↑

↓ bei:			
	Primäre Hyperthyreose:	T3 u. T4	n↑ - ↑
	Sekundäre Hypothyreose:	T3 u. T4	↓
	Intrahypophysäre Konversionssteigerung:	T3	↓
	Medikamentöse Suppression:	T3 u. T4	möglichst normal

Mat: Serum

Met: Radioimmunoassay

Bes:
- Normale TSH-Werte schließen eine manifeste Hypo- oder Hyperthyreose aus
- TSH-Erhöhung bleibt bei einer Substitution mit T4 bis zu mehreren Wochen bestehen, auch wenn peripher schon eine Euthyreose erreicht ist (T3 zur Therapiekontrolle).
- TSH-Suppression bleibt bei Therapie einer Hyperthyreose bis zu mehreren Wochen bestehen, auch wenn T3 schon eine Euthyreose zeigt.

16.1.2　TT4　(Thyroxin)

Funkt / T4 wird **von der Schilddrüse sezerniert**. Es dient als **Prohormon für T3 und**
Bildung: **fT3**. Im Blut überwiegend proteingebundenes Vorkommen, so dass der Anteil
an freiem, biologisch verfügbarem Thyroxin relativ gering ist.

Ind:
- V.a. Hypo- oder Hyperthyreose
- Therapiekontrolle

Norm: 50 - 120 µg/l (64 - 154 nmol/l) Umrechng.faktor: µg/l x 1,287 = nmol/l

↑ bei:
- Hyperthyreose
- Hochdosierte Thyroxinmedikation

↓ bei:
- Hypothyreose
- Thyreostatische Therapie (wenn T3 normal: euthyreot)

Mat: Serum

Met: Immunoassay

Bes:
- FT4 besser geeignet, da weniger Störfaktoren
- T4 steigt bei jodinduzierter Hyperthyreose vor T3 an.
- Kinder haben höhere, ältere Menschen niedrigere Referenzbereiche.

16.1.3　TT3　(Trijodthyronin)

Funkt / T3 **entsteht zu 95% peripher aus T4 durch Monodejodation**, etwa 5%
Bildung: stammen aus der Schilddrüse selbst. Im Serum ist T3 zu 99% an Proteine
gebunden, nur 1% liegt frei vor.

Ind:
- Diagnostik pathologischer und normaler Schilddrüsenfunktionen, insbesondere, wenn T4 und TSH keine eindeutige Beurteilung erlauben
- V.a. T3-Hyperthyreose
- Nicht-jodinduzierte Hyperthyreose

Norm: 0,8 - 1,8 µg/l (1,2 - 2,8 nmol/l) Umrechng.faktor: µg/l x 1,54 = nmol/l

↑ bei:
- Hyperthyreose
- T3-Medikation
- T3-Hyperthyreose

↓ bei:
- Hypothyreose
- Thyreostatische Therapie

Mat: Serum

Met: Immunoassay

Bes: Kinder haben höhere, ältere Menschen niedrigere Referenzbereiche

16.1.4 Freie Schilddrüsenhormone (FT3, FT4)

Funkt: Schilddrüsenhormone sind nur in freier Form biologisch verfügbar und wirksam.

Ind: V.a. Hypo- oder Hyperthyreose

Norm: **Freie Hormone**
FT3   3,5 - 8,0 ng/l (5,4 - 12,3 pmol/l) Umrechng: ng/l x 1,54 = pmol/l
FT4   8 - 18 ng/l (10 - 23 pmol/l) Umrechng: ng/l x 1,287 = pmol/l
Äquivalenzbestimmung
FT3E   1,5 - 4,1 (dimensionslos)
FT4E   15 - 67   (dimensionslos)

↑ bei: Manifeste Hyperthyreose

↓ bei: Manifeste Hypothyreose

Mat: Serum

Met: Immunoassays

Bes: Der Vorteil der Bestimmung der **freien Hormonkonzentrationen** liegt in der Unabhängigkeit von Bindungseinflüssen. Die alleinige T3- oder T4-Bestimmung ohne Bindungsproteinbestimmung ist sie überlegen. Meist ersetzt die Bestimmung der freien Hormone die T3- und T4-Bestimmung. Die **Äquivalenzbestimmung** wird nur noch selten durchgeführt. Sie beschreibt den Quotienten aus Gesamthormonmenge und T3-Uptake. Zur Bestimmung des Uptake wird dem Serum markiertes T3 zugesetzt und anschließend die gebundene Menge bestimmt. Der T3-Uptake korreliert sehr gut mit der TBG-Konzentration. Die Methode ist weniger anfällig gegen Fehler durch geringe Konzentrationen der zu bestimmenden Substanzen als die Bestimmung der freien Hormonkonzentrationen.

16.1.5 Thyroxinbindendes Globulin (TBG)

Funkt / TBG dient im Blut als **Transportprotein für T4**, ebenso **wie**
Bildung: **thyroxinbindendes Präalbumin** (TBPA) und **thyroxinbindendes Albumin** (TBA). Über 99,9% des gesamten T4 sind so gebunden, TBG stellt hierbei etwa 60-80% der zur Verfügung stehenden Bindungskapazität dar, gefolgt von TBPA und TBA. Die Synthese von TBG erfolgt in der Leber.

Ind: • V.a. kongenitale TBG-Erhöhung oder Erniedrigung
• Bestimmung bei erworbenen Veränderungen nicht indiziert, da der freie Hormonanteil und der T3-Uptake ausreichen

Norm: 13 - 30 mg/l (220 - 510 nmol/l) Umrechng.faktor: mg/l x 17 = nmol/l

↑ **bei:** Schwangersch., Hepatiditen, Behandlg. mit Östrogenen und/oder Gestagene

↓ **bei:** Eiweißverluste, Anabolika-Einnahme

Mat: Serum

Met: Immunoassay

Bes: Manchmal ist zur Ermittlung der Stoffwechsellage eine Bestimmung des Gesamt-T4 / TBG - Quotienten zu bilden

Falsch: Falsch-hoch: genet. bed. Mehrproduktion, Östrogenerhöh. durch Gravidität o. orale Kontrazeptiva, chron. aggressive Hepatitis, akute intermittierende Porphyrie
Falsch-niedrig: genetisch bedingte Synthesestörung, Eiweißverlustsyndrom Eiweißsynthesestörung

16.1.6 TRH-Test

Sub-stanz: Thyreotropin Releasing Hormone. Hypothalamushormon. Regulator für die Biosynthese und Sekretion von TSH.

Ind: • V.a. Hypophyseninsuffizienz ⇒ Überprüfung der TSH-Sekretionsreserve bei grenzwertiger Schilddrüsenfunktionsstörung
• Nachweis einer Sekretionsstarre bei TSH-produzierenden Tumoren
• Nachweis einer Schilddrüsenhormonresistenz

Prinzip: **TRH-Gabe ⇒ Erfassung des TSH-Anstiegs**

Ablauf: 1. Blutentnahme zur Bestimmung der TSH-Konzentration
2. TRH-Gabe (Dosierung abhängig von der gewählten Applikationsform):
   - **i.v.:** 200 μg (400 μg), erneute Blutentnahme zur TSH-Best. nach 30 min
   - **nasal:** 2 mg, erneute Blutentnahme nach 2 h
   - **oral:** 40 mg, erneute Blutentnahme nach 3-4 h

Bew: • Anstieg < 2 mU/l: fehlender oder verminderter TSH-Anstieg
   - T4 u. T3 normal: kann hinweisend sein auf verschiedene Schilddrüsen krankheiten, z.B. eine Störung des Regelkreises Hypophyse-Schilddrüs bei beginnender thyreoidaler Autonomie, Frühform eines M. Basedow Therapie mit Schilddrüsenhormonpräparaten T4 u. T3 erniedrigt: kann auf eine sekundäre Hypothyreose hinweisen
   - T4 u. T3 erhöht: kann auf eine klinisch manifeste Hyperthyreose oder ausreichende Behandlung mit Schilddrüsenhormonpräparaten hinweisen

- Anstieg **2 – 25 mU/l** (nach TRH oral über 30): **regelrechter TSH-Anstieg**
  Bei im Referenzbereich liegenden T4- und T3-Werten ist eine Funktions-
  störung des Regelkreises Hypophyse-Schilddrüse ausgeschlossen.
- Anstieg **> 25 mU/l** (nach TRH oral über 30): überschießender TSH-Anstieg
  - T4 u. T3 normal: hinweisend auf latente Hypothyreose,
    Jodfehlverwertungsstörung, extrem alimentären Jodmangel,
    Frühstadium einer chronischen Thyreoiditis
  - T4 (und T3) erniedrigt: zeigt eine manifeste Hypothyreose an

Bes: Kontraindikation: bekannte Überempfindlichkeitsreaktion auf TRH

16.1.7 Calcitonin

Funkt:
- **Senkung des Calciumspiegels** im Blut, **Mineralisierung des Knochens**
- **Senkung des Phosphatspiegels** im Blut durch **Hemmung der Rückresorption** im proximalen Nierentubulus

Ind:
- Medulläres Schilddrüsenkarzinom (C-Cell-Karzinom)
- MEN II
- Phäochromozytom

Vork / Calcitonin wird in den parafollikulären C-Zellen der Schilddrüse gebildet.
Bildung: Hyperkalzämie und gastrointestinale Hormone wie Pentagastrin wirken als
Stimulus.

Norm: Männer: < 2 – 48 ng/l   < 0,6 – 14,0 pmol/l
          Frauen: < 2 – 10 ng/l   < 0,6 – 2,92 pmol/l

Umrechnungsfaktor: ng/l x 0,292 = pmol/l

↑ bei:
- Benigne: Nierenversagen, Hashimoto-Thyreoiditis, Hyperkalzämie,
  Hypergastrinämie, Schwangerschaft, Ovulationshemmer
- Maligne: medulläres Schilddrüsenkarzinom, kleinzelliges Bronchial-Ca,
  Phäochromozytom, Karzinoid, Pankreas-Ca

Mat: Serum, Plasma

Met: Immunoassay

Falsch: Falsch-hoch: Niereninsuffizienz, Therapie mit Lachscalcitonin
           Falsch-niedrig: neutralisierende AK unter Therapie mit Lachscalcitonin

Bes: Die wesentliche Bedeutung des Calcitonins liegt in der Rolle als Tumormarker
         für das medulläre Schilddrüsenkarzinom.

16.1.8 Parathormon

Funkt:
- **Erhöhung des Kalziumspiegels** im Blut durch **Entmineralisierung des Knochens, gesteigerte Ca-Resorption im GIT, erhöhte Rückresorption** von Ca **im Nierentubulus**
- **Senkung des Phosphatspiegels** im Blut durch **Hemmung der Rückresorption im** proximalen **Nierentubulus**

Ind:
- Störungen des Calcium- und Phosphatstoffwechsels
- Niereninsuffizienz, Nephrolithiasis, Nephrokalzinose
- Malabsorption, Malassimilation

Vork / Bildung: Parathormon wird in den Epithelkörperchen gebildet. Hypokalzämie stimuliert, Hyperkalzämie und Vit. D3 hemmen die PTH-Sekretion. Im Blut wird PTH schnell abgebaut.

Norm: Intaktes PTH (PTH-I)   15 – 65 ng/l   1,5 – 6,5 pmol/l

↑ bei: **Hyperparathyreoidismus**
- Primärer Hyperparathyreoidismus (meist infolge eines Adenoms, selten einer Hyperplasie und sehr selten eines Karzinoms der Nebenschilddrüser
- Sekundärer Hyperparathyreoidismus (regulatorische Überfunktion der Nebenschilddrüsen, häufig infolge von Niereninsuffizienz, Kalzium- und Vitamin-D-Mangel

↓ bei:
- **Parathyreogener Hypoparathyreoidismus**
  (mit konsekutiver Hypokalzämie)
  - Am häufigsten postoperativ (nach Halsoperationen, z.B. Strumektomie)
  - Selten idiopathisch (autoimmune Genese?)
  - Sehr selten Aplasie von Nebenschilddrüse und Thymus (Di-George-Syndrom)
- **Hypoparathyreoidismus** infolge nicht parathyreogener Hyperkalzämien
  - Meist reaktiv bei Tumorhyperkalzämie
  - Seltener auch infolge von Vit-D-Überdosierung, Milch-Alkali-Syndrom, Morbus Boeck, Hyperthyreose

Mat: Serum, Plasma; schneller Probentransport

Met: Immunoassay

16.2 Nebennierenrinde

16.2.1 Kortisol

Funkt / Bildung: Hormon der Nebennierenrinde, dessen Biosynthese über Cholesterin, Pregnenolon, Progesteron und 17α-Hydroxydesoxycorticosteron erfolgt. Die Sekretion wird angeregt durch Corticotropin. Sie ist erhöht bei Cushing-Syndrom und Stress, vermindert bei M. Addison. Im Blutplasma gebunden an Transcortin (corticosteroidbindendes Globulin) und inaktiv. Ausscheidung durch die Niere.

Ind:
- **V.a. Hyperkortisolismus, Hypokortisolismus**
- Parameter bei Funktionstest

Norm:

Erwachsene:	Serum:		
8.00 Uhr	50-250 µg/l	138 - 690 nmol/l	
24.00 Uhr	< 50 µg/l	< 138 nmol/l	
Kinder:	Serum:		
8.00 Uhr	50-150 µg/l	138 - 414 nmol/l	

Umrechnungsfaktor: µg/l x 2,76 = nmol/l

Eine isolierte Bestimmung ist aufgr. der starken tageszeitl. Schwankungen und der Beeinflussung durch zahlreiche Stressfaktoren meist nutzlos. Die Bestimmung erfolgt oft im Rahmen standardisierter Funktionstests.

↑ bei:
- **Hyperkortisolismus**
- Pseudo-Cushing: bei **Alkoholabusus, Schwangerschaft**
- Kortisolbindendes Globulin ↑ unter Östrogen-Therapie

↓ bei:
- **Nebennierenrindeninsuffizienz**
- Kortisolbindendes Globulin ↓ bei Leberzirrhose, Hyperthyreose, Androgen-Therapie, Eiweißverlust (renal, intestinal)

Mat: Serum, Plasma, 24-h-Urin

Met: Kompetitiver Radioimmunoassay

Bes:
- **freies Kortisol im Urin:** Bestimmung des nichtproteingebundenen Korti-sols im 24-h-Sammelurin als Integral der Kortisolproduktion eines Tages
- **Kortisoltagesprofil:** Reservetest. Nachweis einer erhaltenen Tagesrhythmik mit Maximum am Morgen und Minimum am Abend. Blutentnahme z.B. um 8:00, 12:00, 18:00 und 24:00 Uhr. Durchführung unter stressfreien Bedingungen

16.2.2 ACTH

Funkt / Bildung: Peptidhormon aus den basophilen Zellen des Hypophysenvorderlappens. **Wirkt auf die Nebennierenrinde im Sinne einer Anregung ihres Wachstums** sowie der **Bildung** und **Absonderung von Glucocorticoiden**. Ferner führt ACTH zu einer Steigerung der Lipolyse, Retinierung von Stickstoff, Anhäufung von Cholesterin im RES, Retention von Cortisol im Gewebe. Über die Corticosteroide besteht ein indirekter Einfluss auf den Stoffwechsel der Kohlenhydrate. Ferner besteht eine melanotrope Aktivität Diagnostische Anwendung zur Überprüfung der NNR-Funktion im ACTH-Test.

Ind:
- **Hypokortisolismus** (NNR-Insuffizienz)
- **Hyperkortisolismus** (DD: ACTH-abhängig vs. ACTH-unabhängig)

Norm: **Erwachsene**
8:00 - 9:00 Uhr:	5 - 60 ng/l
24:00 Uhr:	< 10 ng/l

↑ bei:
- **M. Addison** (primäre NNR-Insuffizienz)
- **Ektope ACTH-Produktion** (z.B. bei Bronchialkarzinom)
- **Zentrales Cushing-Syndrom**
- **Stress**

↓ bei:
- **Cushing-Syndrom bei NNR-Autonomie**
- **NNR-Tumor**
- **Hypopituitarismus**

Mat: Plasma

Met: RIA

Falsch: Falsch-hoch: Pseudo-Cushing durch Alkoholabusus, Stress, Menstruation
Falsch-niedrig: orale Kontrazeptiva

Bes: Die Bewertung der ACTH-Konzentration sollte stets unter Einbeziehung der Kortisolkonzentration in die Beurteilung erfolgen.

16.2.3 Dexamethason-Hemmtest (Niedrigdosis als Kurztest)

Ind:
- Wichtigster initialer Test bei **V.a. Hyperkortisolismus**
- Geeignet als ambulanter Screeningtest

Prinzip: **Überprüfung des Feedbackmechanismus Nebennierenrinde / Hypophyse**

Ablauf:
1. 2 mg Dexamethason (z.B. Fortecortin®) um 23.00 Uhr p.o.
   (Varianten des Tests benutzen z.B. nur 1 mg Dexamethason)
2. Blutentnahme am nächsten Morgen um 8.00 Uhr zur Bestimmung der Kortisolkonzentration

Bew:
- Kortisol-Morgenwert < 30 µg/l (82,8 nmol/l): physiologisches Suppressionsverhalten, schließt ein Cushing-Syndrom mit größter Wahrscheinlichkeit aus
- Keine ausreichende Suppression: hinweisend für autonomen Hyperkortisolismus. Eine ätiologische Zuordnung ist nicht möglich. Gelegentlich findet sich eine fehlende Suppression auch bei massiver Adipositas, schweren Begleiterkrankungen, chronischem Nierenversagen, erhöhten Östrogenwerten (Schwangerschaft, Östrogentherapie, orale Kontrazeption), schweren Depressionen und Angstzuständen. Bei einer unzureichenden Suppression im niedrigdosierten Dexamethason-Hemmtest dient die Bestimmung des freien Cortisols im 24-Stunden-Urin der Diagnosesicherung eines Cushing-Syndroms.
- Im zweifelhaften Fällen kann zusätzlich ein Cortisoltagesprofil durchgeführt werden.

16.2.4 Dexamethason-Hemmtest (Hochdosis als Lang- bzw. Kurztest)

Ind: **DD zwischen hypophysärer und adrenaler Genese bei nachgewiesenem Hyperkortisolismus im niedrigdosierten Dexamethason-Hemmtest**

Prinzip: Überprüfung des Feedbackmechanismus Nebennierenrinde / Hypophyse

Ablauf:
- **Hochdosis-Dexamethason-Hemmtest (Langtest)**
  1. 2 mg Dexamethason p.o. über 2 Tage alle 6 h (8 mg Tagesdosis)
  2. Tägliche Blutentnahmen um 8.00 Uhr, Bestimmung der Kortisolkonzentration (erste Blutentnahme am Morgen vor Beginn der Dexamethasoneinnahme, letzte am Morgen nach der letzten Dexamethasoneinnahme), ergänzend tägliche Bestimmung des freien Kortisols im 24h-Sammelurin
- **Hochdosis-Dexamethason-Hemmtest (Kurztest)**
  1. Einmalige Gabe von 8 mg Dexamethason (z.B. Fortecortin®) um 23.00 Uhr p.o.
  2. Blutentnahme am nächsten Morgen um 8.00 Uhr zur Bestimmung der Kortisolkonzentration

Bew: • Hypophysärer Hyperkortisolismus: in > 90% der Fälle Suppression des Ausgangswertes um mindestens 50%.
Besteht trotz ungenügender Suppression nach 8 mg Dexamethason aufgrund anderer Funktionstest der Verdacht auf ein hypothalamo-hypophysäres Cushing-Syndrom, muss der Test mit höherer Dosis (zunächst 12 mg Dexamethason pro Tag) wiederholt werden. In Einzelfällen waren Dosen von 32 mg nötig.
• Adrenaler Hyperkortisolismus: keine Suppression
• Ektoper Hyperkortisolismus: keine Suppression

16.2.5 CRH-Test, CRF-Test = Corticotropin-Releasing-Hormon / Faktor-Test

Ind: • **Cushing-Syndrom: Differenzierung** zwischen **primärer** (peripherer) un **sekundärer** (zentraler) Genese
• **Hypophysenvorderlappen-Insuffizienz**

Prinzip: **Überprüfung der ACTH-Sekretionsantwort auf den physiologischen Stimulus CRH sowie der Kortisolantwort auf das ausgeschüttete ACTH**

Vorb: Patienten vor Testbeginn mindestens 1-2 h ruhen lassen

Ablauf: 1. Abnahme eines Basalwertes von ACTH und Kortisol
2. Intravenöse **Gabe von** 100µg **CRH**
3. Blutentnahmen nach 15, 30, 45 und 60 min und **Bestimmung** der **ACTH-** und **Kortisol**-Werte

Bew: • **Hypophysärer ACTH-Mangel**
Fehlender Anstieg von ACTH und Cortisol bei bereits niedrigen Basalwerten
• **Hypothalamo-hypophysäres Cushing-Syndrom**
Exzessiver Anstieg von ACTH und Cortisol
• **Cushing-Syndrom auf der Grundlage eines autonomen Nebennierenrinden-Tumors**
Kein Anstieg von ACTH und Cortisol nach Stimulation

16.2.6 ACTH-Test (Synacthen®-Test)

Ind: **V.a. Nebennierenrindeninsuffizienz oder verminderte Ansprechbarkeit auf ACTH**

Prinzip: Klinische Funktionsprüfung der Nebennierenrinde durch Verabfolgung von ACTH-Präparaten und Bestimmung der Corticoide in Plasma und/oder Urin (v.a. als Serum-Cortisol, ggf. in Form von 17-Hydroxycorticosteroiden im Harn).

ACTH als i.v.-Bolus **führt zur unmittelbaren Steigerung der adrenalen Steroidbiosynthese** durch Bindung an seine spezifischen Rezeptoren in der Nebennierenrinde.

Ablauf: **ACTH-Kurztest**
1. 25 IE ACTH i.v.
2. Blutentnahme vor sowie 1 h nach Injektion
3. Bestimmung des Cortisolspiegels

Bew:
- Cortisol ↑↑: Patienten mit Cushing-Syndrom
- Normal: Anstieg des Cortisolspiegels auf > 200 µg/l
- Kein Anstieg: bei Patienten mit Nebenniereninsuffizienz, länger bestehender Hypophyseninsuffizienz und Steroidtherapie, Nebennierenkarzinom

Ablauf: **ACTH-Langtest** (spezifischer als Kurztest)
1. 50 IE ACTH i.v. über 8 h,
2. Blutentnahmen vor sowie 4 h, 6 h und 8 h nach Infusionsbeginn

Bew:
- Cortisol ↑↑: Patienten mit Cushing-Syndrom
- Normal: Anstieg des Cortisolspiegels auf > 200 µg/l gilt als sicherer Ausschluss einer Nebennierenrindeninsuffizienz
- Kein Anstieg: bei Patienten mit Nebenniereninsuffizienz, (länger Stimulation positiv) und Steroidtherapie, Nebennierenkarzinom
- Bei Nebennierentumoren häufig hoher Ausgangswert, der im Verlauf nicht oder nur gering ansteigt.

Bew: Bei primärer und sekundärer Nebennierenrindeninsuffizienz sowie adrenogenitalem Syndrom kein deutlicher Hydrocortisoidanstieg, bei Cushing-Syndrom erhebliche Zunahme, bei Adenom unterschiedliches Verhalten.

Bes: Bei Verdacht auf eine Nebenniereninsuffizienz sollte vor Beginn eine Gabe von 2 mg Dexamethason oder 0,1 mg Fluorokortisol erfolgen, da sonst eine akute Addisonkrise ausgelöst werden kann.

16.2.7 Nebennierenrindenandrogene (DHEA, DHEAS, Androstendion)

Sub-stanz:
- **Dehydroepiandrosteron (DHEA)**: schwaches Androgen mit hoher Abbaurate, Gesamtblutspiegel etwa 300-fach niedriger als der des DHEAS
- **Dehydroepiandrosteron-Sulfat (DHEAS)**: nicht virilisierendes Androgen ohne Tagesrhythmik, hauptsächlich über den Syntheseweg sulfatierter Steroide aus dem Cholesterinsulfat
- **Androstendion**: androgenes 17-Ketosteroid

Ind:
- **Marker der Nebennierenmasse**
- Hirsutismus
- NNR-Tumor
- Adrenogenitales Syndrom
- DD adrenale / ovarielle Testosteronerhöhungen
- Virilismus

↑ bei:
Hauptursachen
- DHEA: NNR-Adenome, NNR-Ca, Inzidentalome, Hirsutismus, Adipositas
- DHEAS: NNR-Adenome, NNR-Karzinome, Hirsutismus, Virilisierung, Adrenogenitales Syndrom, Adipositas
- Androstendion: Hirsutismus, polyzystische Ovarien, androgenprod. Tumoren, Schwangerschaft, adr. Hyperplasie, Cushing-Syndr., Adipositas

↓ bei: Je nach Hormongruppe z.B. bei HVL-Insuffizienz, exogener Glucokortikoid-gabe, NNR-Insuffizienz, Ovarialinsuffizienz

16.2.8 17-α-Hydroxyprogesteron

Funkt / Bildung: Vorläufer der 21-hydroxylierten **adrenalen Steroide**, Produktion in NNR und Ovar (präovulatorischer Follikel, Corpus luteum)

Ind:
- Störungen der Steroidbiosynthese, insbesondere bei V.a. 21-Hydroxylase-mangel
- Pubertas praecox, Virilisierung bei Mädchen, Hirsutismus, Wachstums-störungen
- V.a. androgenproduzierende Tumoren

↑ bei: **21-Hydroxylasemangel, NNR-Hyperplasie bei Hyperkortisolismus**

16.2.9 11–Desoxykortisol

Funkt: **Letzte Vorstufe des Kortisols**. Konversion durch 11-β-Hydroxylase.

Ind:
- V.a. sekundäre oder tertiäre NNR-Insuffizienz
  (Metopiron®-Test: selektive Hemmung der 11-β-Hydroxylase)
- DD des adrenogenitalen Syndroms

↑ **bei:** **11-Hydroxylasemangel, M. Cushing**

↓ **bei:** **NNR-Insuffizienz**

16.3 Renin–Angiotensin–Aldosteron–System und antidiuretisches Hormon

16.3.1 Renin

Funkt: Wichtiges Glied des Renin-Angiotensin-Aldosteron-Systems und damit der **Regelung des Blutdrucks** sowie des **Wasser-Elektrolyt-Haushaltes**. Die Renin-Bildung wird gesteigert bei Minderdurchblutung der Niere (wobei es zu einer renalen Hypertonie kommen kann) und bei Natriummangel, ferner über sympathische Innervation und durch verschiedene Hormone.

Ind:
- DD Hyperaldosteronismus
- V.a. renovaskuläre Hypertonie
- DD der Hypokaliämie

Bildung: Juxtaglomerulärer Apparat der Nieren

Norm:

	Renin	Reninaktivität
liegend:	3 - 19 ng/l	0,5 - 1,6 µg/l/h
aufrecht:	5 - 40 ng/l	2 - 5 facher Anstieg

↑ **bei:**
- Sekundärer Hyperaldosteronismus
- Nierenarterienstenosen
- **M. Addison** (NNR-Insuffizienz)
- **Bartter-Syndrom**
- Renin-sezernierende Tumoren (sehr selten)

↓ **bei:**
- Primärer Hyperaldosteronismus (**Conn**-Syndrom)
- Corticoid-Therapie
- Lakritzenabusus

Mat: EDTA-Plasma

Met:
- Direkte Messung: Erfassung der Reninkonzentration
- Plasmareninaktivität: Erfassung der Abspaltung von Angiotensin I, die durch Renin katalysiert wird

16.3.2 Aldosteron

Funkt: Mineralocorticoid, dessen Bildung vor allem durch das Renin-Angiotensin-System angeregt wird, insbesondere bei Blut- und Plasmavolumen-Mangel, Blutdruckabfall, renaler Mangeldurchblutung und Hyponatriämie. Nebenstimuli für die Bildung sind u.a. ACTH, Serotonin, Thyroxin, Ammoniak, Östrogene.

Aldosteron **stimuliert** an den Zellen der Pars convoluta des distalen Tubulus und des Sammelrohrs:
- **Na^+-Resorption** und
- **K^+-Sekretion**
- **Sekundär** wird **Wasser passiv-osmotisch** resorbiert bzw. in den Tubuli **zurückgehalten**.

Ind:
- **DD arterielle Hypertonie, renovaskuläre Hypertonie**
- Primärer oder sekundärer **Hyperaldosteronismus**
- **Störungen des Na-, K-Haushaltes**
- **Schwartz-Bartter-Syndrom**

Bildung: Produktion in der Zona glomerulosa der Nebennierenrinde

Norm:
- **Werte in Serum / Plasma bei normaler Natriumaufnahme**
  - Liegend: 29 - 145 ng/l
  - Aufrecht: 65 - 285 ng/l
- **Werte im Urin**
  - Bei normaler Ernährung: 6-25 µg/24h
  - Salzarmer Ernährung: 17-44 µg/24h
  - Salzreicher Ernährung: 0-6 µg/24h

↑ bei:
- **Primärer Hyperaldosteronismus** (Conn-Syndrom)
- **Sekundärer Hyperaldosteronismus**

↓ bei:	• **Primärer Hypoaldosteronismus**

↓ bei:
- **Primärer Hypoaldosteronismus**
  - Generalisierter NNR-Insuffizienz (bei M. Addison, Waterhouse-Friderichsen Syndrom)
  - Isolierter Hypoaldosteronismus und Enzymopathie (Störungen der Corticoid-Synthese)
- **Sekundärer Hypoaldosteronismus**
  - Unterdrückung des Renin-Angiotensin-Systems (Liddle-Syndrom, Pseudo-Conn-Syndrom)
  - Suppression durch Gabe synthetischer Glukokortikoide

Mat: Serum, Heparinplasma, 24-h-Sammelurin

Met: RIA

Bes: Entnahmezeit zwischen 8:00 und 9:00 Uhr morgens. ACE-Hemmer und Diuretika rechtzeitig absetzen (Spironolacton 2 Wochen vor Abnahme).

Falsch:
- **Falsch niedrige Werte:**
  Hemmung des RAAS durch β-Blocker, zentrale α-Rezeptorantagonisten, Antazida, Kortikosteroide
- **Falsch hohe Werte:**
  Medikamente: Stimulation des RAAS durch Sympathotonika, Saluretika, Laxantien, Ovulationshemmer
  EDTA-Plasma: in 10-20 % unspezifisch erhöhte Werte

16.3.3 Angiotensinkonversionsenzym (ACE)

Funkt:
- Schlüsselenzym im Renin-Angiotensin-Systems:
  Umwandlung von Angiotensin I in den potenten Vasokonstriktor Angiotensin II
- **Inaktivierung des Vasodilatators Bradykinin**
  Das ACE im Plasma ist nicht in diese Reaktionen involviert, die pathophysiologische Bedeutung ist ungeklärt. Erhöhte ACE-Aktivitäten im Plasma sind bei einer Reihe von Krankheitszuständen beschrieben, insbesondere bei der Sarkoidose (M. Boeck).

Bildung: Hauptsächlich auf der luminalen Oberfläche vaskulärer Endothelzellen lokalisierte, aber auch den Zellen des Monozyten-Makrophagen-Systems entstammende Peptidyldipeptidase.

Ind:
- V.a. Sarkoidose
- Beurteilung der Granulomlast bei Sarkoidose
- Verlaufs- und Therapiebeurteilung bei Sarkoidose

↑ **bei:**
- Häufig bei **Sarkoidose**
- In mehr als 25% der Fälle ebenfalls erhöht bei: M. Gaucher, Silikose, Asbestose, Hyperthyreose, Diabetes mellitus mit Retinopathie, Leberzirrhose, Lymphangiomyomatose, Berryliose, chronisches Müdigkeits-Syndrom

↓ **bei:** Erniedrigte ACE-Werte im Plasma werden als Marker der endothelialen Dysfunktion des vaskulären Gefäßbettes diskutiert, z.B. bei toxischen Lungenschäden oder Hypothyreose. Die klinische Wertigkeit niedriger ACE-Aktivitäten im Serum ist bisher nicht hinreichend geklärt.

Mat: Serum, Plasma

16.3.4 Renin-Aldosteron-Orthostase-Test

Ind: **Lokalisationsdiagnostik des primären Hyperaldosteronismus (Conn-Syndrom)**

Prinzip: **Überprüfung der Empfindlichkeit der Zona glomerulosa auf Angiotensin II-Wirkung**

Ablauf:
1. 8 h Bettruhe vor Testbeginn
2. Blutentnahme im **Liegen** morgens zwischen 7 und 9 Uhr zur Bestimmung von **Renin** und **Aldosteron** sowie fakultativ 18-OH-B im Serum
3. Patient nach Blutentnahme für **2 h** ohne Unterbrechung **herumlaufen** lassen
4. Erneute Bestimmung der (stimulierten) **Renin-** und **Aldosteron-** sowie ggf. 18-OH-B-Konzentration (im Sitzen)

Bew: **Physiologisch**: **Anstieg** von Renin, Aldosteron und 18-OHB **auf 150-300%** des Basalwertes

- **NNR-Adenom**
  - Erhöhte Aldosteron- und 18-OH-B-Basalwerte
  - Basaler Reninwert niedrig bis niedrig-normal
  - Unter Orthostase steigen Aldosteron-, 18-OH-B- und Reninwerte nicht an oder fallen leicht ab

- **NNR-Hyperplasie**
  - Basaler Aldosteronwert hoch-normal bis erhöht
  - 18-OH-B normal, basaler Reninwert niedrig bis niedrig-normal
  - Unter Orthostase deutlicher Anstieg von Aldosteron und 18-OH-B, leichter Anstieg von Renin

Bes: Antihypertensiva wie Betarezeptoren-Blocker, ACE-Hemmer, Diuretika, Spironolacton können den Test beeinflussen und sollten mindestens 2 Wochen zuvor abgesetzt werden.

16.3.5 Captopril-Test

Substanz: Captopril: Analogon des Angiotensins I (des C-terminalen Endes) mit kompetitiver Hemmung des 'Converting Enzyme' (ACE-Hemmer)

Ind:
- **DD primärer versus sekundärer Hyperaldosteronismus**
- **V.a. renovaskuläre Hypertonie (z.B. Nierenarterienstenose)**, Perfusion bei Stenose abhängig von einem hohen Reninspiegel

Prinzip: **Bestimmung der Abhängigkeit des Plasmaaldosteronspiegels vom Angiotensin-II-Spiegel** durch künstliche **Verminderung der Angiotensin-II-Konzentration nach Gabe eines ACE-Hemmers.** Anschließende Messung des Plasmaaldosteronspiegels.

Vorb: 2 Wochen vorher keine ACE-Hemmer mehr einnehmen

Ablauf:
1. 8 h Bettruhe vor Testbeginn
2. Blutentn. im **Liegen** morgens zw. 7 und 9 Uhr zur Bestimmg. der basalen Renin- u. Aldosteronkonzentration, regelm. RR-Messungen
3. 25 mg **Captopril** p.o., weiter Bettruhe
4. **Nach 2 h** erneute Abnahme zur **Bestimmung** der stimulierten **Renin- und Aldosteronkonzentration**

Bew:
- **Primärer Hyperaldosteronismus** (Conn-Syndrom)
  - erhöhte basale Aldosteronwerte
  - kein Abfall der Aldosteronkonzentration 2 h nach Einnahme von Captopril
  - Renin-Sekretion bleibt supprimiert
- **Sekundärer Hyperaldosteronismus**
  - erhöhte basale Aldosteronwerte
  - deutlicher Abfall der Aldosteronkonzentration 2 h nach Captopril-Einnahme
- **Renovaskuläre Hypertonie** (z.B. Nierenarterienstenose)
  - basale Renin- und Aldosteronkonzentration meist erhöht
  - Anstieg der Reninkonzentration auf mehr als 200% des Ausgangswertes
- **Essenzielle Hypertonie**
  - kein deutlicher Anstieg der Reninkonzentration (<150%)

16.3.6 Antidiuretisches Hormon (ADH), Vasopressin

Funkt:
- **Antidiuretische Wirkung**: Erhöhung der Permeabilität der Sammelrohre und distalen Konvolute für Wasser ⇒ Antidiurese infolge **Steigerung der Rückdiffusion von Wasser aus dem Tubuluslumen**
- **Vasopressorische Wirkung**: arterielle Vasokonstriktion ⇒ Blutdruckerhöhung

Ind:
- V.a. **Diabetes insipidus** (hypotone Polyrie)
- V.a. **Schwartz-Bartter-Syndrom** = SIADH (Syndrom der inadäquaten ADH-Sekretion)
- Bestimmung im Rahmen von Funktionstests

Vork: Im **Hypothalamus** produziertes, über den Tractus supraopticohypophysialis in die Neurohypophyse transportiertes und bei Bedarf dort in das Blut abgegebenes Peptidhormon. Nonapeptid mit einer S-S-Brücke zwischen Cys1 und Cys6.

Norm: ≤ 6,7 pg/ml (≤ 6,2 pmol/l)

↑ bei:
- **Renaler Diabetes insipidus** (Defekt der ADH-Rezeptoren)
- **Schwartz-Bartter Syndrom** (SIADH)
- **Leberzirrhose**
- **Medikamentöse** Stimulation der ADH-Freisetzung (Nikotin, Morphin, Clofibrat, trizyklische Antidepressiva, Vincristin, Vinblastin, Cyclophosphamid)

↓ bei:
- **Zentraler Diabetes insipidus**
- **Medikamentöse** Hemmung der ADH-Freisetzung (Alkohol, Phenytoin, Chlorpromazin)
- **Schwangerschaft** (gesteigerter Abbau in der Plazenta)
- Alkoholismus
- nephrotisches Syndrom

Mat: EDTA-Plasma

Met: Radioimmunoassay

Bes:
- Venösen Zugang 30 min vor Abnahme legen, Blutentnahme beim liegenden Patienten
- Bei Verdacht auf Diabetes insipidus zuerst Durchführung eines Durstversuches

6.3.7 Durstversuch

Ind:
- **Bestätigungstest bei V.a. Diabetes insipidus (Polyurie > 5l/24h)**
- **DD Diabetes insipidus vs. Polydipsie** (z.B. psychogen)

Prinzip: **Prüfung der konzentrativen Nierenleistung durch ADH-Stimulation bei Wasserentzug**

Bei Gesunden kommt es infolge Osmoregulation via ADH-Sekretion zu einem Anstieg der Urinosmolarität. Bei Diabetes insipidus bleibt die Osmolarität < 300 mosmol/l, während die Plasmaosmolarität auf > 295 mosmol/l ansteigt. In diesem Fall gibt man eine Testdosis ADH oder Desmopressin (Cave: bei KHK wegen vasospastischer Wirkung kontraindiziert), wonach beim zentralen Diabetes insipidus die Urinosmolarität ansteigt, nicht dagegen beim nephrogenen Diabetes insipidus.

Ablauf:
- Absolutes Trinkverbot während des Tests
- Bestimmung der Basalwerte: Urin (Osmolalität, spez. Gewicht), Serum (Osmolalität, Natrium; fakult.: Harnst., Chlorid, Glucose, Hämatokrit, ADH)
- Überwachung der Vitalzeichen während der Testperiode
- Bestimmung der Werte im Testverlauf: Miktionsmenge, Körpergewicht, Urin (Osmolalität, spez. Gewicht), Serum (Osmolalität, Natrium; fakultativ: Harnstoff, Chlorid, Glucose, Hämatokrit, ADH)
- Testdauer bis zum Erreichen der Abbruchkriterien, meist mindestens 6 h, maximal 24 h

Abbruchkriterien
- Gewichtsverlust > 3-5%
- Natrium im Serum ≥ 165 mmol/l
- Spontane Abnahme der Miktionsvolumina u. Anstieg der Urinosmolarität als Nachweis einer adäquaten Konzentrationsfähigkeit der Niere

Bew:

		Zentraler Diabetes insipidus	Renaler Diabetes insipidus	Psychogene Polydipsie
beim Durstversuch:	Urinosmolarität	bleibt niedrig	bleibt niedrig	↑
	Plasma-osmolarität	↑	↑	normal
	ADH im Serum	bleibt niedrig	↑	↑
nach Desmopressin (Minirin®) Testdosis:		Urinosmo-larität ↑	ohne Wirkung	ohne Wirkung

16.3.8 Desmopressin-Test, Minirin®-Test, DDAVP-Test

Substanz: 1-Desamino-8-D-Arginin-Vasopressin = Desmopressin (synthet. Subform d Vasopressins)

Ind:
- Polyurie > 5 l/h
- DD Diabetes insipidus zentralis, Diabetes insipidus renalis, psychoge Polydipsie

Prinzip: Messung der Steigerung der Urinosmolarität nach Gabe von exogene ADH

Ablauf:
1. Entleeren der Blase
2. Gabe von 2µg Desmopressin i.v. oder 20 µg Desmopressin nasal (i.v.-Gab wegen exakterer Dosierbarkeit bevorzugt)
3. Urin alle 15 min sammeln

Bew:
- Physiologisch: Ausschluss eines Diabetes insipidus im Durstversuch, kei Desmopressin-Test notwendig
- Zentraler Diabetes insipidus: sofortiger Rückgang der Diurese, Anstieg d Urinosmolarität von < 300 auf > 750 mosmol/kg
- Renaler Diabetes insipidus: Diurese geht kaum zurück, fehlender Anstie der Urinosmolarität

16.3.9 Kochsalzbelastung

Syn: z.B. Hickey-Hare-Test oder Carter-Robbins-Test

Ind: DD zentraler / renaler Diabetes insipidus

Prinzip: ADH-Stimulation durch Infusionen mit hypertoner NaCl-Lösung mit Erhöhung der Serumosmolarität.

Bew:
- **Physiologisch**
  rückläufige Urinausscheidung mit Konzentrierung des Urins
- **Zentraler Diabetes insipidus**
  fehlende ADH-Stimulation
- **Renaler Diabetes insipidus, primäre Polydipsie**
  rascher ADH-Anstieg bis zum physiologischen Maximalwert von ≥ 5 pg/ml

Bes: KI: Hypertonie, Herzinsuffizienz

6.4 Wachstumshormon

6.4.1 Wachstumshormon
(growth hormone, GH, somatotropes Hormon, STH)

unkt /
ildung: In alpha-Zellen des Hypophysenvorderlappens gebildetes Peptid, dessen Ausschüttung durch den Somatotropin-releasing-Faktor (SRF = GRH, GRF) und Somatostatin gesteuert wird. **Unentbehrlich für das normale Längenwachstum.** Bei Minderproduktion resultiert hypophysärer Zwergwuchs, bei Überproduktion Gigantismus bzw. Akromegalie. Für die therapeutische Anwendung heute gentechnologisch hergestellt. Ferner **Stimulator für Proteinsynthese, Lipolyse und Blutzuckeranstieg.**

nd:
- Erfassung von Störungen der Wachstumshormon-Sekretion
- DD von Hypophysentumoren, Hypophysenvorderlappeninsuffizienz, Minderwuchs, Hochwuchs, Gigantismus, Akromegalie, Hypoglykämien
- V.a. ektope GH- oder GHRH-Produktion (sehr selten)

Norm: Der Referenzbereich ist abhängig vom Assay und der verwendeten Referenzpräparation zur Kalibration des Assays. Bei den meisten Assays liegt die nicht-stimulierte GH-Konzentration des Erwachsenen bei < **4 µg/l**. Bei Kindern und Neugeborenen finden sich höhere Werte.

↑ bei: **Akromegalie, hypophysärer Hochwuchs**

↓ bei: **Hypophysenvorderlappeninsuffizienz**

Mat: Serum, Plasma

Met: RIA und andere Assays

Falsch: Falsch-hoch: Stress, Hypoglykämie
Falsch-niedrig: schlecht eingestellter Diabetes mellitus

Bes:
- Venösen Zugang 30 min vor Blutentnahme legen
- Nach 20 minütiger Belastung sollte das Wachstumshormon auf über 10 µg/l ansteigen
- Ca. eine Stunde nach dem Einschlafen sollte das Wachstumshormon Spitzen von über 15 µg/l erreichen

16.4.2 GHRH-Test (Growth-hormone-releasing-hormone-Test)

Ind: **V.a. GH-Mangel bzw. Hypophysenvorderlappeninsuffizienz.** Meist in Kombination mit anderen Releasing-Faktoren

Prinzip: Stimulationstest: **GH-Reaktion auf das hypothalamische Releasing-Hormon wird gemessen.**

Ablauf: 1. i.v.-Zugang 30 min vor Testbeginn
2. Bestimmung der basalen GH-Konzentration bei -30 und 0 min
3. GHRH-Injektion (Dosierung: 1 µg/kg i.v.)
4. Bestimmung von GH nach Stimulation 15, 30, 45, 60 und 90 min nach Injektion

Bew: • Normal: max. GH-Anstieg auf > 10 µg/l
• GH-Mangel: subnormaler GH-Anstieg, diagnostisch nicht alleine beweisend

Bes: NW: Hitzegefühl, Flush bei ca. 20% der Patienten

16.4.3 Glucosebelastungs-Test

Ind: **V.a. Wachstumshormon-Exzess** durch autonome Sekretion (Akromegalie, Gigantismus)

Prinzip: Nach Glucoseaufnahme fällt GH bei Normalpersonen oft auf nicht mehr bestimmbare Werte, meistens unter 1 µg/l, innerhalb der ersten 60 min des Anstiegs der Blutglucose. Mit dem Abfall des Blutzuckers steigt GH dann wieder an. Diese vollst. Suppression fehlt beim Wachstumshormon-Exzess.

Ablauf: 1. Abnahme einer Blutprobe (Bestimmung von GH und Glucose)
2. Gabe von **75 g Glucose** in 400 ml Wasser p.o.
3. Blutentn. nach 30, 60, 90 und 120 min zur **Bestimmg. von GH u. Gluco**

Bew: Ausschluss einer autonomen GH-Sekretion bei
• Basalem GH-Spiegel < 1 µg/l
• Suppression mindestens eines Wertes nach Glucosebelastung unter 1 µ

6.4.4 Insulinhypoglykämie-Test (IHT)

Ind:
- V.a. isolierten **Wachstumshormon-Mangel**
- V.a. **ACTH-Mangel**

Prinzip: Eine **Hypoglykämie** führt normalerweise zu einer Steigerung der **Wachstumshormon- und ACTH-Sekretion**.

Ablauf:
1. 12 h nüchtern
2. Bestimmung von GH und Glucose 15 min vor und unmittelbar vor Testbeginn
3. **0,1 IE Altinsulin pro kg Körpergewicht** i.v.
4. Blutentnahmen nach 15, 30, 45, 60, 90 und 120 min zur **Bestimmung von GH und Glucose**

Bew: Der Test ist nur verwertbar, wenn der Glucosewert auf mindestens 50% des Ausgangswertes bzw. auf unter 40 mg/dl (2,2 mmol/l) abfällt.

Ein Anstieg des Wachstumshormons auf:

< 5 µg/l:	Wachstumshormonmangel
5 - 10 µg/l:	Graubereich: partieller Wachstumshormonmangel, Senium, schwere oder chronische Grunderkrankung
> 10 µg/l:	Ausschluss eines Wachstumshormonmangels

Bes: Wegen der Möglichkeit eines hypoglykämischen Schocks muss während des gesamten Tests ein Arzt anwesend sein. Alle Maßnahmen zur Bekämpfung eines hypoglykämischen Schocks (inkl. venöser Zugang) müssen vor Testbeginn getroffen sein.

6.4.5 Argininbelastung

Ind: V.a. Wachstumshormon-Mangel

Prinzip: Stimulationstest

Ablauf:
1. i.v. Zugang 30 min. vor Testbeginn
2. GH-Bestimmung 30 min vor und unmittelbar vor Testbeginn
3. **Infusion** von 0,5 g/kg L-**Arginin**/HCl über 30 min
4. **Bestimmung der GH-Konzentration** 30, 45, 60, 90, 120 min nach Testbeginn

Bew:
- Norm: GH-Anstieg auf > 10 µg/l oder mindestens das 3-4 fache des Ausgangswertes nach 30-60 min
- Ein physiologisches Stimulationsverhalten schließt einen GH-Mangel aus.

16.5 Prolaktin

16.5.1 Prolaktin

Ind: DD von Zyklusstörungen, Galaktorrhoe, Hirsutismus, Hypogonadismus bei Männern

Bildung: V.a. im Hypophysenvorderlappen gebildetes Proteohormon. Von der 8. Schwangerschaftswoche an steigende Konzentrationen mit **direkter Wirkung auf** die weibliche **Brustdrüse und Milchproduktion**. Steuerung v.a. durch prolaktin-inhibierenden Faktor (PIF) aus dem Hypothalamus, der wahrscheinlich mit Dopamin identisch ist.

Norm: Erwachsene:

Männer:	3,0 - 14,7 µg/l	72 - 353 mIU/l
Frauen, Lutealphase:	3,8 - 23,2 µg/l	91 - 557 mIU/l

Umrechnungsfaktor: µg/l x 24 = mIU/l

↑ bei: **Prolaktinom**, zerebraler **Krampfanfall**, Mangel an Prolaktin-inhibierendem Faktor, funktionelle Hyperprolaktinämie, schwere Niereninsuffizienz, **Medikamenteneffekt**, **stressbedingt Erhöhung**

↓ bei: Globale **Hypophyseninsuffizienz**, **Überdosierung von Dopaminagonisten**, Prolaktinsenkern

Mat: Serum, Plasma

Bes: Abnahme beim ungestressten Menschen mehrmals im Abstand von 20 min, frühestens 2 Stunden nach dem Aufstehen

16.5.2 Metoclopramid-Test

Ind: Latente Hyperprolaktinämie

Prinzip: Zur Diagnostik einer Hyperprolaktinämie aufgrund der durch **Metoclopramid** bewirkten **Freisetzung von Prolaktin**

Ablauf: Durchführung tagsüber, unter stressfreien Bedingungen, bei Frauen in der Lutealphase
1. Blutentnahme zur Bestimmung des basalen Prolaktinspiegels
2. **10 mg Metoclopramid** (1 Amp. Paspertin®) über einen venösen Zugang
3. Nach 25 min erneute **Prolaktinbestimmung**

Bew:
- Normalbefund: Anstieg auf < 200 µg/l
- Latente Hyperprolaktinämie: Anstieg auf > 200 µg/l bei unauffälligem Basalwert
- Manifeste Hyperprolaktinämie: Anstieg auf > 200 µg/l bei bereits erhöhtem Basalwert

Bes: KI: schwere Niereninsuffizienz, Methämoglobinämie
NW: Schwindel, vorübergehender Blutdruckabfall, ataktische Störungen

16.5.3 TRH-Test zur Prolaktinstimulation

Substanz: Thyreotropin Releasing Hormone. Hypothalamushormon.

Ind: **Bei grenzwertig erhöhten Prolaktinwerten als Hinweis auf eine überschießende Prolaktin-Freisetzung** sowie zum Ausschluss einer latenten Hyperprolaktinämie

Prinzip: TRH ist einer der physiologischen Stimulatoren des Prolaktins

Ablauf:
1. i.v.-Zugang 15 min vor Testbeginn
2. Blutentnahme zur Bestimmung der Prolaktin-Konzentration bei -10 und 0 Minuten
3. 200 µg TRH i.v.
4. 30 min nach TRH-Gabe erneute Bestimmung der Prolaktin-Konzentration

Bew: **Normalwerte**
Frauen vor der Menopause: Prolaktinanstieg ≤ 3 facher Basalwert
Männer, Frauen in der Postmenopause: geringerer Anstieg
- **Prolaktinanstieg um das 2–5 fache**
  Regelrechter Anstieg. Hinweis für sekundäre Hyperprolaktinämie, Prolaktinom unwahrscheinlich.
- **Fehlender Prolaktin-Anstieg**
  Hyperthyreose sowie Suppression durch Schilddrüsenhormone, Glucocortikoide oder Dopaminagonisten; Prolaktinom.

Bes: Kontraindikation: bekannte Überempfindlichkeitsreaktion auf TRH
NW: Übelkeit, Schwindel, Blasendruck, Wärmegefühl im Unterbauch
Der TRH-Test zur Prolaktinstimulation besitzt eine geringere Aussagekraft als der Metoclopramid-Test.

16.6 Sexualhormone

16.6.1 17β-Östradiol (E2)

Funkt / 17β-Östradiol ist das endokrinologisch wirksamste ovarielle Östrogen und
Bildung: wird vorwiegend im reifenden Follikel unter FSH-Einfluss gebildet.
Hauptwirkungen: Proliferation des Endometriums, Wirkung auf Vagina un
Mammae, Verhinderung der Osteoporose, Senkung des kardio-vaskulären
Risikos, regulierende Wirkung auf Hypophyse und Hypothalamus.

Ind:
- Verlaufskontrolle bei hormoneller Sterilitätstherapie
- Beurteilung der Ovarialfunktion
- Tumordiagnostik (selten)

Norm:

Frauen:	Follikelphase:	30 - 300 ng/l	110 - 1100 pmol/l
	Ovulationsphase:	100 - 600 ng/l	360 - 2200 pmol/l
	Lutealphase:	100 - 300 ng/l	360 - 1100 pmol/l
	Postmenopause:	< 10 ng/l	<37 pmol/l
Männer:		< 55 ng/l	<202 pmol/l

↑ bei: Periovulatorische Phase, medikamentös induzierte Polyovulationen,
Übersubstitution, östrogenproduzierende Tumoren (Granulosazelltumor,
Thekazelltumor)

↓ bei:
- **Primäre Ovarialinsuffizienz**
  Verlust der endokrinen Ovarialfunktion durch funktionelle oder
  morphologische Veränderungen des Ovars (z.B. Postmenopause)
- **Sekundäre Ovarialinsuffizienz**
  Verlust der zeitkoordinierten Stimulation des Ovars
  (z.B. Hypophyseninsuffizienz, Einnahme von Ovulationshemmern)

16.6.2 Progesteron

Funkt: Steroidhormon mit zentraler Bedeutung in der Biosynthese der
Corticosteroide und Geschlechtshormone. Wichtigstes der im Gelbkörper de
Ovars und in der Plazenta gebildeten Gestagene. **Bewirkt die Transforma-
tion des proliferierten Endometriums** und in der **Schwangerschaft** die
Deziduabildung, Ei-Implantation und **Ruhigstellung des Uterus**.

Ind: Ovulationsnachweis, Tumor-Nachweis (Thekazelltumor, Chorionepitheliom,
Blasenmole)

Norm: Follikelphase: < 1 µg/l   < 3,2 nmol/l
       Lutealphase: ≥ 8 µg/l   ≥ 22 nmol/l
       Postmenopause: < 1 µg/l   < 3,2 nmol/l

↑ **bei:** Ovarialtumoren (Thekazell-Tu, Chorionepitheliom), Blasenmole, adrenogenitales Syndrom, induzierte Hyperstimulation

↓ **bei:** Ovulationsstörungen, Hypogonadismus

16.6.3 Luteinisierendes Hormon (LH)

Funkt: Hypophysäres Gonadotropin, das bei **Frauen** die **interstitiellen Eierstockzellen stimuliert** und zur **Auslösung der Ovulation** führt. Die Konzentrationswerte des LH im Blut sind um den 14. Tag des Genitalzyklus deutlich erhöht (LH-Peak). Anschließend erfolgt die Luteinisation. Bei **Männern stimuliert LH** die **Hodenzwischenzellen** und reguliert die **Steroidbiosynthese des Hodens.** Gesteuert wird die Abgabe von LH aus den vorderen und mittleren Anteilen des Hypophysenvorderlappens durch LH Releasing-Hormon aus dem Hypothalamus.

Ind: Frauen: **Entwicklungsstörungen**, **DD der Ovarialinsuffizienz** (hyper- oder hypogonadotrop), Bestimmung des LH-Mittzyklus bei Stimulationsbehandlung
     Männer: **Entwicklungsstörungen**, **DD des Hypogonadismus** (hyper- oder hypogonadotrop), **Infertilität**, Störungen der Spermatogenese

Norm: Frauen: Follikelphase: 3 - 15 IU/l
                Ovulationsphase: 20 - 200 IU/l
                Lutealphase: 5 - 10 IU/l
                Postmenopause: > 20 IU/l
     Männer: < 15 IU/l

↑ **bei:** Frauen: primäre Ovarialinsuffizienz, präovulatorischer Gonadotropinanstieg, polyzystische Ovarien
     Männer: Testosteron ↑: Androgenresistenz
                 Testosteron ↓: primäre Hodeninsuffizienz, hypergonadotroper Hypogonadismus

↓ **bei:** Frauen: sekundäre Ovarialinsuffizienz, Ovulationshemmer
     Männer: Testosteron ↑: exogene Testosteronzufuhr
                 Testosteron ↓: sekundäre Hodeninsuffizienz, hypogonadotroper Hypogonadismus

16.6.4 Follikelstimulierendes Hormon (FSH)

Funkt: Im Hypophysenvorderlappen gebildet, unter Einwirkung des FSH-Releasing-Faktors ausgeschüttet. Glykoprotein, dessen Serumwerte bei Männern und Frauen etwa gleich hoch liegen (nach der Menopause erhöht). Ausscheidung durch die Niere. **Fördert Follikelreifung bzw. Spermatogenese** sowie die Entwicklung der Hodenkanälchen.

Ind: Frauen: **Entwicklungsstörungen**, **Ovarialinsuffizienz**, Bestimmung des Menopausenstatus
Männer: **Entwicklungsstörungen**, DD des **Hypogonadismus** (hyper- und hypogonadotrop), **Infertilität**, Störungen der Spermatogenese

Norm: Frauen: Follikelphase: 2 - 10 IU/l
Ovulationsphase: 8 - 20 IU/l
Lutealphase: 2 - 8 IU/l
Postmenopause: > 20 IU/l
Männer: < 15 IU/l

↑ bei: Frauen: primäre Ovarialinsuffizienz
Männer: primärer hypergonadotroper Hypogonadismus, Tubulusschäden, Dysfunktionen der Spermiogenese

↓ bei: Frauen: sekundäre Ovarialinsuffizienz, Ovulationshemmer
Männer: sekundärer hypogonadotroper Hypogonadismus

16.6.5 GnRH-Test (LHRH-Test)

Substanz: GnRH: Gonadotropin releasing hormone (Synonym: LHRH, LH releasing hormone)
Im Hypothalamus gebildetes Peptidhormon, das im Infundibulum über den portalen Kreislauf zum Hypophysenvorderlappen gelangt und dort die Abgabe der Gonadotropine LH und FSH ins Blut auslöst. Eine zyklische puerile Freisetzung des Gonadotropin releasing factor ist eine Voraussetzung für normale weibliche und männliche Sexualfunktionen. Eine primäre Sekretionsschwäche führt zu einer primären Amenorrhoe.

Ind:
- DD des **Hypogonadismus** bei Frauen und Männern: hypothalamische vs. hypophysäre Ursache
- DD von **Hypophysentumoren** (endokrin aktiv / inaktiv)
- DD niedrig-normaler und pathologisch niedriger Gonadotropine: Überprüfung der funktionellen Reserve der Gonadotropinsekretion
- DD der **Pubertas tarda**
- DD der **Pubertas praecox**

Prinzip: **Überprüfung von Ansprechbarkeit und funktioneller Kapazität der Gonadotropinsekretion nach externer GnRH-Gabe.**

Ablauf: Testdurchführung morgens von 8.00 bis 10.00 Uhr
1. Bestimmung der normalen Gonadotropinkonzentration (FSH, LH)
2. Gabe von Gonadotropin releasing hormone (GnRH) i.v.
3. Nach 30 min Bestimmung von FSH und LH

Norm:

		LH-Anstieg	FSH-Anstieg
Frauen:	Follikelphase:	> 20 IU/l	5 - 10 IU/l
	Ovulationsphase:	> 40 IU/l	5 - 15 IU/l
	Lutealphase:	> 30 IU/l	5 - 10 IU/l
Männer:		2 - 4 facher Anstieg	1,5 - 3 facher Anstieg

Bew:
- Normaler Testausfall: Ausgangswerte im Referenzbereich, regelrechter Anstieg der Basalwerte nach Stimulation
- HVL-Insuffizienz: fehlende bzw. deutlich verminderte FSH- und LH-Ausschüttung
- Polyzystisches Ovar: erhöhter LH-Basalwert, normaler FSH-Basalwert, erhöhte LH-Ausschüttung nach Stimulation
- Störungen der Spermatogenese beim Mann: erhöhte FSH-Ausschüttung
- Androgenmangel beim Mann: erhöhte LH-Ausschüttung
- Hyperandrogenämische Ovarialinsuffizienz: basal häufig erhöhte LH-Konzentration, überschießender LH-Anstieg
- Geringe FSH- und LH-Ausschüttung bei folgenden Erkrankungen und nach Einnahme bestimmter Medikamente: Pubertas tarda, Anorexia nervosa, Unterernährung, schwere Leber- und Nierenfunktionsstörungen, Medikamente: z.B. Anabolika, H2-Blocker, Dopamin-Antagonisten, Psychopharmaka

16.6.6 HCG (Humanes Choriongonadotropin)

Funkt:
- **Stimulation des Corpus luteum zu vermehrter Progesteronsynthese**
- Die Aufgabe des HCG in der Gravidität besteht in erster Linie in der Erhaltung der Funktion des Corpus luteum, wodurch das Eintreten der Regelblutung verhindert wird.

Ind:
- **Schwangerschaftsnachweis**, Diagnose eines Spontanabortes
- **Keimzelltumore** (Tu-Marker für Hoden- und Ovar)
- **Trophoblastentumoren** (HCG-Spiegel in 40-80% erhöht)

Bildung: HCG wird während der Schwangerschaft vom Synzytiotrophoblasten der Plazenta synthetisiert.
Bei Keimzelltumoren geht die Bildung von trophoblastären Strukturen oder auch von synzytiotrophoblastären Riesenzellen (den Seminomen) aus.

Norm: Männer und prämenopausale Frauen: < 5 IU/l
Postmenopausale Frauen: < 10 IU/l

↑ bei:
- Schwangerschaft, Mehrlingsschwangerschaft, Spätgestosen
  Schwangerschaft: 3. SSW: ≤ 50 IU/l; 4. SSW: ≤ 400 IU/l;
  7. SSW: ≤ 5000-90000 IU/l; 13. SSW: ≤ 40000-140000 IU/l;
  2. Trimenon: ≤ 8000-100000 IU/l; 3. Trimenon: ≤ 5000-65000 IU/l
- Hodentumoren (Seminom, Teratom)
- Plazentatumoren (Blasenmole, Chorionepitheliom)
- Extragonadale Tumoren (Pankreas, Mamma etc.)

↓ bei:
- Extrauteringravidität (in Bezug auf die errechneten Schwangerschaftswerte in 80% zu niedrig)
- Abortus imminens

Mat: Serum: ↑ ab 1. Woche post conceptionem
Urin: ↑ ab 2. Woche post conceptionem

Met: Immunoassay

16.6.7 AFP (Alpha-Fetoprotein)

Funkt: Erfüllt beim Foeten die vielfältigen Funktionen des Albumins. Wird postnat stetig durch Albumin ersetzt. Glykoprotein der α1-Fraktion.

Ind: Verdacht auf Neuralrohrdefekte, Keimzelltumore, Leberzirrhose

Bildung: GIT, Leber, Dottersack des Foeten ⇒ gelangt sowohl ins Serum als auch in andere Körperflüssigkeiten des Feten als auch diaplazentar in das mütterliche Serum (im fetalen Plasma und Liquor ist die Konzentration 100-1000fach höher als im Fruchtwasser und dort wiederum nochmals 100-1000fach höher als im mütterlichen Serum)

Norm: ≤ 10-15 µg/l ≈ 7 IU/ml (bei nichtschwangeren Erwachsenen und Kindern ab dem 1. LJ)

↑ bei:
- **Schwangere** (im mütterlichen Blut steigt AFP von der 10. – 32. SSW kontinuierlich an, um dann bis zur Geburt auf das Niveau der 24. SSW abzufallen)
- **Pränataldiagnostik von Neuralrohrdefekten** (hohe AFP-Konz. in der Amnionflüssigkeit und im Serum der Mutter)
- Ektope Gravidität
- **Leberzirrhose** und anderen nicht-malignen Erkrankungen
- **Keimzelltumoren** (mit einer Sensitivität von 50-80% zur Diagnostik und Verlaufskontrolle; nur bei Nichtschwangeren)
- GIT-Tumoren, **hepatozellulärem Karzinom**
- Dialysepflichtige Niereninsuffizienz postmenopausaler Frauen

Mat: Serum, Pleuraexsudat, Aszites, Liquor

Met: Immunoassay

16.6.8 Testosteron

Funkt / **Männliches Geschlechtshormon, androgen wirksames Steroidhormon.**
Bildung: Bildung im Hoden (Leydig-Zellen) und Ovar, in Nebennierenrinde und Leber. Physiologische **Hauptfunktion: Entwicklung** der primären und sekundären Geschlechtsmerkmale. **Anabole Wirkung** sowie Wirkungen auf **Aktivität** und **männliche Libido**.

Ind: Primäre testikuläre Insuffizienz, hypophysär bedingter Hypogonadismus, sekundäre Hodeninsuffizienz, Impotenz

Norm:

Erwachsene Männer:	3,5 - 8,6 µg/l	12 - 30 nmol/l
Kastraten und Jungen vor der Pubertät:	0,3 - 1,2 µg/l	1 - 4 nmol/l
Geschlechtsreife Frauen und Mädchen:	≤ 0,6 µg/l	≤ 2,1 nmol/l
Frauen, Postmenopause:	≤ 0,8 µg/l	≤ 2,8 nmol/l

↑ **bei:** **Frauen**: Hyperandrogenämie adrenalen oder ovariellen Ursprungs (z.B. Nebennierenrindenhyperplasie, adrenogenitales Syndrom, Cushing-Syndrom, polyzystisches Ovar-Syndrom, Ovarialtumore), androgenproduzierendes Nebennierenrindenkarzinom, Pubertas praecox
Männer: Exogene Testosteronzufuhr, endokrin aktive Hodentumoren, Androgenresistenz, Androgen-Rezeptor-Defekte, androgenproduzierendes Nebennierenrindenkarzinom

↓ **bei:** **Frauen**: Primäre und sekundäre Gonadeninsuffizienz (präpubertär, Postmenopause), antiandrogene Medikation, Kontrazeptiva, Östrogenmedikation, M. Addison, Z.n. bilateraler Adrenalektomie, Leberzirrhose, Drogenabusus, Anabolikaeinnahme, schwere Unterernährung, Anorexia nervosa
Männer: Primärer (hypergonadotroper) Hypogonadismus (z.B. Anorchie, Kastration, Klinefelter-Syndrom), sekundärer (hypogonadotroper) Hypogonadismus (Panhypopituitarismus u.a.); präpubertär, Anabolikaeinnahme, Zufuhr synthetischer Androgene, Leberzirrhose, Drogenabusus, schwere Unterernährung, Anorexie

Mat: Serum, Heparinplasma; morgens abgenommen

Met: Radioimmunoassay

16.6.9 Sexualhormonbindendes Globulin (SHBG)

Funkt / Sexualhormonbindendes Globulin wird in der Leber gebildet. **Wichtigstes**
Bildung: **Transportprotein des Testosterons**, bindet jedoch auch andere Steroide, einschließlich der Östrogene. Testosteron liegt im Blut an Protein, insbesondere SHBG, gebunden vor. Nur 2% sind frei.

Ind: **Zusatzuntersuchung** bei Verschiebung des Gleichgewichtes zwischen freie Testosteron und Gesamt-Testosteron, V.a. Androgenmangel, Gonadenfunktionsstörungen

Norm: Männer: 10 - 40 nmol/l
Frauen: 30 - 90 nmol/l

↑ **bei:** Hoden- und Ovarialtumore, Schwangerschaft, Östrogene, Ovulationshemmer, Leberzirrhose, Hyperthyreose, Virilismus

↓ **bei:** Hypothyreose, M. Cushing, Hyperandrogenismus, Hyperprolaktinämie, ausgeprägte Adipositas, Glucokortikoidgabe

Mat: Serum

Bes: • Methode der 2. Wahl
• Der SHBG-Spiegel steigt mit zunehmendem Alter an

16.6.10 HCG-Test

Ind:
- V.a. **Leydig-Zell-Insuffizienz**, Einschätzung der testikulären Sekretionsreserve
- DD **Retentio testis vs. Anorchie** bei nicht palpablen Hoden
- Erfolgsbeurteilung einer Maldescensus-Behandlung mit HCG
- Suche nach okkultem Hodengewebe bei Intersexualität

Prinzip: HCG stimuliert (LH-ähnl.) die Wirkg. d. **Testosteronprod. d. Leydig-Zellen**

Ablauf:
1. Bestimmung der basalen Testosteronkonzentration
2. 5000 IE HCG i.m.
3. Bestimmung der Testosteronkonz. nach 48 h und/oder 72 h nach Injektion

Bew:
- Normal: Anstieg des Testosteronspiegels auf das 2-fache
- Subnormaler Anstieg: eingeschränkte Funktion der Leydig-Zellen
- Sehr niedriger Basalwert, fehlende Stimulation: Anorchie, Testosteronbiosynthese-Defekt

16.7 Katecholamine, Serotonin und Metaboliten

16.7.1 Katecholamine im Plasma

Ind: Screenig bei **V.a. Phäochromozytom**
(die basale Plasmakonzentrationsbestimmung der Katecholamine ist weniger sensitiv und spezifisch als die Katecholaminbestimmung im 24-h-Urin)

Norm: **Katecholamine im Plasma (unter Ruhebedingungen)**
Adrenalin: 10 - 80 ng/l (0,055-0,44 nmol/l) Faktor: ng/lx0,0055=nmol/l
Noradrenalin: 100 - 600 ng/l (0,59-3,54 nmol/l) Faktor: ng/lx0,0059=nmol/l
Dopamin: 10 - 150 ng/l(0,065 - 0,975 nmol/l) Faktor: ng/lx0,0065=nmol/l

Bei Kindern liegen die Normwerte etwa 50% niedriger.

↑ bei:
- **Hohem Sympathikotonus, Stress, Hypoglykämie**
- **Noradrenalin** > 2000 pg/l in Ruhe: eindeutiger Hinweis auf **Phäochromozytom**
- Vorwiegende **Dopamin**-Erhöhung: Hinweis auf **Neuroblastom** oder **malignes Phäochromozytom**

Mat: Venösen Zugang 30 min vor Blutentnahme legen, dann den Patienten mind. 30 min in liegender Position ruhen lassen. Bereits kurzes Stehen erhöht den Plasmakatecholaminspiegel um 50-100%.

Met: Hochdruckflüssigkeitschromatographie (HPLC), elektrochemische Detektion

16.7.2 Katecholamine im Urin

Ind: Screening bei **V.a. katecholaminproduzierenden Tumor**

Norm: **Katecholamine im 24-h-Urin (Erwachsene)**
Adrenalin:≤ 27 µg/d (≤ 0,15 µmol/d) Faktor: µg/l x 0,0055 = µmol/l
Noradrenalin: ≤ 97 µg/d (≤ 0,57 µmol/d) Faktor: µg/l x 0,0059 = µmol/l
Dopamin: ≤ 500 µg/d(≤ 3,25 µmol/d) Faktor: µg/l x 0,0065 = µmol/l

Bei Kindern liegen die Normwerte niedriger.

↑ bei:
- **Katecholaminproduzierende Tumoren** (z.B. Phäochromozytom, Neuroblastom), bei Erhöhung der freien Katecholamine auf das > 3 fache der Norm sehr wahrscheinlich
- **Essenzielle Hypertonie** (Werte bis zum 2-3 fachen der Norm möglich)
- **Stress, körperliche Belastung, Hypoglykämien**

Mat: 24-h-Sammelurin

Met: Hochdruckflüssigkeitschromatographie (HPLC), elektrochemische Detektion

16.7.3 Katecholaminmetabolite im Urin

Funkt /
Bildung:
- **Vanillinmandelsäure** (VMS): Abbauprodukt von Adrenalin und Noradrenalin
- **Homovanillinsäure** (HVA): Abbauprodukt von Dopamin

↑ bei:
- VMS: **Adrenalin-** und **Noradrenalin**-sezernierende Tumoren (z.B. **Phäochromozytom**)
- HVA: **Dopamin**sezernierende Tumoren (z.B. **Neuroblastom**)

Mat: 24-h-Sammelurin

Bes: Geringere Spezifität und Sensitivität als die selektive Katecholaminbestimmung

16.7.4 Clonidin-Test

Ind:
- **Diagnosesicherung bei V.a. Phäochromozytom** (spezifischer als Katecholamine im Urin)
- **Phäochromozytom-Ausschluss** bei erhöhten Katecholaminwerten

Prinzip: Clonidin wirkt zentral hemmend auf den Sympathikus. **Eine sympathisch bedingte Katecholaminfreisetzung wird nach Clonidingabe unterdrückt, nicht hingegen eine autonome Freisetzung.**

Ablauf: 1. Venöser Zugang 30 min vor Testbeginn
2. Basalwertbestimmung durch 2-malige Abnahme im Abstand von 10 min
3. Gabe von 300 µg Clonidin p.o. (z.B. Catapresan®)
4. Katecholaminbestimmung nach 3 h, fakultativ auch nach 1 und 2 h

Bew: • Normal: Abfall der Noradrenalinspiegel in den Referenzbereich
⇒ Phäochromozytom unwahrscheinlich
• Phäochromozytom: in 90% fehlendes Absinken der Katecholaminkonzentration (weniger geeignet bei vorwiegend Adrenalin oder Dopamin sezernierenden Tumoren)

Bes: Kontraindikation: Hypotonie

16.7.5 Glucagon-Test

⇒ S. 104

16.7.6 5-Hydroxyindolessigsäure (5-HIES)

Bildung: Abbauprodukt des Serotonins

Ind: • **V.a. Karzinoid**
• Karzinoid-Syndrom (Flush, Diarrhoe, Endokardfibrose, Ödeme, Asthma bronchiale)
• Therapiekontrolle

Norm: < 8 mg/24h   < 40 µmol/24h

Mit hoher Wahrscheinlichkeit für ein Karzinoid-Syndrom sprechen:

> 15 mg/24h   > 78 µmol/24h

↑ bei: **Karzinoid-Syndrom**

Mat: 24-h-Sammelurin, lichtgeschützt

Falsch: Falsch-hohe Werte: Serotoninhaltige Nahrungsmittel (Bananen, Nüsse, Tomaten, Pflaumen, Ananas, Kakao, Nikotin, Koffein), Medikamente (Reserpin, Amphetamine, Marcumar, Paracetamol)
Falsch-niedrige Werte: Niereninsuffizienz, Alkohol, starke Lichteinwirkung, Medikamente (ASS, MAO-Hemmer, L-Dopa, Methyldopa, Imipramin, Isoniazid)

Bes: Oft intermittierende 5-HIES-Ausscheidung, Urinsammlung mehrmals wiederholen

16.7.7 Serotonin

Funkt / **Bildung:**	• **Biogenes Amin von 5-Hydroxytryptophan**, Mediatorsubstanz, Neurotransmitter • Bildung aus der Aminosäure Tryptophan
Ind:	**V.a. Karzinoid-Syndrom mit normaler oder grenzwertiger 5-HIES-Ausscheidung**
Norm:	Im Serum: < 2 µmol/l Im Urin: < 1 µmol/24h
↑ bei:	**Karzinoid-Syndrom**
Mat:	24-h-Sammelurin
Falsch:	Falsch-hoch: MAO-Hemmer, Reserpin, Nikotin Falsch-niedrig: Alkohol, L-Dopa, Methyldopa
Bes:	Bei Gerinnung tritt Serotonin aus den Thrombozyten ins Serum über.

16.7.8 5-Hydroxytryptophan (5-HTP)

Funkt / **Bildung:**	• **Vorläufermolekül des Serotonins** • Bildung aus Tryptophan
Ind:	**V.a. Karzinoid-Syndrom mit normaler oder grenzwertiger 5-HIES-Ausscheidung**
Norm:	< 0,7 µmol/24h
Mat:	24-h-Sammelurin
Bes:	**Atypisches Karzinoid**: insbesondere Vorderdarm-Karzinoide mit einem Mangel an Dopa-Decarboxylase und resultierender Unfähigkeit der Umwandlung von 5-HTP in Serotonin. Da ein Teil des 5-HTP in Thrombozyten und Nieren umgewandelt wird, resultiert ein erhöhter 5-HTP- und Serotoninspiegel in Blut und Urin. 5-HIES ist hierbei meist normal oder grenzwertig. Gelegentlich bestehen isolierte 5-HTP-Erhöhungen

17. Blutgasanalyse

Funkt: **Säure-Basen-Haushalt**: Lebensnotwendige Konstanthaltung der natürlichen schwach alkalischen Reaktion der Gewebeflüssigkeit als das zentrale Reaktionsmilieu des Stoffwechsels. Sie erfolgt unter Beteiligung von Puffersystemen sowie durch die vermehrte Ausscheidung bzw. Retention von Säuren und Basen. Basenüberschuss wird als Alkalose, Säureüberschuss als Azidose bezeichnet.

Ind:
- **Metabolisch**
  - Komatöse Zustände, Fieber, Sepsis, Intoxikationen, diabetische Entgleisungen
  - Kreislaufinsuffizienz
  - Niereninsuffizienz, tubuläre Nierenerkrankungen
  - Nebennierenrindenfunktionsstörungen
  - Elektrolytstörungen, insbesondere Hypo- und Hyperkaliämie
  - Gastrointestinale Erkrankungen mit Erbrechen, Diarrhoe, Magendrainage
- **Pulmonal**
  - Obstruktive und restriktive Ventilationsstörungen
  - Erkrankungen des Lungenparenchyms und der Bronchien

Prinzip: Bei V.a. Störungen des Säure-Basen-Haushaltes steht es im Vordergrund den Schweregrad (kompensiert / dekompensiert) und die Genese (metabolisch / respiratorisch / kombiniert) zu ermitteln.
- **Basisdiagnostik**
  - Blutgasanalyse: pO_2, pCO_2, pH, Standardbikarbonat, BE
  - E-Lyte: Na^+, K^+, Cl^-
- **Weiterführende Diagnostik**
  - Respiratorische Störungen: Laktat, arterio-venöse Sauerstoffdifferenz
  - Metabolische Störungen: Laktat, Creatinin, Harnstoff, BZ

Mat: **Blutentnahme:** Die exaktesten Resultate zur Untersuchung des Säure-Basen-Haushaltes sind durch **arterielles Blut** aus der A. brachialis, radialis oder femoralis zu erhalten. Aufgrund einer eingeschränkten praktischen Anwendbarkeit wird häufig auch eine Entnahme von arterialisiertem **Kapillarblut** nach Hyperämisierung an Fingerbeere, Ohrläppchen oder Ferse durchgeführt. Unter Arterialisierung ist eine induzierte Steigerung der Durchblutung durch Erwärmung der Entnahmestelle mittels Wasser oder Lichtbogen sowie durch vasodilatatorisch wirksame Medikamente zu verstehen. Als Antikoagulans kommt einzig Heparin in Frage, da alle anderen Gerinnungshemmer zu Veränderungen der Säure-Basen-Parameter führen. Spritze oder Kapillare müssen luftblasenfrei gefüllt sein.

Met: pH, pO_2 und pCO_2 werden mittels spezifischer Elektroden gemessen, Standardbikarbonat, Base Excess und die Sauerstoffsättigung werden aus den gemessenen Parametern berechnet.

Fehl: Bei Luftkontakt der Probe falsch hohe pO_2-Werte und falsch niedrige pCO_2-Werte.

Normwerte für Erwachsene	Einheit	Blut, arteriell männl. / weibl.		Blut, gemischt-venös	Plasma/ Serum
pH-Wert		7,37 – 7,45		7,35 – 7,43	–
pO_2	mmHg	71 – 104		36 – 44	–
	kPa	9,5 – 13,9		4,8 – 5,9	–
pCO_2	mmHg	35 – 46	32 – 43	37 – 50	–
	kPa	4,7 – 6,1	4,3 – 5,7	4,9 – 6,7	–
aktuelles HCO_3^- (cHCO_3^-)	mmol/l	21 – 26		21 – 26	21 – 28
BE (Base Excess)	mmol/l	- 2 bis +3		-2 bis +3	–
Standardbikarbonat	mmol/l	21 – 26		21 – 26	–
Gesamt-CO_2 (tCO_2)	mmol/l	23 – 28		22 – 29	22 – 29
O_2-Sättigung	%	95,0 – 98,5		70,0 – 80,0	–
O_2-Konzentration	ml/l	180 – 230		130 – 180	–
Anionenlücke	mmol/l	–		–	7 – 16

Alkalose

pCO_2 oder St.Bicarbonat normal?

	ja	nein			
Werte	pCO_2~ / St.Bi↓	St.Bi↑ / pCO_2~	St.Bi↑ / pCO_2↑	St.Bi↑ / pCO_2↓	pCO_2↓ / St.Bi↓
Status	metab. Alk.	resp. Alk.	metab. Alk.	metab. + resp. Alk.	resp. Alk.
Kompensation	–	–	teilw. Komp.	kombinierte Störung	teilw. Komp.

pH-Normbereich

pCO_2 und St.Bicarbonat normal?

	ja	nein	
Werte	normaler Status	St.Bi↑ / pCO_2↓	pCO_2↑ / St.Bi↑
Status	normaler Status	metab. Acid. oder resp. Alk.	resp. Acid. oder metab. Alk.
Kompensation		vollst. kompensiert	

Acidose

pCO_2 oder St.Bicarbonat normal?

	ja		nein		
Werte	pCO_2~ / St.Bi↓	St.Bi~ / pCO_2↑	St.Bi↓ / pCO_2↓	St.Bi↓ / pCO_2↑	pCO_2↑ / St.Bi↑
Status	metab. Acid.	resp. Acid.	metab. Acid.	metab. + resp. Acid.	resp. Acid.
Kompensation	–	–	teilw. Komp.	kombinierte Störung	teilw. Komp.

	HCO_3^- ↓	HCO_3^- normal	HCO_3^- ↑
pCO_2 ↑	kombinierte metabol. und respirat. Azidose	respiratorische Azidose	metabol. Alkalose und respirat. Azidose
pCO_2 normal	metabolische Azidose	normal	metabolische Alkalose
pCO_2 ↓	metabol. Azidose und resp. Alkalose	respiratorische Alkalose	kombinierte metabol. und respirat. Alkalose

anders sortiert:

	pH	pCO_2	Stand.bikarbonat	BE
Metabol. Azidose	↓ oder ↔	↔ oder ↓	↓	negativ
Metabol. Alkalose	↑ oder ↔	↔ oder ↑	↑	positiv
Respirat. Azidose	↓ oder ↔	↑	↔ oder ↑	positiv
Respirat. Alkalose	↑ oder ↔	↓	↔ oder ↓	negativ

- Faustregel **'metabolisch miteinander'**: Bei metabolischen Störungen verändern sich pH, Bikarbonat und pCO_2 stets gleichsinnig.
- Bei kompensierten Veränderungen ist der pH durch erhöhte oder erniedrigte Bikarbonatausscheidung bzw. CO_2-Abatmung im Normbereich, pCO_2, BE und Standardbikarbonat sind jedoch pathologisch.
- Bei kombinierter respiratorischer und metabolischer Azidose sowie kombinierter respiratorischer und metabolischer Alkalose addieren sich die pH-Veränderungen, eine Kompensation ist nicht möglich.

Metab. Azidose: Durch Zunahme an nicht-volatiler Säure oder durch Basenverlust gekennzeichneter Zustand. Bei allen metabolischen Azidosen ist eine **Abnahme von cHCO3- und BE** zu verzeichnen. Der pH-Wert ist zur sauren Seite verschoben. Entstehungsmechanismen sind:
- **Säureaddition** durch vermehrte Bildung oder Zufuhr von Ketosäuren, Milchsäure, Chloride sowie bei diversen Vergiftungen
- **Säureretention** infolge verminderter renaler Ausscheidung von H^+-Ioner bzw. verminderter Bicarbonatbildung der Niere bei globaler Niereninsuffizienz, tubulären oder hormonellen Funktionsstörungen
- **Basensubtraktion** durch enterale (z.B. Diarrhoe) oder renale Bicarbonatverluste

Metab. Alkalose: Durch Basenzunahme oder Verlust nicht-volatiler Säure gekennzeichneter Zustand. Bei allen metabolischen Alkalosen ist eine Zunahme von $cHCO_3^-$ und BE zu beobachten. Der pH-Wert ist zur basischen Seite verschoben. Entstehungsmechanismen sind:
- **Basenaddition** durch vermehrte Zufuhr von Bicarbonat oder Salzen metabolisierbarer Säuren
- **Säuresubtraktion** bei Erbrechen oder Beeinflussung der Tubulusfunktion z.B. durch Diuretika, Kaliummangel, Mineralkortikoide

Respir. Azidose: Durch Retention von CO_2 gekennzeichneter Zustand. Der pH-Wert ist zur sauren Seite verschoben, die Abweichung kann aber durch Kompensationsvorgänge stark reduziert sein. Entstehungsmechanismen sind:
- **Säureaddition** durch verminderte CO_2-Abgabe bei verminderter Stimulation des Atemzentrums, neuromuskulärer, skelettaler und pulmonaler restriktiver Limitation, obstruktiven Einschränkungen, artifizieller Hypoventilation bei mechanischer Beatmung.

**Respir.
Alka-
lose:**
Durch gesteigerte Abatmung von CO_2 gekennzeichneter Zustand.
Der pH-Wert ist zur basischen Seite verschoben, die Abweichung kann aber durch Kompensationsvorgänge stark reduziert sein.
Entstehungsmechanismen sind:

- **Säuresubtraktion** durch vermehrte CO_2-Abgabe bei gesteigerter Stimulation des Atemzentrums oder artifizielle Hyperventilation bei mechanischer Beatmung.

Atmung u. BGA	pO_2	pCO_2	O_2-Sättigung
respirat. Partialinsuffizienz	↓	↓ / n	↓
respirat. Globalinsuffizienz	↓	↑	↓

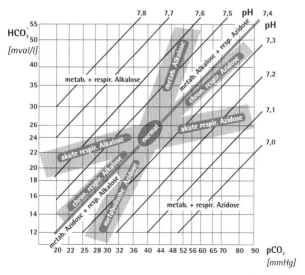

18.   Antikörper

Verdacht auf	Antikörper	Erläuterung
Autoimmunhä-molytische Anämie (AIHA)	Anti-Erythrozyten AK	Wärme-, Kälte- und bithermische Erythrozyten-AK
Chronisch aktive Hepatitis	SMA ("klassische CAH") ANA LKM SLA AMA	smooth muscle antibodies (glatte Muskulatur) antinukleäre AK Leber-Nieren-Mikrosomen-AK lösliches Zytoplasmaantigen-AK antimitochondriale AK
Chronische Polyarthritis	RF	Rheumafaktor (IgM gegen Fc-IgG)
Colitis ulcerosa	pANCA	perinucleäre anti-neutrophile-Zytoplasma-AK (meist Myeloperoxidase-AK)
Diabetes mellitus Typ I	ICA IAA GADA IA-2A	Inselzell-AK (80%) Insulin-AK (30-100%) Glutamat-Decarboxylase-AK (70-80%) Tyrosinphosphatase IA-2-AK (50-70%)
Dressler-Syndrom	Anti-Myokard-AK	
Dermatitis herpetiformis Duhring	Retikulin-AK Gliadin-AK Endomysium-AK	Korium bei 90% der Pat. gleichzeitig glutensensitive Enteropathie, häufig subklinisch
Glutensensitive Enteropathie	Gliadin-AK Endomysium-AK	IgA-Gliadin-AK IgA-Endomysium-AK
Goodpasture-Syndrom	GBM-AK	glomeruläre Basalmembran-AK
Thyreoiditis-Hashimoto	MAK (anti TPO) TAK (anti TG) TRAK	Mikrosomen AK (95%) Thyreoglobulin AK (70%) TSH-Rezeptor-AK ($\leq$ 10%)

M. Basedow	TRAK	TSH-Rezeptor-AK (aktiv 80-100%, in Remission 10-30%)
	MAK (anti TPO)	Mikrosomen AK (60-70%)
	TAK	Thyreoglobulin AK (10-20%)
Immunthrombozyto-penie (ITP, M. Werlhof)	Anti-Thrombozyten AK	
M. Addison	NNR-AK	Nebennierenrinden-AK
Lambert-Eaton-Syndrom	Ca^{2+}-Kanal AK	präsynaptische Störung der ACh-Freisetzung
Myasthenia gravis	AchRA	Acetylcholin-Rezeptor AK
	SKMA	Skelettmuskel-AK
Panarteriitis nodosa	pANCA	perinucleäre anti-neutrophile-Zytoplasma-AK (meist Myeloperoxidase-AK)
Primär biliäre Zirrhose	AMA	antimitochondriale AK
Pemphigus vulgaris	EICA	Epidermale Interzellularsubstanz-AK (Desmosomenregion)
Pemphigoid	EBMA	Epidermale Basalmembran-AK
Perniziöse Anämie	PCA	Parietal-Cell-AK
	IFA	Intrinsic-Factor-AK
Polymyositis / Dermatomyositis	ANA	antinukleäre AK (50%)
	Jo1	Histidyl-tRNA-Synthetase-AK(54%)
	PM1	ANA-Subtyp: Nicht-Histon-Protein
	SKMA	Skelettmuskel-AK
	Mi2	PM 10%, DM 20%
Primäres Sjögren-Syndrom	ANA	antinukleäre AK
	SS-A (=Ro)	soluble substance A-AG = Robert-Antigen
	SS-B (=La)	soluble substance B-AG = Lane-Antigen
Progressive systemische Sklerodermie	ANA	antinukleäre AK
PSS (akral: CREST-Syndr.)	ACA	Anticentromer-AK (70%; keine SCL-70 AK)
PSS (diffus)	SCL-70	Anti-Topoisomerase-AK (40%)

Rheumatisches Fieber - Haut, Angina tonsillaris	ASL (=ASO) Antihyaluronidase	Antistreptolysin (O)-AK
- Haut, Angina, Nierenbeteiligung	ADB (=Anti-DNAse B)	Anti-DNAse B
- Herzbeteiligung	ASA	Anti-Sarkolemm-AK (Tropomyosi Myosin)
SHARP-Syndrom	ANA U1RNP	antinukleäre AK Ribonukleoprotein-AK
Systemischer Lupus erythematodes (SLE)	ANA dsDNA Sm-AK Histone APA (ACLA, LA)	antinukleäre AK(95%) Doppelstrang-DNA-AK (typisch, 60-90%) Ribonukleoprotein-AK (Smith-Antigen-AK) Histon-AK Anti-Phospholipid-AK (Anticardic lipin-AK, Lupus-Antikoagulans)
Pseudo-Lupus	AMA	antimitochondriale AK
Medikamenten-Lupus	Histone	Histon-AK
Gastritis Typ A	PCA	Parietal-Cell-AK
Vitiligo	Melanozyten-AK	
Wegnersche Granulomatose	cANCA	cytoplasmatische anti-neutrophil Cytoplasma-AK

18.1 Antikörper im Detail

ANA	**Antinukleäre Antikörper**

Die Gruppe beinhaltet alle Auto-AK **gegen nukleäre Antigene im Zellkern**.

Ind: Autoimmunerkrankung, Erkrankungen des **rheumatischen Formenkreises**. **Serositis** (z.B. Perikarditis, Pleuritis), **rezidivierende Thrombophlebitiden, habituelle Aborte, Fieber unklarer Genese**

↑: Positive ANA-Befunde weisen auf eine Autoimmunerkrankung hin, hohe Titer machen die Diagnose wahrscheinlich.

Syst. Lupus erythematodes	95%	Autoimmunhepatitis	60-100%
Medikamenten-induzierter LE	95%	primär biliäre Zirrhose	40%
Kutane LE-Formen	20-60%	Virushepatitis	30%
Sharp-Syndrom	95%	alkohol-toxische Leberzirrhose	30%
CREST-Syndrom	95%	Alveolitis/ Lungenfibrose	20-60%
Sjögren-Syndrom	50-95%	Thyreoiditis	20-40%
Panarteriitis nodosa	20%	Leukämie	30-70%
Hämolytische Anämie (AIHA)	50%	Malaria	30%
Felty-Syndrom	60-95%	Schwangerschaft	< 10%
Rheumatoide Arthritis	20-50%	Schwangerschaft mit Komplikationen	0-50%
Normalpersonen < 60 J.	≤ 8%	Normalpersonen > 60 J.	≤ 30%

Ø: Ein negativer Titer schließt insbesondere einen systemischen Lupus erythematodes weitgehend aus.

Falsch: Falsch-negative Werte unter immunsuppressiver Therapie

dsDNA-AK	Doppelstrang-DNA-Antikörper	
	Ind:	• Systemischer Lupus erythematodes (Diagnosesicherung bei positivem Screening auf ANA) • V.a. SLE und negatives Screening auf ANA • Andere Kollagenosen und Autoimmunreaktionen
	↑:	• **Systemischer Lupus erythematodes**: im aktiven Stadium in 70-95% • Bei anderen **Immunopathien** in 10-30% der Fälle • Häufig assoziiert mit **Autoimmunkomplexnephritis**
	Ø	• Gesunde Normalpersonen: kein dsDNA-AK nachweisbar • Kein Nachweis von dsDNA-AK beim medikamenteninduz. LE
ssDNA-AK	Einzelstrang-DNA-Antikörper	
	Ind:	• Medikamenteninduzierter Lupus • Juvenile rheumatoide Arthritis • DD der Kollagenosen
	↑:	• Allgemein relativ geringe diagnostische Bedeutung • Interessant bei **ANA-negativen Kollagenosen**: ssDNA-AK in 10-20% • Aktiver **Lupus erythematodes**: positiv in > 80% • Medikamenteninduzierter Lupus erythematodes • **Juvenile rheumatoide Arthritis** (35-50%), • **Autoimmunhepatitiden**, nahezu alle Kollagenosen
	Falsch:	falsch-positiv: entzündliche Prozesse, Tumorerkrankungen
ENA	Extrahierbare nukleäre Antigene	
	Subgruppe der antinukleären Antikörper (ANA)	
	Ind:	• Differenzierung erhöhter ANA-Titer • Differenzierung von Kollagenosen und Vaskulitiden
	↑:	**SLE, Sjögren-Syndrom, Sklerodermie, Sharp-Syndrom, Polymyositis, Dermatomyositis**
	Ø	Seren gesunder Personen sind nur vereinzelt positiv (könnte als Hinweis auf die Entwicklung einer Kollagenose gewertet werden)

ENA-Subgruppen

Sm-AK Sm- (Smith, Patientenname) und RNP-Antikörper sind **AK gegen kleine nukleäre Ribonukleoproteinpartikel**, deren Funktion im 'Splicing' der RNA-Primärtranskripte zur reifen Messenger-RNA liegt, gerichtet.

Ind: • V.a. systemischen Lupus erythematodes
- Differenzierung von ANA mit grobgranulärem oder gesprenkeltem Fluoreszenzmuster

↑: **SLE**

Bes: Sm-AK sind weitgehend SLE-spezifisch, jedoch ist die diagnostische Sensitivität mit 10-30% gering.

U1-snRNP-AK **AK gegen kleine nukleäre Ribonukleoproteinpartikel**

Ind: • V.a. Overlap-Syndrom im Sinne der mixed connective tissue disease (MCTD, Sharp-Syndrom)
- V.a. SLE
- V.a. systemische Sklerose
- V.a. rheumatoide Arthritis
- V.a. Polymyositis

↑: • **Mixed connective tissue disease** (U1-RNP-AK sind obligat)
- **SLE** (25-40%, sowie oft zusammen mit Sm-Antikörpern)

Bes: Im Unterschied zu Sm-AK werden von U1-RNP-Antikörpern nur snRNPs der Klasse U1 erkannt.

SS-A-AK = **Ro-AK** (Robert-Antigen, Patientenname)

Ind: • V.a. primäres oder sekundäres Sjögren-Syndrom
- V.a. SLE (auch bei fehlendem Nachweis von ANA)
- V.a. subkutan kutanen LE
- V.a. kongenitalen Herzblock oder Neonatal-Lupus

↑: **Sjögren-Syndrom** (65%), **systemischer LE** (35%), **Sklerodermie** (25%), **Sharp-Syndrom** (60%)

Bes: SS-A-AK sind diaplazentar übertragbar und mit schweren kongenitalen Erregungsausbreitungsstörungen des Herzens assoziiert.

SS-B-AK	= La-AK (Lane-Antigen, Patientenname)
Ind:	• V.a. primäres Sjögren-Syndrom • V.a. SLE • V.a. kongenitalen Herzblock oder Neonatal-Lupus
↑:	**Sjögren-Syndrom** (65%), **systemischer LE** (15%)

SCL 70-AK	AK gegen DNA-Topoisomerase I
Ind:	• V.a. systemische Sklerose • Subtypisierung und prognostische Beurteilung bei systemischer Sklerose oder frühen Sklerodermie-assoziierten Symptomen • Differenzierung von ANA mit feingranulärem, Chromosomen-assoziiertem Fluoreszenzmuster
↑:	**Progress. system. Sklerose** (70%), **CREST-Syndrom** (20%)
Bes:	Bei den Varianten der Sklerodermie treten meistens Antikörper gegen SCL 70 oder gegen Zentromere auf, weshalb beide Gruppen bestimmt werden sollten.

CENP-AK	Centromer-Protein Antikörper
	Antikörper gegen die Centromer-Region der Chromosomen sind hauptsächlich gegen drei in dieser Region lokalisierte Proteine mit einem Molekulargewicht von 17kD (CENP-A), 80kD (CENP-B), und 140 kD (CENP-C) gerichtet. Die meisten Seren betroffener Patienten reagieren mit mindestens 2 dieser Antigene und fast immer mit CENP-B.
Ind:	• V.a. systemische Sklerose bzw. CREST-Syndrom • Subtypisierung und prognostische Beurteilung bei systemischer Sklerose oder frühen Sklerodermie-assoziierten Symptomen wie z.B. dem Raynaud-Phänomen
↑:	**Limitierte kutane Form der systemischen Sklerose** bzw. **CREST-Syndrom** (Calcinosis cutis, Raynaud-Phänomen, Ösophagusmotilitätsstör., Sklerodaktylie, Teleangiektasien)
Bes:	Bei limitierter kutaner Form der systemischen Sklerose bzw. des CREST-Syndroms positiver AK-Nachweis in 40-80% (besonders interessant, da SCL 70-AK hier meist negativ sind)

Histon-AK	**Ind:** • V.a. medikamentös induzierten LE • V.a. systemischen LE • Differenzierung Chromosomen-assoziierter antinukleärer Antikörper ↑: **Medikamentös induzierter LE** (95%), **systemischer LE** (30%), **chronische Polyarthritis** (15%)
PM-Scl-AK	**AK gegen Polymyositis-Sklerodermie-Antigen** (nukleärer Komplex aus 11-16 Polypeptiden unbekannter Funktion, die antigenen Determinanten liegen vorwiegend auf zwei nicht verwandten Proteinen mit Molekulargewichten von etwa 100 kD und 75 kD **Ind:** • V.a. systemische Sklerose • V.a. Poly- oder Dermatomyositis • V.a. Sklerodermie und Myositis-Overlap-Syndrom • Differenzierung von ANA mit homogen-nukleolärem Fluoreszenzmuster ↑: insb. bei **Polymyositis-Sklerodermie-Überlappungssyndrom**

ACPA	**Antizytoplasmatische Antikörper** **Ind:** • Polymyositis, Dermatomyositis, DD: Mischkollagenosen mit assoziierter Polymyositis oder Dermatomyositis • Antisynthetase-Syndrom (Unterform der Polymyositis) ↑: **Jo-1 AK:** Auto-AK gegen Histidyl-tRNA-Synthetase (bei **Polymyositis** in 54%, Dermatomyositis in 40%, Myositis bei anderen Kollagenosen 6%; über 50% der Jo-1 positiven Patienten haben oder entwickeln eine interstitielle Lungenfibrose) **Non Jo-1 AK:** Aminoacyl-tRNA-Synthetase (bei **Dermatomyositis** häufiger als bei Polymyositis; Myositis, Pneumonitis, interstitiellen Lungenerkrankungen, Raynaud-Syndrom, Arthritis)

APA/APLA	**Anti-Phospholipid-Antikörper**

Heterogene Gruppe von autoreaktiven Immunglobulinen. Zu ihnen zähle die sog. 'Lupus-Antikoagulantien', die Anti-Cardiolipin-Antikörper und Antikörper gegen β2-Glykoprotein I (β2-GPI).

Ind:
- V.a. primäres Antiphospholipid-Syndrom (APLS)
- V.a. SLE
- Schwangerschaftsüberwachung beim SLE
- Rezidivierende Aborte
- Ungeklärte thrombembolische Ereignisse
- Ungeklärte Thrombozytopenien
- Abklärung einer verlängerten aktivierten partiellen Thromboplastin-Zeit
- V.a. sekundäres Anti-Phospholipid-Syndrom (bei SLE und Kollagenosen)

↑: **Anti-Phospholipid-Syndrom (APLS)**
- Erkrankung mit rezidivierenden arteriellen und venösen Thrombosen, Spontanaborten und Thrombozytopenie bei gleichzeitigem Nachweis von persistierend erhöhten Anti-Phospholipid-Antikörper-Titern.
- Erhöhungen finden sich aber auch bei **Kollagenosen, maligne Erkrankungen, hämopoetischen Systemerkrankungen, Multipler Sklerose, Myasthenia gravis, temporär nach Viruserkrankungen und bakteriellen Infekten.**

Bes: Labordiagnostik bei Verdacht auf ein Antiphospholipidsyndrom:
- **Lupus-Antikoagulantien**: Zur Bestimmung sollten verschiedene phospholipidabhängige Screeningtests mit den zugehörigen Bestätigungstests durchgeführt werden, z.B. die Russel Viper Venom Time (RVVT), Kaolin Clotting Time (KCT) oder eine Lupussensitive PTT.
- **Anticardiolipin-AK** (IgG, IgM): wichtigster Vertreter der heterogenen Gruppe von Autoantikörpern beim Antiphospholipidsyndrom

- Anti-ß2-Glykoprotein I (IgG, IgM): Kofaktor der Anticardio-lipin-AK. Bei einem kleinen Teil der Patienten werden nur Anti-ß2-GPI-AK nachgewiesen.

Anti-Phospholipid-Antikörper werden auch bei 5% der gesunden Normalbevölkerung angetroffen, bleiben hier jedoch meist asymptomatisch.

Bei positivem Befund muss die Laboranalytik im Abstand von 4-6 Wochen wiederholt werden um zu klären, ob persistierend erhöhte Autoantikörper-Titer vorliegen.

ANCA	**Antineutrophile zytoplasmatische Antikörper**
Ind:	V.a. primäre **Vaskulitis**

↑:
- **Zytoplasmatische ANCA (c-ANCA):**
  Wegnersche Granulomatose, Churg-Strauss-Syndrom, evtl. bei nekrotisierender Glomerulonephritis
- **Perinukleäre ANCA (p-ANCA):**
  mikroskopische Form der Polyangiitis, Goodpasture-Syndrom, Churg-Strauss-Syndrom, Hydralazin-induzierte GN, Hydralazin-induzierter LE, Kollagenosen, chronisch-entzündliche Darmerkrankungen, Autoimmunhepatitis, Felty-Syndrom
- **Atypische ANCA:**
  M. Crohn, Colitis ulcerosa, primär sklerosierende Cholangitis, primär biliäre Zirrhose, Autoimmunhepatitis, chronische Polyarthritis, systemischer LE

Sens:	**Sensitivität der ANCAs**	cANCA (%)	pANCA (%)
	Wegnersche Granulomatose	85	10
	Mikroskopische Polyarteriitis	45	45
	Churg-Strauss-Syndrom	10	65
	Polyarteriitis nodosa	5	15

AMA	**Antimitochondriale Autoantikörper**

Insgesamt existieren 9 Subtypen (M1-M9) gegen verschiedene mitochondriale Antigene. Von besonderer Bedeutung sind Antikörper gegen das M2-Antigen, die bei fast allen Fällen primärer biliärer Zirrhosen nachweisbar sind.

Ind:	• V.a. primär biliäre Zirrhose • V.a. Autoimmunhepatitis
↑↑:	• **Primär biliäre Zirrhose**: Anti-M2 (hochspezifisch), Anti-M4 und Anti-M9
↑:	• Lues II: Anti-M1 • Systemischer **Lupus** erythematodes: Anti-M5 • Medikamenteninduzierter Lupus: Anti-M3 • **Überlappungssyndrom primär biliärer Zirrhose** und **chron. aktiver Hepatitis**: Anti-M4 • **Kardiomyopathie**: Anti-M7 Evtl. unspezifisch positiv bei Personen mit Kontakt zu Patienten mit primär biliärer Zirrhose durch NOMAs (natural occuring mitochondrial antibodies) gegen andere Epitope der Proteine, gegen die auch Anti-M2, Anti-M4 oder Anti-M9-Antikörper gerichtet sind.

SLA-AK	**Soluble-liver-antigen Antikörper**
	Ind: v.a. Autoimmunhepatitis
	↑: **Autoimmunhepatitis Typ 3**

MAK	**Mikrosomale Antikörper (gegen mikrosomales Schilddrüsen-Antigen)** **= TPO-AK (Thyreoidale Peroxidase-AK)**
	Ind: • V.a. Hashimoto-Thyreoiditis, postpartale Thyreoiditis, zytokininduzierte Thyreoiditis • V.a. M. Basedow • Primäres Myxödem
	↑: • **Hashimoto-Thyreoiditis**: 60-90% • **Atrophische Autoimmunthyreoiditis**: 40-70% • M. Basedow: 60-70% • Primäres Myxödem: 40-70% • Postpartale Thyreoiditis: 50-70% • Subakute Thyreoiditis de Quervain: ≤ 5% • Autonomie der Schilddrüse: 5% • Normalpersonen, euthyreote Struma: 5%

TAK	**Thyreoglobulin-AK**

Thyreoglobulin ist ein **Glykoprotein**, das **an der Synthese der Schilddrüsenhormone wesentlich beteiligt** ist. Antikörper gegen Thyreoglobulin treten z.B. bei destruierenden Prozessen der Schilddrüse mit 'Auslaufen' des Thyreoglobulins auf.

Ind:
- V.a. Autoimmunerkrankungen der Schilddrüse, insb. Thyreoiditis Hashimoto
- Nachsorge bei Schilddrüsen-Ca, insb. beim differenzierten Karzinom

↑:
- **Hashimoto-Thyreoiditis:** 30-40%
- **Atrophische Autoimmunthyreoiditis** (20-30%)
- M. Basedow (10-20%)
- Schilddrüsenkarzinom (30%)
- In niedriger Konzentration: nicht autoimmune Thyreoiditiden
- Gesunde: ≤ 15%

TRAK	**TSH-Rezeptor-AK**

Ind:
- V.a. M. Basedow
- DD zwischen M. Basedow und Thyreoiditis Hashimoto (**bei Basedow ist TRAK fast immer erhöht, bei Thyreoiditis Hashimoto meist normal**)
- Nachweis der endokrinen Orbitopathie ohne Hyperthyreose
- Myxödem durch blockierende AK

↑:
- Aktive **Basedow-Hyperthyreose:** 80-100%
- Basedow-Hyperthyreose in Remission: 10-30%
- **Atrophische Autoimmunthyreoiditis:** 15%
- Hashimoto-Thyreoiditis: ≤ 10%

Bes:
- Differenzierung zwischen stimulierenden und blockierenden Auto-AK mittels Radioliganden-Assay nicht möglich.
- Die Höhe des TRAK-Wertes korreliert nicht mit dem Grad der Überfunktion.
- Die Höhe der TSH-Rezeptor-Auto-AK hilft nur begrenzt bei der Beurteilung der Krankheitsaktivität oder bei der Rezidiverkennung, auch wenn sie beim M. Basedow begrenzt als Verlaufsparameter eingesetzt werden kann.

PCA	**Parietalzell-Autoantikörper**		
	Ind:	• Perniziöse Anämie • Chronisch atrophische Typ-A Gastritis • V.a. immune Endokrinopathie	
	↑:	• **Perniziöse Anämie** (80-90%) • **Chronisch atrophische Gastritis Typ A** (30-60%) • **Endokrinopathie** (70-80%) • Postpartale Thyreoiditis (0-70%) • Normalpersonen (≤ 10%)	
NNR-AK	**Autoantikörper gegen Nebennierenrindengewebe**		
	Ind:	• DD Hypokortisolismus • V.a. autoimmune Polyendokrinopathie • DD Hypogonadismus bei polyglandulärem Autoimmun-Syndrom	

	↑:	• **Hypokortisolismus mit AK-Nachweis**
		   - **Autoimmune Form des M. Addison**
		   - **Polyglanduläre Autoimmunität Typ I (APS)**
		• Hypokortisolismus ohne AK-Nachweis
		   - Hypokortisolismus nach Tuberkulose
		   - NNR-Metastasen (Bronchial-Ca, Mamma-Ca, malignes Melanom)
		   - NNR-Einblutung (Waterhouse-Friderichsen-Syndr., Antikoagulantien-Therapie)	

Autoanti-körper gegen Spermato-zoen	**Ind:**	**Fertilitätsstörungen**	
	↑:	Bei 10-12% der ungeklärten Sterilitäten lassen sich Auto-AK der Klasse IgG oder IgA gegen Spermatozoen nachweisen. Die relevanten Zielantigene sind noch nicht ausreichend definiert.	
	Bes:	Autoagglutination des Ejakulates bei der mikroskopischen Untersuchung stellt einen Hinweis auf eine AG-AK-Reaktion gegenüber Eiweißbestandteilen der Spermatozoen dar.	

ICA	**Inselzell-Autoantikörper**

Inselzell-Autoantikörper sind die am besten untersuchten serologischen Marker für den Diabetes mellitus Typ 1. Es handelt sich um **IgG-Autoantikörper**, die **gegen** mehrere **Inselzellantigene** gerichtet sind.

Ind:
- Evaluierung des Risikos für den Typ-1-Diabetes (bei hochtitrigem Nachweis 20–50%ige Wahrscheinlichkeit eines sich zukünftig entwickelnden DM Typ 1)
- Verdacht auf das Vorliegen eines latent insulinpflichtigen Diabetes im Erwachsenenalter
- **DD des Diabetes mellitus Typ 1 vom Typ 2**

↑:
- Nachweis bei **80%** der **Typ-1-Diabetiker** zum Zeitpunkt der Manifestation
- Nachweis bei 5% erstgradig Verwandter von Typ-1-Diabetikern ohne klinische Manifestation
- Gestationsdiabetes: Marker für einen sich bei Schwangerschaft manifestierenden Diabetes mellitus

GADA	**Glutamat-Decarboxylase-Autoantikörper**

Ind:
- Evaluierung des Risikos für den Typ-1-Diabetes
- Verdacht auf das Vorliegen eines latent insulinpflichtigen Diabetes im Erwachsenenalter
- **DD des Diabetes mellitus Typ 1 vom Typ 2**

↑:
- Nachweis bei **90% der Typ-1-Diabetiker** zum Manifestationszeitpunkt
- Nachweis bei 5–7% erstgradig Verwandter von Typ-1-Diabetikern ohne klinische Manifestation
- Nachweis bei 0,5% der Normalbevölkerung im Alter bis 20 J.

IA2-AK	**Tyrosin-Phosphatase-Autoantikörper**
	Autoantikörper gegen zwei Proteine aus der Familie der Tyrosin-Phosphatasen.
Ind:	• Evaluierung des Risikos für den Typ-1-Diabetes
↑:	• Nachweis bei **70% der Typ-1-Diabetiker** in Abhängigkeit der Erkrankungsdauer
	• Nachweis bei 5% erstgradig Verwandter von Typ-1-Diabetiker ohne klinische Manifestation
	• Nachweis bei 0,5-1% der Normalbevölkerung
Bes:	Erhöhte Titer gehen mit einem erhöhten Erkrankungsrisiko für einen Diabetes mellitus Typ 1 einher. In Kombination mit GADA erhöht sich der prädiktive Wert.

IAA	**Insulin-Autoantikörper**
	Antikörper gegen Rinder-, Schweine- oder (selten) Humaninsulin ⇒ unter der Insulintherapie eines Diabetes mellitus werden zunehmend höhere Insulindosen notwendig.
Ind:	• Evaluierung des Risikos für den **Typ-1-Diabetes**
	• Insulin-Autoimmunsyndrom
	• Insulinresistenz; Antikörper gegen tierisches oder humanes Insulin
↑:	• Hochtitrige AK: häufiger bei subkutaner Insulintherapie mit Rinderinsulin
	• Niedrige AK-Titer: bei Langzeitanwendung von hochgereinigtem Schweineinsulin oder Humaninsulin

Antikörper gegen Gliadin	Gliadin: biologisch minderwertige alkohollösliche Prolamine in Weizen- und Roggenkörnern, die mit den Glutelinen das Gluten bilden. Häufiges Allergen.

Ind:
- Zöliakie, einheimische Sprue des Erwachsenen (Screening, Verlauf)
- Dermatitis herpetiformis

↑:
- **Zöliakie**, einheimische **Sprue**:
  IgA-AK Sensitivität 75-90%, Spezifität 82-95%
  IgG-AK Sensitivität 69-85%, Spezifität 73-90%
- **Dermatitis herpetiformis**: bis zu 90% der Patienten haben gleichzeitig eine milde Verlaufsform der Zöliakie.

Bes: AK gegen Gliadin sind keine Auto-Antikörper, sie treten aber zusammen mit den Auto-Antikörper gegen Endomysium sowie Gewebstransglutaminase auf. Die Bestimmung von Gliadin-AK sollte mit AK gegen Endomysium oder Gewebstransglutaminase kombiniert werden, da hierdurch eine sehr hohe Sensitivität und Spezifität erreicht wird.
Sofern ein mit Sprue assoziierter IgA-Mangel vorliegt, ist die Bestimmung der entsprechenden IgG-Antikörper zu erwägen. Deren diagnostische Aussagekraft ist allerdings erheblich geringer.
Unter glutenfreier Diät Normalisierung der AK-Titer, gute Möglichkeit der Therapiekontrolle.

Antikörper gegen Endo- mysium	**Antikörper gegen die Gewebstransglutaminase**

Ind:
- Zöliakie, einheimische Sprue des Erwachsenen (Screening, Verlauf)
  IgA-AK: Sensitivität 85-98%, Spezifität 97-100%
- Dermatitis herpetiformis

↑:
- **Zöliakie**, einheimische **Sprue**
- **Dermatitis herpetiformis**: bis zu 90% der Patienten haben gleichzeitig eine milde Sprue

Bes: 'Goldstandard', Nachweis mittels Immunfluoreszenz, relativ aufwendig und teuer

Antikörper gegen Gewebstransglutaminase	**Enzym, Antigen der Endomysium-Antikörper**
	Gewebstransglutaminase wird bei Zellschädigungen vermehrt synthetisiert, anschließend freigesetzt und ist wesentlich an der Wundheilung beteiligt. Es trägt zur Stabilisierung der Matrix durch Quervernetzung einiger Matrixproteine bei.

Ind:
- Zöliakie, einheimische Sprue des Erwachsenen (Screening, Verlauf)
  IgA-AK: Sensitivität 93%, Spezifität 99%
- Dermatitis herpetiformis

↑:
- **Zöliakie**, einheimische **Sprue**
- **Dermatitis herpetiformis**: bis zu 90% der Patienten haben gleichzeitig eine milde Sprue

Bes: Wahrscheinlich wird die mittels Enzymimmunoassay relativ einfac durchzuführende Bestimmung der AK gegen Gewebstransglutaminase die Bestimmung der AK gegen Endomysium ablösen.

GBM-AK	**Autoantikörper geg. glomeruläre (und ggf. alveoläre) Basalmembran**

Ind: Goodpasture-Syndrom (DD: rapid-progressive GN, DD Hämoptoe Hämoptysen)

↑: **Goodpasture-Syndrom, Anti-GBM-Glomerulonephritis**

Falsch: Falsch-positiv: SLE und andere Erkrankungen mit polyklonaler Immunglobulinvermehrung

EBM-AK	**Autoantikörper gegen epidermale Basalmembran**

Ind: V.a. Pemphigoid oder Herpes gestationis

↑: **Herpes gestationis**, bullöses **Pemphigoid** (in 70-80%)
lineare IgA-Dermatose = IgA-Pemphigoid (in 10-30%)

Bes: Serologie ersetzt nicht die Hautbiopsie

LKM-AK	**Antikörper gegen Liver-Kidney-Mikrosomen Antigen**

Ind: V.a. Autoimmunhepatitis

↑: **Autoimmunhepatitis Typ 2a und 2b**

Bes: Zur weiteren Diagnostik bei v.a. Autoimmunhepatitis sinnvolle AK-Untersuchungen: ANA, AMA, SLA, HCV-AK

Antikörper gegen Leber-Pankreas-Antigen	Ind:	Autoimmunhepatitis
	↑:	**Autoimmunhepatitis Typ III**

AChR-AK		Acetylcholinrezeptor-Antikörper
	Ind:	v.a. Myasthenia gravis
	↑:	• **Generalisierte Myasthenia gravis**: > 90% der Fälle sind AK-positiv Die absolute Titerhöhe korreliert nicht mit der Schwere der Erkrankung, jedoch korreliert der individuelle Titerverlauf mit der Krankheitsaktivität. • **Okuläre Myasthenie**: in 70% der Fälle mit niedrigen Titern positiv

Antikörper gegen quergestreifte Muskulatur	Ind:	v.a. Myasthenia gravis
	↑:	• **Myasthenia gravis** 95% der Patienten mit Thymom sind AK-positiv 30% der Patienten ohne Thymom sind AK-positiv Patienten mit okulärer Myasthenie weisen niedrige AK-Spiegel auf • **Polymyositis** • Hepatitis

SMA	**smooth muscle antibodies, Antikörper gegen glatte Muskulatur**
	Heterogene Gruppe von AK gegen Intermediärfilamente der glatten Muskulatur.
Ind:	• V.a. Autoimmunhepatitis • Primär biliäre Zirrhose • Chronisch aktive Hepatitis • Polymyositis, Postkardiotomiesyndrom, Postmyokardinfarkt-Syndrom (Dressler-Syndrom)
↑:	• In 50% der **Autoimmunhepatitiden** des Typs 1 und 3 • **Chronisch aktive Hepatitis**: DD zwischen **Autoimmun**hepatit Typ Ia (SMA positiv) und Virushepatitis • **Primär biliäre Zirrhose** • **Polymyositis**: in 30% SMA nachweisbar (dennoch ist die Bestimmung von CK, Aldolase und LDH wichtiger) • Virusinfektionen: zeitlich begrenztes Auftreten der SMA-AK al Begleitphänomen
Herzmus-kulatur-AK	**Ind:** Ergänzende Diagnostik bei der Differenzierung infektiöser und autoimmuner Ätiologie einer Myokarditis oder Perikarditis
	↑: **Kardiomyopathien** (myofibrillärer Typ), Postkardiotomiesyndrom, Dressler-Postmyokardinfarktsyndrom (myofibrillärer Typ), virale Perimyokarditis (myofibrillärer Typ) **Kollagenosen** (sarkolemmaler Typ)

RF	**Rheumafaktor**
	Der 'klassische' Rheumafaktor ist ein **IgM-Antikörper gegen Determinanten des Fc-Teils der IgG-Moleküle**, es kommen aber auch Rheumafaktoren der Immunglobulinklassen A, D, E und G vor.
	Ind: Rheumatoide Arthritis
	↑: **Rheumatoide Arthritis**: bei 70-80% nachweisbar, bei Patienten mit Rheumaknoten oder Vaskulitis immer. Hohe Titer sind assoziiert mit schweren, schnellen Erkrankungsverläufen. **Lupus erythematodes** (15-35%), **Sjögren-Syndrom** (75-95%), **Sklerodermie** (20-30%), **Polymyositis / Dermatomyositis** (5-10%), **Kryoglobulinämie** (40-100%), **Mixed connective tissue disease** (50-60%) Ohne eine entsprechende klinische Symptomatik sind Rheumafaktoren nicht verwertbar.
Anti-DNAseB	**ADNaseB, Antistreptokokken-AK**
	Im Testansatz wird verdünntem Patientenserum eine definierte Aktivität DNAseB und deren Substrat, an Toluidinblau O gekoppelte DNA, hinzugegeben. Beim enzymatischen Abbau des Toluidinblau O-DNA-Substrates fällt der Farbstoff aus und der Überstand entfärbt sich. Enthält das Patientenserum AntiDNAseB, wird der Abbau des Substrates verhindert und die Lösung bleibt blau.
	Ind: V.a. Infektion mit Streptokokken
	↑: **Streptokokken**infektion: hohe Sensitivität bei Hautinfektionen und Angina tonsillaris. Anstieg nach 3-4 Wochen. Wertvoll in der Diagnostik akuter Glomerulonephritiden. Besonders aussagekräftig sind Verlaufskontrollen.

ASL / ASO	**Antistreptolysin-AK / Antistreptolysin-O-Titer**
	'Antistreptokokken'-Antikörper: neutralisiert das Streptolysin O der beta-hämolysierenden Streptokokken der Gruppen A, C und G.
	AST: Antistreptolysin-Test bzw. Antistreptolysin-Titer
	Ind: V.a. Infektion mit Streptokokken
	↑: **Streptokokken**infektion: Anstieg innerhalb einer Woche nach Infektion, Maximum nach 4 Wochen. Zur Normalisierung kommt e frühestens nach 6 Wochen. Relativ geringe Sensitivität. Verlaufskontrollen sind besonders aussagekräftig.
Antihya-luronidase Antikörper	**AHT** = Antihyaluronidase-Test: Nachweisverfahren für Antihyaluronidas (ein gegen die Hyaluronidase hämolysierender Streptokokken gebildeter Antikörper mit Gruppenspezifität für A, B bzw. C, G). Beruht auf der infolge Antigen-Antikörper-Reaktion erfolgenden Gerinnselbildung nac Inkubation des Ansatzes einer Serum-Verdünnungsreihe mit Kulturfiltra von A-Streptokokken und mit Hyaluronidase. Der Titer ist bei Strepto-kokken-Infektion erhöht.
	Ind: V.a. Infektion mit Streptokokken
	↑: **Streptokokken**infektion: Anstieg nach 2 Wochen, Normalisierung innerhalb von 3-4 Wochen. Hohe Sensitivität bei Hautinfektioner und Angina tonsillaris. Besonders die Verlaufskontrolle ist aussagekräftig.
ASTA	**Staphylokokken-Antikörper, Antistaphylolysinreaktion**
	Ind: • V.a. Staphylokokkeninfektion • Chronische Infektionen oder retrospektive Fragestellungen
	↑: **Staphylokokken**infektion: Anstieg erst 2-3 Wochen nach Infektion, Rückgang innerhalb von 6 Monaten. Aussagekräftig ist insbesondere der Titerverlauf.

Erythro-zyten-Autoanti-körper	**Ind:**	Autoimmunhämolytische Anämien (AIHA)
	↑:	**Autoimmunhämolytische Anämien** (AIHA)

Inkomplette Wärme-Autoantikörper vom Typ IgG

Ät:	70% aller Patienten mit AIHA haben Wärmeautoantikörper

- Idiopathisch (45%)
- Sekundär:
  - **Non-Hodgkin-Lymphome** (z.B. CLL)
  - **Systemischer Lupus erythematodes**
  - **Medikamente** (z.B. Penicillin, Cephalosporine, α- Methyldopa)
  - **Virusinfekte**

Th:	

- Steroide (in 30% temporäre Remission während der Dauer der Medikation)
- Evtl. Immunglobuline hochdosiert i.v. (vorübergehende Blockierung des RES)
- Splenektomie (bei chronischem Verlauf und vorwiegend lienaler Hämolyse)
- Immunsuppressiva als ultima ratio

Bithermische Autoantikörper vom Typ IgG

Ät:	Sehr selten Auto-AK vom Typ **Donath-Landsteiner**, vor allem infolge:

- Idiopathisch
- Sekundär: **postinfektiös (Syphilis, virale Infekte)**

Di:	Donath-Landsteiner-Test: bithermische Hämolysine binden sich bei kalten Temperaturen (Kühlschrank) mit Komplement und führen bei Erwärmung (37°C) zur Hämolyse

		Inkomplette Kälte-Autoantikörper vom Typ IgM
	Ät:	15% aller Patienten mit AIHA haben Kälteagglutinine
		• Idiopathisch ('Kälteagglutininkrankheit', monoklonal, sehr selten)
		• Sekundär: ('Kälteagglutininsyndrom')
		- Akut: nach **Mykoplasmenpneumonie** oder **Mononukleos** mit polyklonaler IgM-Vermehrung
		- Chronisch: bei Non-Hodgkin-Lymphomen mit monoklonaler IgM-Vermehrung (**M. Waldenström**)
	Th:	• Schutz vor Kälte als wichtigste Maßnahme, in den meisten Fällen ausreichend
		• Therapieversuch mit Alpha-Interferon
		• Immunsuppressiva bei ausgeprägter hämolytischer Anämie
		• Plasmapherese in schweren Fällen
		Anmerkung: Steroide sind unwirksam; eine Splenektomie ist sinnlos, da die Erythrozyten unmittelbar in der Peripherie abgebaut werden
Thrombo-zyten-Autoanti-körper	**Ind:**	V.a. immunologisch bedingte Thrombozytopenie
	↑:	• Akute und chronische **Immunthrombozytopenie**
		• **Maligne Lymphome**
		• **Medikamenteninduzierte** Thrombopenie (z.B. Heparin, Cotrimoxazol)
		• **Evans-Syndrom** (autoimmunhämolytische Anämie + Immunthrombozytopenie)
Leuko-zyten-Autoanti-körper	**Ät:**	• Gegen Leukozyten gerichtete Antikörper, die v.a. nach Gabe vo Leukozytenkonzentrat, Blutkonserven und bei Schwanger-schaften als Iso-AK gegen Leukozytenantigene entstehen können
		• Auto-AK gegen eigene Leukozyten sind nicht endgültig bewiesen, jedoch wurden sie bei Patienten mit Neutropenie gefunden

18.2   Coombs-Test

Syn: Antiglobulin-Test
Nachweis inkompletter, gegen Erythrozyten des Menschen gerichteter
Antikörper durch ein gegen gamma-Globulin und Komplementfaktoren
gerichtetes Antiserum, das sogenannte Coombs-Serum.

Der **direkte** Coombs-Test zum **Nachweis bereits an die Erythrozyten-
Oberfläche gebundener Antikörper** (Autoantikörper; z.B. bei
hämolytischen Anämien) erfolgt dadurch, dass zu gewaschenen
Probanden-Erythrozyten in physiologischer Kochsalz-Lösung Anti-
Humanglobulin-Serum zugesetzt wird. Im positiven Fall werden die
Erythrozyten vernetzt und agglutiniert.

Der **indirekte** Coombs-Test, der auch als **Antikörpersuchtest** bezeichnet
wird, dient dem **Nachweis freier AK im Probanden-Serum**: Probanden-
Serum und Test-Erythrozyten werden zusammen inkubiert. Im zweiten
Testschritt werden die nicht agglutinierten, jetzt von inkompletten AK
besetzten Test-Erythrozyten in physiologischer NaCl-Lösung gewaschen
und nachfolgend mit Anti-Humanglobulin-Serum versetzt, wodurch im
positiven Fall ebenfalls eine Vernetzung und Agglutination ausgelöst wird.

18.3   HLA-B27

Funkt: Histokompatibilitäts-Antigen, das an der Oberfläche von Körperzellen
exprimiert wird.

HLA-B27 positive Personen haben gegenüber Nichtträgern ein relativ
erhöhtes Risiko an:
- **M. Bechterew** (85-90fach),
- **M. Reiter** (35-40fach),
- **Postinfektiösen Arthritiden** bei Darminfektionen oder
  Urogenitalinfektionen (15-20fach),
- **Akuter Uveitis** (10fach)

zu erkranken.

Ind: V.a. reaktive Arthritis, seronegative Spondylarthritiden

Norm: bei ca. 6-8% der Gesunden nachweisbar

↑ bei: Bei M. Bechterew in 90% der Fälle nachweisbar

18.4 Hepatitis-Diagnostik

Allg: **Hepatitis-Suchprogramm** (bei V.a. akute Hepatitis)
HA-IgM-Ak + HBs-Ag + HBc-IgM-Ak + HCV-Ak + CMV-IgM-Ak
+ EBV-IgM-Ak.
Bei ungeklärten Fällen auch Toxoplasmose- und Leptospirose-Antikörper
bestimmen.

Begleitende Laborbefunde

↑:   Bilirubin, Eisen (oft über 200 µg/dl), GOT, GPT, GLDH, PTT, BKS,
Lymphozytose, Eiweiß-Elektrophorese (Serum): im späteren Verlauf
β-und γ-Globulinvermehrung bei normalem Gesamt-Eiweiß

↓:   Prothrombinzeit (Quick-Wert, keine Besserung unter Vitamin K),
AT III, Fibrinogen, Haptoglobin

HAV	HAV-IgM-Ak	• Beweist eine frische Hepatitis A-Infektion • Bleibt 3-6 Monate positiv
	HAV-IgG-Ak	• Etwa ab Beginn der klin. Symptomatik positiv • Bleibt lebenslang positiv • Marker einer bestehenden Immunität
	Virus-RNA im Stuhl (PCR)	• Nur bei spez. Fragestellung • Positiv bereits vor Beginn klin. Beschwerden
	AG-Nachweis im Stuhl (ELISA)	• Wird kaum noch durchgeführt, da beim Beginn der Symptome nur noch etwa die Hälfte der Patienten das Virus (HAV) im Stuhl ausscheidet und diese Zahl schnell abnimmt.

HBV	HBs-Ag	• 'surface'-Ag, 'Australia-Antigen' • Nachweisbarkeit: Wochen vor bis nach einer akuten Erkrankung • 5-10% der Infektionen sind HBs-negativ • HBs-Ag-Persistenz ≥ 6 Mon. bei chron. Hep.
	HBs-Ak	• Immunität gegen Hepatitis B ab einem Titer von ≥ 10 U/ml • Marker einer überstandenen Infektion • Parameter zur Impfkontrolle Nachweisbarkeit • Nach ausgeheilter Infektion zus. mit HBc-Ak • Nach Impfung ohne HBc-Ak nachweisbar
	HBc-IgM-Ak	• HBc-Ag: 'core'-Ag (nicht im Serum, nur in der Leberzelle) • 3-5 Wochen nach dem Auftreten des HBs-Ag und vor klinischer Manifestation nachweisbar • Nachweis einer akuten Hepatitis B, hochpositiv zu Beginn der Infektion (vor dem Auftreten von Anti-HBs und Anti-HBc) • Infektionsnachweis (nach Impfung nicht vorhanden) • Persistenz bis zu 12 Monaten nach Infektion
	HBc-Ak	• Andauernde oder früher abgelaufene Hepatitis B • Lebenslange Persistenz • Infektionsnachweis (nach Impfung nicht vorhanden)
	HBe-Ag	• HBe-Ag: 'envelope'-Ag, Abbauprodukt des HBc-Ag • Nachweis einer hohen Infektiosität (aktive Virusreplikation) • Bei Persistenz ≥ 11 Wochen: chronisch-aktive Hepatitis

HBV	HBe-Ak	• Akute/chronische Hepatitis, abgelaufene Hepatitis • Nachweisbar nach Rückgang des HBe-Ag • Unsicherer Marker der Infektiosität (bei Nachweis geringe Infektiosität)
	HBV-PCR	• Direkter Erregernachweis • Beurteilung der Infektiosität
HCV	HCV-Ak	• Erst 2-3 Monate nach Infektion positiv • Keine Hilfe zur Abklärung einer akuten Infektion • Bei Immunsuppression z.T. trotz Virämie negativ
	HCV-PCR	• Qualitativer und quantitativer Virämienachweis • Falsch-negative Ergebnisse möglich bei geringer Virusreplikation oder Viruspersistenz ausserhalb des Blutkompartiments
HDV	**Alle Marker**	• Bestimmung nur bei positivem HBV-Nachweis
	HDV-Ag	• Bei Superinfektion besser nachweisbar als bei Koinfektion • Kurze Persistenz
	HDV-IgM-Ak	• Positiv bei akuter HDV-Infektion • Während des späten Akutstadiums häufig der einzige Marker wenn HD-Ag bereits negativ ist
	HDV-IgG-Ak	• Wichtigster Suchtest auf das Vorhandensein einer akuten HDV-Infektion • Bei Immunsuppression kann die Antikörperbildung unter der Nachweisgrenze liegen
	HDV-PCR	• Zur DD zwischen akuter und chronisch aktiver Hepatitis D • sicherer als die serologischen Marker

HEV	HEV-IgM-Ak	• Nachweis einer frischen HEV-Infektion • Meist 6-7 Wochen, aber nicht länger als 3 Monate nach Infektion nachweisbar • Nur bei 80-90% der Erkrankten positiv
	HEV-IgG-Ak	• Meist nur wenige Jahre positiv
	HEV-PCR	• Nachweis einer frischen HEV-Infektion • Häufig positiv bei Erkrankungsbeginn • Kann bis zu 3 Wochen positiv bleiben
HGV	HGV-PCR	• Nachweis einer akuten oder chronischen HGV-Infektion • Kein Nachweis abgelaufener Infektionen mit PCR möglich

18.5 Lues-Serologie

Prinzip:
- Ausschluss einer Lues: TPHA genügt
- Nachweis einer Lues: TPHA-Titer, VDRL-Titer, FTA-Abs, FTA-IgM (bei zweifelhaften Fällen)

Testablauf

Tag	Test	Befund	Bewertung
1	TPHA	–	Kein Nachweis von AK gegen T. pallidum Mögliche Konstellationen: • Patient hatte nie eine Infektion mit T. pallidum • T. pallidum-Infektion, AK sind aber noch in nicht nachweisbarer Konzentration vorhanden (Verlaufskontrolle bei klinischem Verdacht) • Antikörper-Bildung nicht möglich ⇒ Untersuchung abgeschlossen
		+	Akute oder durchgemachte Infektion wahrscheinlich: ⇒ Notwendigkeit weiterer Untersuchungen (siehe 2. Tag)
2	FTA-Abs	–	Keine Bestätigung: ⇒ Kontrolle mit neuer Serumprobe erforderlich, falls negativ: ⇒ Untersuchung abgeschlossen
		+	• Bestätigung des TPHA: Akute oder durchgemachte Infektio • Fragliche Behandlungsnotwendigkeit / Therapiekontrolle: ⇒ weitere Tests erforderlich
	VDRL	–	'Seronarbe': Durchgemachte Infektion. Keine Behandlungsbedürftigkeit: ⇒ Untersuchung abgeschlossen
		+	Titer > 1:16 Behandlungsbedürftige Infektion: ⇒ Untersuchung abgeschlossen
		(+)	Titer 1:2, 1:4, 1:8 ⇒ weitere Untersuchungen notwendig: Verlaufskontrolle nach 14 Tagen oder Bestimmung spezifischer IgM-Antikörper
3–4	IgM	–	'Seronarbe': Durchgemachte Infektion. Keine Behandlungsbedürftigkeit: ⇒ Untersuchung abgeschlossen
		+	Frische, behandlungsbedürftige Infektion: ⇒ Untersuchung abgeschlossen

Verlaufskontrolle bei unsicherem Befund: TPHA, FTA-Abs., VDRL-Test mit jeweils neuen Proben

nach 10-14 Tagen	–	Kein Titeranstieg. Durchgemachte Infektion mit 'Seronarbe'. Keine Behandlungsbedürftigkeit
	+	Titeranstieg um mindestens drei Titerstufen. Frische, behandlungsbedürftige Infektion

Therapiekontrolle bei behandlungsbedürftiger Lues: VDRL-Test mit neuer Probe

nach Wochen	–	Titerabfall um mindestens drei Titerstufen: Patient ist erfolgreich therapiert
	+	Kein Titerabfall: weiterhin keine erfolgreiche Therapie

- **Testablauf bei bekannter Lues in der Anamnese**
  TPHA-Titer und Cardiolipin-Titer: Cardiolipin nicht reaktiv oder sehr niedriger Titer, wenn ausreichend therapiert
- **Testablauf bei Verdacht auf Reinfektion**
  TPHA-Titer, Cardiolipin-Titer, bei Unklarheiten FTA-IgM zum Nachweis frischer IgM-Antikörper einer neuen Infektion

18.6   Die Tests im Detail

TPHA	**T**reponema **p**allidum **H**ämagglutinations-**A**ssay (Suchtest)
	- Qualitative und, wenn reaktiv, quantitative Bestimmung (Titer)
	- Positiv 2-3 Wochen nach Infektion
	- Spezifität muss durch FTA-Abs bestätigt werden da Kreuzreaktionen möglich sind Falsch-positive Reaktionen: Treponema pertenue (Frambösie), Treponema carateum (Pinta), Lyme-Borreliose, EBV, SLE u.a.
	- TPHA bleibt, wenn nicht sehr frühzeitig behandelt wurde, lebenslang positiv (Serumnarbe)
FTA-Abs	**F**luoreszenz-**T**reponema-**A**ntikörper-**Abs**orptionstest (Immunfluoreszenz-Bestätigungstest)
	- Bestätigungstest bei reaktivem TPHA-Titer
	- Positiv 2-3 Wochen nach Infektion
	- FTA-Abs bleibt lebenslang positiv, wenn nicht sehr frühzeitig therapiert wird

VDRL	Veneral Diseases Research Laboratories, Cardiolipin-Flockungstest (Verlaufskontrolltest)
	• Qualitative und, wenn reaktiv, quantitative Bestimmung (Titer)
	• Positiv 4-6 Wochen nach Infektion
	• Bei einer aktiven Lues-Infektion liegt der Cardiolipin-Titer über 1:4.
	• Titer Rückläufig unter Therapie. Keine lebenslange Titer-Persistenz
FTA-IgM	Fluoreszenz-Treponema-Antikörper-Absorptionstest nach IgM-Abtrennung
	• Nachweis von Treponema pallidum-spezifischen IgM-Antikörpern
	• Nachweisbar im Stadium der unbehandelten Primär- und Sekundärlue (Reinfektion ist hierbei von entscheidender Bedeutung) sowie bei vielen Patienten mit unzureichend behandelter Infektion.

19. Vitamine

19.1 Vitamin A

Funkt: Vitamin A1 (Retinol) und Vitamin A2 (3-Dehydroretinol) und deren Derivate sind gelbe, fettlösliche und durch Sauerstoff- und UV-Einwirkung inaktivier-bare Verbindungen. Bei Mangel, vor allem infolge Resorptionsstörung, kommt es zu Epithelschäden an Haut und Schleimhäuten (follikuläre Hyperkeratose ('Krötenhaut'), Leukoplakien der Atem- und Harnwegs-schleimhäute, Plattenepithelmetaplasien in Speichel- und Schleimdrüsen des Verdauungstraktes (⇒ Diarrhöen), Keratomalazie, Xerophthalmie, Nacht-blindheit, wahrscheinlich auch Störung der Steroid-Biosynthese. Bei chronischer Überdosierung trockene, rauhe Haut, follikuläre Keratosen, evtl. Knochen- und Gelenkbeschwerden.

Ind:
- Malabsorptionssyndrome
- Nachtblindheit: gestörtes Dämmerungssehen, erhöhte Blendempfindlichkeit
- Parenterale Substitutionstherapie (V.a. Überdosierung)

Norm: 20 - 100 µg/dl

↑ bei:
- Übermäßige Zufuhr: übermäßige Selbstmedikation, Vitamin A-Therapie (Akne, Psoriasis)

↓ bei:
- Malabsorptionssyndrome: Sprue, Zöliakie, Kurzdarm-Syndrom, M. Crohn, Lambliasis
- Maldigestionssyndrome: chronisch cholestatische Leber- und Gallenwegserkrankungen, Gallensäuremangel, exokrine Pankreasinsuffizienz, Lipasemangel
- Verminderte Vitamin A-Speicherung/Transport/Verlust: Leberzirrhose, Frühgeborene, nephrotisches Syndrom

Mat: Serum, EDTA-Plasma, lichtgeschützt, Blutentnahme nach 12-stündiger Nahrungskarenz

Met: Chromatographie

Bes: Ein isolierter Vitamin A-Mangel ist selten, weshalb er auch in Zusammenhang mit weiteren Parametern zu Malabsorption und Lebersyntheseleistung beurteilt werden muss.

19.2 β-Karotin

Funkt: Provitamin, Vorstufe des Vitamin A und des Sehpurpur (Retinal)

Ind: V.a. Malabsorptionssyndrom

Norm: 40 – 200 µg/l

↑ bei: Fettstoffwechselstörungen, Schwangerschaft, Hypothyreose, nephrotisches Syndrom

↓ bei: Malassimilation, Malnutrition, Lebererkrankungen; Einnahme oraler Kontrazeptiva, Metformin, Neomycin, Kanamycin

Mat: Serum, lichtgeschützt aufbewahren

19.3 Vitamin B1

Funkt: Wasserlösliches, hitze-, alkali- und O_2-labiles Vitamin, unentbehrlich für de Kohlenhydratstoffwechsel und beteiligt an der Acetylcholin-Bildung. Es wir weder gespeichert noch bei einem Überangebot resorbiert. Bei Mangel infolge Minderangebots oder Resorptionsstörung Blockade der Transketo-lasereaktion in Erythrozyten mit Anstieg der Pentosephosphate auf 3fache Normwerte, erhöhter Pyruvat- und Laktatblutspiegel, verminderte Harnexkretion: Magen-Darm-Beschwerden, Appetitlosigkeit, Müdigkeit, Gewichtsverlust, Tachykardie, kleines T im EKG, Wasserhaushaltsstörung, ferner neurologische Symptome wie periphere Lähmungen, Hypo- bis Atonien, Konzentrationsschwäche oder Depression. Bei schwerer Ausprägun Beriberi, beim Alkoholiker Wernicke-Pseudoenzephalitis und Korsakow-Syndrom, Delir.

Therapie: orale Tagesgaben von 20-30 mg B1

Ind:
- Neurologische Störungen
- Wernicke-Enzephalopathie
- Korsakow-Syndrom
- Landry-Paralyse (akute, oft tödliche Verlaufsform des Guillain-Barré Syndroms mit raschem Übergreifen der Lähmungen von den unteren Gliedmaßen und dem Rumpf auf die Atem- und Schlundmuskulatur)

Norm: Die Angaben in der Literatur schwanken zwischen:

Obergrenze: 50 - 90 µg/l

Untergrenze: 15 - 45 µg/l

↑ bei: Leukämie, M. Hodgkin, Polycythaemia vera

↓ bei:
- Einseitige Ernährung (insbesondere bei Alkoholikern)
- Malabsorption: Sprue, Zöliakie, Kurzdarm-Syndrom, chronisch entzündliche Darmkrankungen
- Maldigestion: exokrine Pankreasinsuffizienz, cholestatische Gallenwegs- und Lebererkrankungen
- Erhöhter Bedarf: Schwangerschaft, Laktation, schwere Muskelarbeit

Mat: EDTA-Vollblut

Met: HPLC

19.4 Vitamin B2

Funkt: Syn: Riboflavin, Laktoflavin
Alkali- und lichtempfindliches Vitamin, das in Lösung gelbgrün fluoresziert. Wichtig als Wirkgruppe der Flavinenzyme. Vitamin B2 wird nach Phosphorylierung in der Darmwand resorbiert. Bei Mangel kommt es zu Ektodermschäden (u.a. Linsentrübung, Keratitis, Korneavaskularisation), neurovegetativen und urogenitalen Störungen.

19.5 Vitamin B6

Funkt: Syn: Pyridoxin
Als Coenzym zahlreicher Enzyme beteiligt am Aminosäurenaufbau und Umsatz sowie der Porphyrin- und Lipidsynthese. Natürliches Vorkommen in Reis, Mais, grünem Gemüse, Eigelb, Hefe, tierischer Leber und Muskelfleisch. Bei Hypovitaminosen zeigt sich ein Pellagra-ähnliches Bild mit Pigment-störungen, seborrhoische Dermatitis und normo- bis hypochromer Anämie (sideroachrestisch infolge Hemmung der B6-Phosphat-abhängigen delta-Aminolävulinsäuresynthetase, dem 'Schrittmacherenzym' der Hämsynthese). B6-Hypovitaminosen kommen selten vor. Bei mit stark erhitzter Pulvermilch künstlich ernährten Säuglingen kommt es bei Ausbildung der sog. Limer-Krankheit zu einer gesteigerten Erregbarkeit, Schreckhaftigkeit, Krampf-anfällen und einer vermehrten Xanthurensäure-Ausscheidung im Harn.

Norm: 5 - 30 µg/l

↓ bei:
- Malnutrition (Alkoholkonsum)
- Mangel in der Schwangerschaft
- INH-Langzeitmedikation

Mat: EDTA-Blut, lichtgeschützt

19.6   Vitamin B12

Funkt: Syn: (Cyano-)Cobalamin, Extrinsic-Faktor
Wasserlösliches Vitamin, natürliches Vorkommen - aber keine Biosynthese bei Mensch und Tier vor allem in Leber und im Darm (bakteriell gebildet, schlecht resorbierbar). Resorption nach Bindung an Intrinsic-Faktor, Speicherung in der Leber. Wesentliche Beteiligung am Fett-, Kohlenhydrat und Nucleinsäure-Stoffwechsel, unentbehrlich für die normale Erythropoese und Nervenzellfunktion. Mangelzustände vor allem bei Intrinsic-Faktor-Mangel (Magenschleimhautatrophie, Gastrektomie), nach ausgedehnter Dünndarmresektion und bei Dünndarmirritation (Verkleinerung oder Blockade des Resorptionsareals, u.a. bei Divertikulose oder dem Syndrom der blinden Schlinge), nach Neomycin-, Colchicin-, PAS-Medikation, bei Bandwurm-Befall.

Symptome: nach Erschöpfung der Leberreserven perniziöse Anämie und funikuläre Spinalerkrankung, selten symptomatische Psychosen (z.B. depressiv, paranoid- oder einfach-halluzinatorisch).

Ind:
- Megaloblastäre Anämie
- Funikuläre Myelose
- Malabsorptionssyndrome (z.B. M. Crohn, Sprue)

Norm:
Ausreichender B12-Bestand:	> 250 pg/ml
Nicht beurteilbar:	150 - 250 pg/ml
B 12-Mangel:	< 150 pg/ml

↑ bei:
- Vitamin B 12 - Substitution
- Hepatisch: Lebermetastasen, akute oder chronische Hepatitis
- Hämatologisch: Leukämie, Myelosklerose, Polycythaemia vera

↓ bei:
- Intrinsic-Faktor-Mangel
- Streng vegetarische Ernährung
- Erkrankungen oder Resektion des terminalen Ileum (Malabsorption)
- Erhöhter Verbrauch oder Verlust

Mat: Serum, EDTA-Plasma

Met: Kompetitiver Immunoassay

19.7 Vitamin C

Funkt: Syn: Ascorbinsäure

Gut wasserlösliches Kristallpulver. Biologisch wichtig als Redoxsubstanz aller Körperzellen sowie als Gefäßschutzstoff des Endothels für die Kapillarenabdichtung. Da Ascorbinsäure im menschlichen Organismus nicht synthetisiert wird, sind ernährungsbedingte Mangelerscheinungen bis hin zum Skorbut möglich. Ascorbinsäure wird angereichert in hormonbildenden Organen (z.B. NNR) und ist beteiligt am Stoffwechsel der Kohlenhydrate, Steroide, zyklischen Aminosäuren, der Folsäure und anderer Stoffe. Durch Prolinhydroxylierung ist sie ein wichtiger biochemischer Teilfaktor der Kollagenbildung.

Ind: V.a. Vitamin C-Mangel

Norm: 0,4 - 1,0 mg/dl

↓ bei:
- Malnutrition (Skorbut, Alkoholismus)
- Malabsorption (z.B. chronische Diarrhoe)
- Gravidität
- Niereninsuffizienz

Mat: Serum (luftdicht, lichtgeschützt)

19.8 Vitamin D

Funkt: Syn: Calciferol

Sammelbegriff für fettlösliche, photosensible Sterinderivate. Insbesondere die Vitamine D2 und D3 (Ergo- bzw. Cholecalciferol) sowie, als deren natürliche Provitamine, das Ergosterin und 7-Dehydrocholesterin, aus denen sie in der Haut unter UV-Einwirkung entstehen. In der Leber wird 25-Hydroxycholecalciferol (Calcidiol) und in der Niere 1,25-Dihydroxycholecalciferol (Calcitriol, wirksamster Metabolit) gebildet. Vitamin D ist an der Homöostase des Kalziumhaushaltes und der Mineralisations des Knochengerüstes beteiligt, und ist weniger als Vitamin, sondern eher als calcitropes Hormon zu sehen. Natürliches Vorkommen des D3 in tierischen Geweben, Leberölen aller Fische, Hühnereiern, Milch und Butter. Die intestinal angebotenen Vorstufen unterliegen einer normalen Fettresorption. Mangel führt zu Mineralisationsstörungen, beim Säugling und Kleinkind zu Rachitis, beim Erwachsenen zu Osteomalazie sowie sekundärem Hyperparathyreoidismus.

Ind: V.a. Vitamin D-Mangel

Norm: Erwachsene: 25 - 70 ng/l

Kinder: 40 - 100 ng/l

↑ **bei:** Substitutionstherapie, Hyperparathyreoidismus (primär), Sarkoidose, Hyperkalzämie, Vitamin D-Rezeptordefekt, Vitamin D-abhängige Rachitis Typ II, mäßiger Vitamin D-Mangel (kompensatorisch), granulomatöse Erkrankungen (v.a. Sarkoidose, Tuberkulose), Hypothyreose

↓ **bei:** Erbliche Vitamin D-abhängige Rachitis Typ I (1α-Hydroxylasemangel), schwerer Vitamin D-Mangel, Niereninsuffizienz, nephrotisches Syndrom, Hypoparathyreoidismus, Pseudohypoparathyreoidismus, Hypophosphatämie, Hyperthyreose, Cadmiumintoxikation

Mat: Nüchternserum/-Plasma

Met: RIA

Fehl: Durch hohe Blutfette sind Störungen möglich

19.9   Vitamin K

Funkt: Syn: antihämorrhagisches Vitamin

K1 Phytomenadion: in Grünpflanzen

K2 Menachinon: Darmbakterien, tierische Organe, Fischmehl

K3 Menadion: synthetisch hergestellt

Die spezifische Wirkung der hepatischen Coenzymfunktion bei Biosynthese der Gerinnungsfaktoren ist strukturabhängig. Die mit dem Vitamin K verwandten 4-Hydroxy-Kumarine greifen als 'falsches Vitamin K' in dessen Reaktionsweg ein und hemmen die Synthese der Vitamin K abhängigen Faktoren. Bei einer Hypovitaminose, z.B. infolge Antibiotika-Therapie oder Resorptionsstörung kommt es zu einer Verminderung von Prothrombin sowie der Gerinnungsfaktoren VII und IX mit Blutungsneigung. Die Therapie besteht in einer parenteralen, bei Kumarin-bedingten Fällen peroralen Vitamin K-Gabe.

Ind: • Selten indiziert bei Marcumartherapie oder Koagulopathie

• Primär: Bestimmung des Quickwertes

↓ **bei:** • Maldigestion, Malabsorption oder Fehlernährung

• Antibiotikatherapie, orale Antikoagulation

• Cholestase

• Fisteln des Gallenwegssystems

Mat: EDTA-Blut

19.10 Folsäure

Funkt: Syn: Pteroylglutaminsäure

Folsäure ist eine dem Vitamin-B-Komplex zugehörige Substanz. Sie ist ein essenzieller Nahrungsbestandteil, der besonders in grünen Pflanzenblättern, Leber, Hefe, Kuh- und Muttermilch enthalten ist. Ferner kann sie von Bakterien der Darmflora synthetisiert werden, wodurch ein Teil des Bedarfes gedeckt werden kann. Die Resorption erfolgt im Duodenum und Jejunum. Folsäure ist wichtig für die Biosynthese der Nucleinsäuren, die Blutbildung sowie als Coenzym. Bei gestörter Resorption, ungenügender Zufuhr, erhöhtem Bedarf (Schwangerschaft, Vitamin-B12-Mangel) sowie bei Störung des Folsäurestoffwechsels durch Folsäureantagonisten treten Mangelerscheinungen auf, die sich als Blutbildungsstörung in Form einer megaloblastären Anämie mit Granulo- und Panzytopenie äußern.

Ind:
- Megaloblastäre Anämie
- Langzeittherapie bei Antiepileptika oder Folsäure-Antagonisten
- V.a. Fols.mangel: Schwangersch., Dialyse, Alkoholiker, Psoriasis, Dermatitis
- Intraerythrozytäre Folsäure-Messung: Diagnosesicherung bei schwank. Serumspiegeln u. der Beurteilg. des Schweregrades eines Folsäuremangels

Norm: Im Serum/Plasma:

< 2 µg/l	< 4,5 nmol/l	= Mangel
2 - 4 µg/l	4,5 - 9,1 nmol/l	= nicht beurteilbar
> 4 µg/l	> 9,1 nmol/l	= ausreichend

Intraerythrozytär: 120 - 800 µg/l   272,4 - 1816 nmol/l
Umrechnungsfaktor: µg/l x 2,27= nmol/l

↓ bei:
- Vermind. Angebot (Mangelernährg., Alkoholiker, Folsäure-Antagonisten)
- Gestörte Resorption (chron. entzündliche Darmerkrankungen, Sprue, Zöliakie, Dünndarm-Resektion, Antiepileptika, Sulfasalazin)
- Vermehrter Bedarf o. Verlust (Schwangersch., Wachst., chron. Hämolyse, chron. Blutungsanämie, Leukämie, Psoriasis, exfoliat. Dermatitis)

Mat:
- Folsäure im Serum/Plasma: Serum, EDTA-Plasma
- Intraerythrozytäre Folsäure-Bestimmung: Heparin- oder EDTA-Vollblut
- Nüchtern abnehmen (Fols.gehalt d. Nahrg. verurs. beurteilb. Ergeb.)
- Lichtgeschützt transportieren

Bes:
- MTX-Therapie mindestens 8 Tage vor Bestimmung absetzen
- Bestimmung immer im Doppel mit Vitamin B12
- Bei Anämie durch Folsäure- oder B12-Mangel an Überlagerungen durch einen gleichzeitigen Eisenmangel denken

20. Spurenelemente

20.1 Magnesium

Funkt: Höchste Serumkonzentration aller Spurenelemente. Die Resorption erfolgt im Dünndarm, die Ausscheidung vorwiegend renal. 2% befinden sich im Extrazellulärraum, 98% intrazellulär. 60% sind im Knochen lokalisiert, 35% in der Skelettmuskulatur und 1% im Plasma. Magnesium aktiviert eine Reihe von Enzymen. Bei einer Hypomagnesiämie nimmt die Permeabilität der Zellmembran für Na-, K- und Ca-Ionen zu und es kommt zu einem intrazellulären Kalziumanstieg. Eine Hypomagnesiämie kann eine Hypokalzämie verursachen. Die klinischen Symptome bei erhöhten bzw. erniedrigten Mg-Konzentrationen gehen meist mit entsprechend veränderten Ca-Werten einher und bewirken ähnliche klinische Symptome wie diese.

Ind:
- Diagnostik neuromuskulärer Störungen
- Herzrhythmusstörungen
- Forcierte Diurese
- Insulintherapie
- Parenterale Ernährung

Norm: 0,65 - 1,05 mmol/l

↑ bei:
- Akutes oder chronisches Nierenversagen
- Dehydratation
- Schwere unbehandelte diabetische Azidose
- M. Addison
- Übermäßige Einnahme Mg-haltiger Antacida oder Laxantien

↓ bei:
- Renale Verluste (forcierte Diurese; nach Operationen und Verbrennungen)
- Endokrinologische Störungen (Insulintherapie beim ketoazidotischen Koma, Hyperthyreose, Hypoparathyreoidismus, Hyperaldosteronismus)
- Veränderte Zufuhr oder Resorption (Diarrhoe, Alkoholismus)

Mat: Serum oder Plasma, hämolysefrei abgenommen

Met: Atomabsorptionsspektroskopie, photometrisch

$Mg^{2+} \downarrow$	$Mg^{2+} \uparrow$
Klinik Da gleichzeitig eine Hypokaliämie und/oder Hypokalzämie vorliegen kann, sind die klinischen Symptome einer Hypomagnesiämie nicht spezifisch Reizbarkeit, Depressionen, Magnesiummangeltetanie, Parästhesien, evtl. Darmspasmen Herz: Extrasystolen, erhöhte Digitalisempfindlichkeit, erhöhte Bereitschaft zu Koronarspasmen mit Angina pectoris EKG: QT-Verlängerung	**Klinik** Da eine Hypermagnesiämie meist im Rahmen einer Hyperkaliämie beobachtet wird, lassen sich die Symptome von denen einer Hyperkaliämie nicht trennen: Muskelschwäche, Somnolenz bis zu Magnesium-Narkose EKG: Überhöhte T-Welle, Störungen der intraventri-kulären Erregungsausbreitung
Therapie • Chronischer Mangel: magnesiumhaltige Nahrungsmittel wie Obst, Nüsse, Gemüse, alternativ: Magnesiumsalze (z.B. 10-25 mmol/d) • Akute, symptomatische Hypomagnesiämie: Magnesiumsulfat 10% 20 ml in 100 ml Glucose 5% über 10-20 min i.v., anschließend 10 mmol Mg^{2+}/24h als Dauerinfusion	**Therapie** Wie bei Hyperkaliämie; bei Hypermagnesiämie/ Hyperkaliämie infolge terminaler Niereninsuffizienz Dialyse

20.2 Kupfer

Ind:
- M. Wilson (Kupferspeicherkrankheit mit Anreicherung bes. in Leber, Gehirn und Nieren)
- Menkes-Syndrom (gestörte Kupferresorption der Mukosazellen des Dünndarms)
- Langdauernde parenterale Ernährung

Norm: 75 - 150 µg/dl   11,9 - 23,7 µmol/l

Umrechnungsfaktor: µg/dl x 0,158 = µmol/l

↑ bei: Leberzirrhose, Hämochromatose, Verschlussikterus, akute oder chronische Entzündungen, Anämie, Malignome, Nekrosen, Leukämie, M. Hodgkin, Mammakarzinom, Gravidität im letzten Trimenon

↓ bei: M. Wilson, Menkes-Syndrom, nephrotisches Syndrom, nutritiver Kupfermangel, Malabsorption

Mat: Serum, Plasma

Met: Atomabsorptionsspektrometrie, photometrisch

20.3 Zink

Ind:
- Akrodermatitis enteropathica (hereditäre Malabsorption von Zink)
- Wundheilungsstörungen
- Langdauernde parenterale Ernährung
- Kontrolle bei Erkrankungen mit häufigem sekundären Zinkmangel (M. Crohn, Colitis ulcerosa, Leberzirrhose, nephrotisches Syndrom, Penicillamin-Therapie)

Norm: Erwachsene: 70 – 120 µg/dl   6,7 – 18,4 µmol/l
Neugeborene: 60 – 90 µg/dl   9,2 – 13,8 µmol/l

Umrechnungsfaktor: µg/dl x 0,153 = µmol/l

↑ bei: Iatrogen, Selbstmedikation, Polyzythämien

↓ bei: Akrodermatitis enteropathica, langdauernde parenterale Ernährung, chronische Diarrhoe, chronisch entzündliche Darmerkrankungen, Sprue, Systemerkrankungen, Nephropathien, Alkoholismus

Mat: Serum, Plasma

Met: Atomabsorptionsspektrometrie

Falsch: Falsch-hoch: Hämolyse, venöse Stauung (Proteinbindung), Therapie mit zinkhaltigem Heparin, Orthostase

Bes: Aufgrund der hohen Serumeiweißbindung von Zink Beurteilung immer im Zusammenhang mit Gesamteiweiß

20.4 Selen

Ind:
- Langdauernde parenterale Ernährung
- Muskeldystrophie, Kardiomyopathie
- V.a. Selenintoxikation

Norm: Serum: Erwachsene   7 – 14 µg/dl
           Säuglinge   2 – 6 µg/dl

      Urin: Erwachsene   5 – 30 µg/24h

↑ bei: Nutritive Überversorgung, berufsbedingte Intoxikation (Elektro-, Glas-, Porzellanindustrie)

↓ **bei:**	• Parenterale Ernährung	
	• Keshan-Krankheit: myofibrilläre Dystrophie von Skelett- und Herzmuskulatur mit Hämolyse und vermehrter Met-Hb-Bildung (nur in extrem selenarmen Gebieten Chinas)	
	• Muskeldystrophien, kongestive Kardiomyopathie, Leberzirrhose	
Mat:	Serum, Urin	
Met:	Atomabsorptionsspektrometrie	

20.5 Chrom

Ind:	• Parenterale Ernährung	
	• V.a. Chromintoxikation (Stahl-, Farbstoff-, Glas- und Gummiindustrie)	
Norm:	Serum:	< 5 µg/l
	Urin:	0,6 - 2,9 µg/l
↑ **bei:**	Chromintoxikation, terminale Niereninsuffizienz, Peritonealdialyse	
↓ **bei:**	Parenterale Ernährung, Infektionen, Stress, Schwangerschaft	
Mat:	Serum, Urin	
Met:	Atomabsorptionsspektrometrie	

20.6 Mangan

Ind:	V.a. Manganintoxikation (Stahl- und Farbstoffindustrie)	
Norm:	Serum:	0,4 – 1,2 µg/l
	Urin:	0,2 – 1,0 µg/l
↑ **bei:**	• Intoxikation	
	• Gelegentlich bei fulminant verlaufender Hepatitis, schweren ischämischen Herzerkrankungen, dialysepflichtiger Niereninsuffizienz	
↓ **bei:**	• Langdauernde parenterale Ernährung	
	• Gelegentlich bei Epilepsie und postmenopausaler Osteoporose	
Mat:	Serum, Urin	
Met:	Atomabsorptionsspektrometrie	

21. Vergiftungen

21.1 Wirkungseintritt

Sekunden – Minuten	Blausäure, Schwefelwasserstoff, Cyanide
Minuten – Stunden	Kohlenmonoxid, Kohlendioxid, Ammoniak, Parathion, Säuren, Laugen
Stunden – Tage	Reizgase (Ozon, Phosgen, nitrose Gase, Chlor, Fluor) Methylierungsmittel (z.B. Methylfluorsulfat), Schlafmittel, Opiate, Analgetika, Methämoglobinbildner
Tage – Wochen	Tetrachlorkohlenstoff, Perchlorethylen, Xylol, Metallgifte (Arsen, Thallium, Quecksilber), Paraquat

21.2 Leitsymptome

Pupillen	• Miosis: Opiate, Barbiturate, Phosphorsäureester • Mydriasis: Hypoxie, Hypothermie, Anticholinergika
Salivation	• Trockener Mund: Anticholinergika • Hypersalivation: Cholinergika, Cholinesterasehemmer
Missemp-pfindungen	• Parästhesien, Taubheitsgefühl, Brennen der Mundschleimhaut: Antiarrhythmika, Akonitin
Neuro	• Reflexloses ruhiges Koma: Opiate, Barbiturate • Motorische Unruhe: Methaqualon, Anticholinergika, Weckamine • Krämpfe: Analgetika (z.B. Salicylate), Opiate, Antiarrhythmika • Muskelzuckungen: Phosphorsäureester
Herz	• Toxische Myocarddepression (Herzinsuffizienz): Betablocker, Anticholinergika, Phosphorsäureester • Rhythmusstörungen: Herzglykoside, Antiarrhythmika, Tri- und Tetracyclische Antidepressiva
Atmung	• Zentrale / periphere Atemlähmung: Hypnotika, Sedativa, motorische Endplatten blockierende Wirkstoffe • Lungenödem: "Drogen", Kardiodepressive Medikamente, Inhalationsgifte

21.3 Basisprogramm bei Verdacht auf exogene Intoxikation

Blutbild, Thrombozyten, BGA, Glucose, Laktat, Quick, PTT, Thrombinzeit, CK, γ-GT, GOT, GPT, Cholinesterase, Na, K, Cl, Ca, Anionenlücke, osmotische Lücke, Osmolarität, Creatinin, Harnstoff, Urinstatus, Ethanol

21.4 Gezielte Laboruntersuchungen von Blut und Urin

Coma diabeticum	**B:** Glucose **U:** Glucose
Hypoglykämischer Schock	**B:** Ketonkörper, Kalium, Laktat, Osmolalität, Säure-Basen-Haushalt **U:** Ketonkörper
Akutes Nierenversagen	**B:** Harnstoff, Creatinin
Urämie bei Nephropathie	**B:** Gesamteiweiß, Säure-Basen-Haushalt
Coma hepaticum	**B:** Ammoniak, GPT, GOT, Bilirubin, Säure-Basen-Haushalt **U:** Indolderivate
Akute intermittierende Porphyrie	**U:** Porphobilinogen-Schnelltest, Delta-Aminolaevulinsäure, Porphyrine
Thyreotoxische Krise, Hypothyreotes Koma	**B:** T_4, T_3
Addison-Krise, Hypophysäres Koma	**B:** Glucose, Na, K, Cl, Ca, Cortisol, Säure-Basen-Haushalt, T_4, T_3, Funktionstests **U:** 17-Ketosteroide
Tetanischer Anfall	**B:** Ca, anorg. Phosphor, Säure-Basen-Haushalt, Mg, Glucose, Phäochromocytomkrise **U:** Katecholamine

21.5 Eliminationsverfahren

Forcierte Diurese	Phenobarbital, Primidon, Barbital, Acetylsalicylsäure, Lithium
Hämodialyse	Anorg. Salze, Alkohole
Hämoperfusion	Medikamente, Pflanzenschutzmittel

Wichtige Rufnummern

Herzalarm/Notruf		
Stationen	Schwesternzimmer	Arztzimmer

Ärzte	Tel.-Nummer/Funk
	Funk
	Funk
	Funk
	Funk
	Funk
	Funk
	Funk
	Funk
	Funk
	Funk
	Funk
	Funk
	Funk
	Funk
	Funk
	Funk
	Funk
	Funk
	Funk
	Funk
	Funk
	Funk
	Funk
	Funk
	Funk

Diensthabender Arzt (Fachgebiet)	
	Funk
	Funk
	Funk
	Funk
	Funk
	Funk
	Funk
	Funk
	Funk
	Funk
	Funk

Funktionsbereiche	
Ambulanz	
Ambulanz	
Ambulanz	
Ambulanz	
Blutbank	
CT	
CT	
Dialyse	
Doppler	
EKG	
Endoskopie	
Herzkatheter	
Kreißsaal	

Funktionsbereiche	
Labor	
Labor	
Labor	
Labor	
Lungenfunktion	
Mikrobiologie	
Bakteriologie	
Virologie	
Tbc-Labor	
Stuhllabor	
Notaufnahme	
OP	
OP	
OP	
OP	
OP	
Pathologie	
Röntgen	
Röntgen	
UKG	
Ultraschall	

Externe Nummern	
Blutbank	
Krankentransport	
Polizei	
Rettungsleitstelle	
Taxi	
KH ...	
KH ...	
KH ...	
KH ...	
KH ...	
KH ...	
Sonstiges	
Archiv	
Cafeteria	
Elektriker	
Hausmeister	
Hol-Bring-Dienst	
Patientenaufn.	
Personalabteilung	
Pforte	
Schlosser	
Sekretariat	
Sekretariat (Fax)	
Telefonzentrale	
Verwaltung	

Giftinformationszentren

alphabetisch gelistet

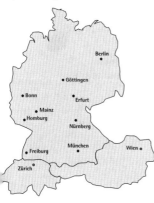

Bonn

Tel. 0228-19 24 0

Tel. 0228-28 73 33 3

Fax. 0228-28 73 31 4

Erfurt

Tel. 0361-73 07 30

Fax. 0361-73 07 31 7

Freiburg

Tel. 0761-19 24 0

Tel. 0761-27 04 36 1

Tel. 0761-27 04 30 0/01

Fax. 0761-27 04 45 7

Göttingen

Tel. 0551-19 24 0

Tel. 0551-38 31 80

Fax. 0551-38 31 88 1

Homburg/Saar

Tel. 06841-19 24 0

Tel. 06841-16 22 57

Tel. 06841-16 28 46

Fax. 06841-16 40 17

Berlin

Beratung:

Tel. 030-19 24 0

Tel. 030-32 68 07 80 (Kinder)

Fax. 030-30 68 67 21

Behandlung:

Tel. 030-45 05 35 55

Tel. 030-45 05 53 56 5

Fax. 030-45 05 39 98

Mainz

Tel. 06131-19 24 0

Tel. 06131-23 24 66

Tel. 06131-23 24 67

 Fax. 06131-17 66 05

München

Tel. 089-19 24 0

Tel. 089-41 40 22 11

Fax. 089-41 40 24 67

Nürnberg

Tel. 0911-39 82 45 1

Fax. 0911-39 82 99 9

Österreich
Wien
Tel. 0043-1-406-43 43

Schweiz
Zürich
Tel. 0041-1-251-5151

Tel. 0041-1-251-6666 (dringend)

Mobile Gegengift-Depots

München
Tel. 089-19 24 0

Oberhausen
Tel. 0208-85 85 1

Schwandorf
Tel. 09431-44 40

Rettungshubschrauber

Aachen/Würselen
Tel. 02473-70 00

Bad Saarow
Tel. 03361-21 21

Bayreuth
Tel. 0921-19 22 2

Berlin
Tel. 030-19 22 2

Bielefeld
Tel. 0521-19 22 2

Brandenburg
Tel. 03381-53 22 33

Bremen
Tel. 0421-30 30 3

Dresden
Tel. 0351-59 80 20 6

Duisburg
Tel. 0203-63 33 4

Eutin
Tel. 04521-73 63 9

Frankfurt
Tel. 069-44 10 33

Friedrichshafen
Tel. 07541-19 22 2

Fulda
Tel. 0661-21 00 0

Göttingen
Tel. 0551-70 75 0

Greifswald
Tel. 03834-28 00

Güstrow
Tel. 03843-64 00 2

Hamburg
Tel. 040-28 82 47 77

Hannover
Tel. 0511-19 22 2

Ingolstadt
Tel. 0841-19 22 2

Jena
Tel. 03641-44 44

Karlsruhe
Tel. 0721-19 22 2

Kassel
Tel. 0561-12 52 0

Kempten
Tel. 0831-19 22 2

Koblenz
Tel. 0261-19 22 2

Köln
Tel. 0221-74 79 79

Leonberg
Tel. 07152-19 22 2

Leipzig
Tel. 0341-19 22 2

Ludwigshafen a. Rhein
Tel. 0621-57 33 03

Lünen
Tel. 02303-16 00 1

Magdeburg
Tel. 0391-33 74 7

Mainz
Tel. 06131-19 22 2

München
Tel. 089-19 22 2

Neustrelitz
Tel. 03981-44 75 15

Nordhausen
Tel. 03631-25 89

Nürnberg
Tel. 0911-19 22 2

Ochsenfurt
Tel. 0931-19 22 2

Rendsburg
Tel. 04331-27 78 8

Rheine
Tel. 05971-34 02

Saarbrücken
Tel. 0681-19 22 2

Sanderbusch
Tel. 04461-19 22 2

Senftenberg
Tel. 03573-21 00

Siegen
Tel. 0271-57 07 7

Straubing
Tel. 09221-19 22 2

Stuttgart/Böblingen
Tel. 07031-19 22 2

Suhl
Tel. 03681-30 39 30

Traunstein
Tel. 0861-19 22 2

Uelzen
Tel. 0581-21 51

Ulm
Tel. 0731-19 22 2

Villingen-Schwenn.
Tel. 07721-19 22 2

Wittlich
Tel. 06571-19 22 2

Wolfenbüttel
Tel. 05331-50 50

Tel. 05331-19 22 2

Würselen
Tel. 02473-70 00

Zwickau
Tel. 0375-24 00 8

Zentren für Schwerbrandverletzte

Zentrale Bettenauskunft
Tel. 040-28 82 39 98

Aachen
Tel. 0241-80 89 70 0

Berlin
Tel. 030-69 71

Bochum
Tel. 0234-30 20

Tel. 0234-50 96 00

Dortmund
Tel. 0231-84 81

Dresden
Tel. 0351-45 83 77 7

Tel. 0351-45 82 78 5

Duisburg
Tel. 0203-76 88 1

Erfurt
Tel. 0361-78 11 20 0
oder -12 01

Essen
Tel. 0201-72 30

Freiburg i. Br.
Tel. 0761-27 00

Gelsenkirchen
Tel. 0209-59 02 0

Gera
Tel. 0365-82 80

Halle
Tel. 0345-55 70

Tel. 0345-48 25 0

Hamburg
Tel. 040-73 06 0

Tel. 040-67 37 70

Hamm
Tel. 02381-18 13 00

Hannover
Tel. 0511-90 60

Tel. 0511-81 15 0

Kassel
Tel. 0561-92 85 0

Koblenz
Tel. 0261-28 11

Köln
Tel. 0221-77 74 1
Tel. 0221-89 07 0

Leipzig
Tel. 0341-56 50
Tel. 0341-97 26 40 0

**Ludwigshafen-
Oggersheim**
Tel. 0621-68 10 0

Lübeck
Tel. 0451-50 00

Mainz
Tel. 06131-17 1

Mannheim
Tel. 0621-38 31

München
Tel. 089-51 60 0
Tel. 089-92 70 0
Tel. 089-30 68 1

Murnau
Tel. 08841-48 26 30

Nürnberg
Tel. 0911-39 82 36 7
Tel. 0911-39 85 60 3
Tel. 398-56 04

Offenbach/Main
Tel. 069-84 05 0

Riesa
Tel. 03525-75 40

Stuttgart
Tel. 0711-64 89 0

Tübingen
Tel. 07071-29 1
Tel. 07071-60 61

Umrechnungsfaktoren für Laborparameter und Arzneimittel mit definierter relativer Molekülmasse

Analyt	konv. E X	Faktor =	SI-Unit X	Faktor =
5-Aminolävulinsäure	g/dL	0,0763	µmol/L	13,1
Adrenalin	µg/L	5,46	nmol/L	0,183
Albumin	g/dL	10	g/L	0,10
Aluminium	µg/L	0,0370	µmol/L	27,0
Amitriptylin	µg/L	0,00361	µmol/L	277
Ammoniak	µg/dL	0,588	µmol/L	1,70
Apolipoprotein A1	g/L	35,7	µmol/L	0,0280
Apolipoprotein B	g/L	1,82	µmol/L	0,55
ß2-Mikroglobin	µg/L	0,086	nmol/L	11,6
ß-Hydroxybutyrat	mg/L	9,62	µmol/L	0,104
Bilirubin	mg/dL	17,1	µmol/L	0,0585
Blei	µg/dL	0,0483	µmol/L	20,729
Bromid	mg/L	0,0125	mmol/L	79,9
Bupivacain	mg/L	3,47	µmol/L	0,288
Calcitonin	ng/L	0,292	pmol/L	3,42
Calcium	mg/dL	0,249	mmol/L	4,01
Carbamazepin	mg/L	4,24	µmol/L	0,236
Chinidin	mg/L	3,09	µmol/L	0,324
Chinin	mg/L	3,09	µmol/L	0,324
Chlorid	mg/dL	0,282	mmol/L	3,55
Cholesterin	mg/dL	0,0258	mmol/L	38,7
Ciclosporin	µg/L	0,833	nmol/L	1,20
Citalopram	µg/L	3,09	nmol/L	0,324
Citrat	mg/L	0,00521	mmol/L	192
Clomipramin	µg/L	3,17	nmol/L	0,315
Clonazepam	µg/L	3,16	nmol/L	0,316
Clozapin	µg/L	0,00306	µmol/L	327

Analyt	konv. E X	Faktor =	SI-Unit X	Faktor =
Coffein	mg/L	5,15	µmol/L	0,194
CO-Hämoglobin	g/dL	0,621	mmol/L	1,61
Cortisol	µg/L	2,76	nmol/L	0,362
C-Peptid	µg/L	0,331	nmol/L	3,02
CRP	mg/dL	10	mg/L	0,10
Diazepam	mg/L	3,51	µmol/L	0,285
Digoxin	µg/L	1,28	nmol/L	0,781
Dopamin	µg/L	6,4954	nmol/L	0,153
Eisen	µg/dL	0,179	µmol/L	5,58
Estradiol	µg/L	3,68	nmol/L	0,272
Ethanol	mg/L	0,0217	mmol/L	46,1
Ethosuximid	mg/L	7,09	µmol/L	0,141
Fentanyl	µg/L	2,97	nmol/L	0,337
Ferritin	µg/L	1,82	pmol/L	0,550
Flecainid	µg/L	0,00241	µmol/L	414
Folsäure	µg/L	2,27	nmol/L	0,441
Gastrin	ng/L	0,474	pmol/L	2,11
Glucose	mg/dL	0,0556	mmol/L	18,0
Glukagon	ng/L	0,287	pmol/L	3,48
Hämoglobin	g/dL	0,621	mmol/L	1,61
Harnsäure	mg/dL	59,5	µmol/L	0,0168
Harnstoff	mg/dL	0,166	mmol/L	6,01
HIES	mg/L	5,24	µmol/L	0,191
Homocystein	mg/L	7,41	µmol/L	0,135
Homovanillinsäure	mg/L	5,50	µmol/l	0,182
Imipramin	mg/L	3,57	µmol/L	0,28
Insulin	mU/L	6,94	pmol/L	0,144
Kalium	mg/dL	0,256	mmol/L	3,91
Karnitin	g/L	0,00621	µmol/L	161
Koproporphyrin	µg/L	1,53	nmol/L	0,655

Analyt	konv. E X	Faktor =	SI-Unit X	Faktor =
Kreatin	mg/dL	76,31	µmol/L	0,0131
Kreatinin	mg/dL	88,5	µmol/L	0,0113
Kupfer	µg/dL	0,158	µmol/L	6,35
Laktat	mg/dL	0,111	mmol/L	9,01
Levomepromazin	mg/L	3,05	µmol/L	0,328
Lithium	mg/L	0,144	mmol/L	6,94
Lorazepam	mg/L	3,11	µmol/L	0,321
Magnesium	mg/dL	0,411	mmol/L	2,43
Maprotilin	mg/L	3,61	µmol/L	0,277
Methämoglobin	g/dL	621	µmol/L	0,00161
Methotrexat	mg/L	2,20	µmol/L	0,454
Mianserin	mg/L	3,79	µmol/L	0,264
Midazolam	mg/L	3,07	µmol/L	0,326
Myoglobin	g/dL	0,585	nmol/L	1,710
Natrium	mg/dL	0,435	mmol/L	2,30
Noradrenalin	µg/L	5,92	nmol/L	0,169
Nortriptylin	µg/L	0,00380	µmol/L	263
Oxalsäure-dihydrat	mg/L	0,0079	mmol/L	126
Oxazepam	mg/L	3,48	µmol/L	0,287
Oxcarbazepin	mg/L	3,95	µmol/L	0,253
Paracetamol	mg/L	6,62	µmol/L	0,151
Porphobilinogen	mg/L	4,43	µmol/L	0,226
Phenobarbital	mg/L	4,31	µmol/L	0,232
Phenytoin	mg/L	3,97	µmol/L	0,252
Phosphat (anorg. P)	mg/dL	0,323	mmol/L	3,100
Phospholipide	g/L	1,29	mmol/L	0,774
Präalbumin	mg/dL	10	mg/L	0,10
Primidon	mg/L	4,59	µmol/L	0,218
Promazin	µg/L	0,00352	µmol/L	284

Analyt	konv. E X	Faktor =	SI–Unit X	Faktor =
Protein, total	g/dL	10	g/L	0,10
Protoporphyrin	mg/L	1,78	µmol/L	0,563
PSA	µg/dL	10	µg/L	0,10
Pyruvat	mg/dL	114	µmol/L	0,00881
Salicylat	mg/L	0,00724	mmol/L	138
Selen	µg/L	0,0127	µmol/L	79,0
Tacrolimus	µg/L	1,22	nmol/L	0,822
TBG	mg/dL	10	mg/L	0,10
Testosteron	ng/L	0,00347	nmol/L	288
Theophyllin	mg/L	5,56	µmol/L	0,180
Thiocyanat	mg/L	17,2	µmol/L	0,0581
Thiopental	mg/L	4,13	µmol/L	0,242
Thioridazin	mg/L	2,700	µmol/L	0,371
Thyroxin (T4)	µg/dL	12,9	nmol/L	0,0777
Transferrin	g/L	12,5	µmol/L	0,080
Triglyceride	mg/dL	0,0114	mmol/L	87,5
Trijodthyronin (T3)	ng/dL	0,0154	nmol/L	65,1
Uroporphyrin	µg/L	1,20	nmol/L	0,831
Valproat	mg/L	6,94	µmol/L	0,144
Vancomycin	mg/L	0,690	µmol/L	1,45
Vitamin A	mg/L	3,50	µmol/L	0,286
Vitamin B6	µg/L	5,917	nmol/L	0,169
Vitamin B12	ng/L	0,735	pmol/L	1,36
Vitamin C	mg/L	5,68	µmol/L	0,176
25-(OH)-Vitamin D3	µg/L	2,49	nmol/L	0,401
Vitamin E	mg/L	2,32	µmol/L	0,431
VMS	mg/L	5,05	µmol/L	0,198
Xylose	mg/dL	0,0667	mmol/L	15,0
Zink	µg/dL	0,153	µmol/L	6,54
Zolpidem	µg/L	0,00326	µmol/L	307

Numerics

A

Empty

www.media4u.com

Differentialdiagnose pocket

*Das handliche Kitteltaschenbuch
für Klinik und Praxis*

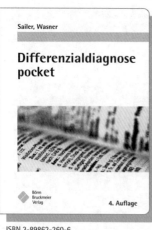

Sailer, Wasner

**Differenzialdiagnose
pocket**

Börm
Bruckmeier
Verlag

4. Auflage

ISBN 3-89862-260-6
EUR 14,80 | sFr 28,80

- Die Differenzialdiagnose im Kitteltaschenformat

- Was steckt hinter: Krankheitsbildern, Laborwerten, Syndromen, Leitsymptomen, subjektiven Beschwerden und klinischen Zeichen

- In Frage kommende Krankheitsbilder zielsicher eingrenzen durch übersichtliche alphabetische Darstellung und zahlreiche Querverweise

- Zusätzliches Detailwissen zu möglichen Differenzialdiagnosen

**Börm
Bruckmeier
Verlag**

*Nie wieder peinliche Situationen
am Krankenbett!*

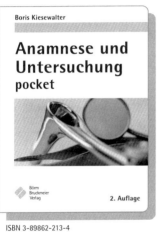

Boris Kiesewalter

Anamnese und Untersuchung pocket

Börm
Bruckmeier
Verlag

2. Auflage

ISBN 3-89862-213-4
EUR 14,80 | sFr 28,80

Das Anamnese und Untersuchung pocket liefert eine praktische Anleitung zur Patientenanamnese und -untersuchung und gibt so den nötigen Überblick zur Erfassung der Gesamtsituation des Patienten.

Das pocket lässt sich in zwei Teile gliedern:

- Teil 1 vermittelt einen Überblick über die wichtigsten Grundlagen zur Anamnese und körperlichen Untersuchung und eine Übersicht über häufige Fehlerquellen

- Teil 2 umfasst eine organ(system)orientierte Darstellung der Anamnese und Untersuchung

Börm
Bruckmeier
Verlag

*Das praktische Nachschlagewerk
im Kitteltaschenformat*

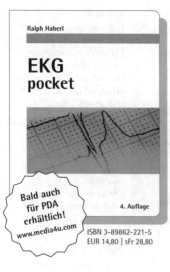

Ralph Haberl

**EKG
pocket**

4. Auflage

Bald auch
für PDA
erhältlich!
www.media4u.com

ISBN 3-89862-221-5
EUR 14,80 | sFr 28,80

- Die wichtigsten Grundlagen
  der EKG-Diagnostik!

- Alle relevanten Daten zum
  EKG des gesunden Patienten

- Schema zur standardi-
  sierten EKG-Auswertung

- Hochwertige Sammlung
  digitaler Zwölf-Ableitungs-
  EKGs zu den verschieden-
  sten Erkrankungen mit
  detaillierter Musterbefund-
  ung

- Zusätzliche Angaben zu
  speziellen Krankheitsbildern
  mit deren Prognose und
  dem jeweiligen EKG-Befund

- Nützliche Add-ons:
  EKG-Lineal, Zeitwert-
  Übersichten, Notfallmedika-
  mente

Börm
Bruckmeier
Verlag

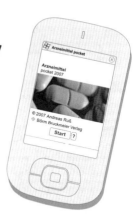
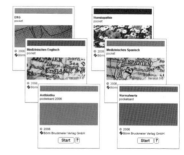

Programmübersicht

pockets

pocketcards